Tobias Esch
Mehr Nichts!

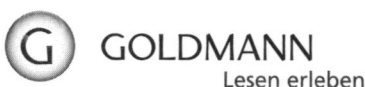

GOLDMANN
Lesen erleben

TOBIAS ESCH

MEHR NICHTS!

Warum wir weniger vom
Mehr brauchen

GOLDMANN

Dieses Buch ist auch als E-Book erhältlich.

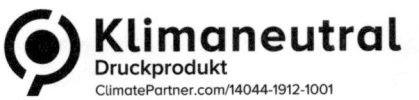

Klimaneutral
Druckprodukt
ClimatePartner.com/14044-1912-1001

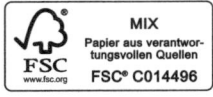

Penguin Random House Verlagsgruppe FSC® N001967

1. Auflage
Originalausgabe April 2021
Copyright © 2021 by Wilhelm Goldmann Verlag, München,
in der Penguin Random House Verlagsgruppe GmbH,
Neumarkter Str. 28, 81673 München.
Umschlaggestaltung: UNO Werbeagentur, München, unter
Verwendung von Motiven von © FinePic®, München
Redaktion: Regina Carstensen
DF | Herstellung: kw
Satz: Vornehm Mediengestaltung GmbH, München
Druck und Bindung: GGP Media GmbH, Pößneck
Printed in Germany
ISBN 978-3-442-31610-6
www.goldmann-verlag.de

Besuchen Sie den Goldmann Verlag im Netz

Inhalt

Statt eines Vorworts
Ein Gespräch mit
Eckart von Hirschhausen

Eckart von Hirschhausen: *Mensch Tobias, seit unserem Buch* Die bessere Hälfte *sind wir beide ja nicht jünger geworden. Die kühne These war ja, dass die zweite Lebenshälfte die zufriedenere ist. Wie hast du deinen fünfzigsten Geburtstag erlebt?*

Tobias Esch: Na, ich hatte es ja schon geahnt. Statistik ist das eine, das eigene Erleben das andere. Und zur besseren Hälfte gehört eben auch, dass man sich erst von »da unten« nach »da oben«, zur Zufriedenheit, hocharbeiten muss. Kurzum: Es war eher durchwachsen.

Kann man am Durchwachsen persönlich wachsen? Was war denn mühselig?

Zu deiner ersten Frage: Ja, das Wachsen ist ein Tun. Das fällt einem nicht so in den Schoß. Meine Arbeit hieß beispielsweise Corona: Geburtstagsfeier abgesagt, in der Ambulanz in Schutzmontur Abstriche nehmen! Sehr viele Prozesse, das zu deiner zweiten Frage, mussten neu definiert werden. Man musste sich irgendwie neu erfinden.

Aber eigentlich hätte doch der Lockdown bei jemandem, der ständig über Achtsamkeit und Entschleunigung redet, offene Türen vorfinden können?

Alles hat bekanntlich mehrere Seiten. Bei mir war es eher so, dass sämtliche Routinen, die die Achtsamkeit und das Miteinander einbeziehen, über den Haufen geworfen wurden. Fraglos und ganz im Sinne der »besseren Hälfte« war jedoch, dass unser aller Leben auf das Wesentliche fokussiert wurde. Im Sinne von: »Weniger ist mehr«. Wir brauchten viel weniger, um zufrieden zu sein. Es gab ja auch nichts anderes.

Aber wie hast du in dem Chaos die Struktur behalten?

Meine Frau und ich hatten über Monate hinweg ein Ritual entwickelt: Jeden Abend lauschten wir online einem Gespräch mit unserem Achtsamkeitslehrer Jon Kabat-Zinn. Das war sehr tief.

Das Irre ist doch, dass es bei dieser globalen Pandemie zum ersten Mal ein globales Bewusstsein einer Bedrohung gab – und damit gemeinsame Anstrengungen, die seelische Gesundheit hochzuhalten. Wie war das, sich übers Internet »verbunden« zu fühlen, synchron mit Gleichgesinnten aus der ganzen Welt?

Sehr berührend und überraschend: Exakt tausend Leute kamen über vier Monate zur selben Zeit zusammen. Jeder trug etwas bei, sodass man zu den Gesichtern über die Zeit auch persönliche Geschichten und Eigenschaften kennenlernte. Die »Community« hat dann spontan eine »Weltkarte der Liebe« erstellt, wo sich jeder online eintragen konnte mit einem Fähnchen und einem kleinen Spruch oder so. Wir saßen alle im selben Boot und hatten dieselben Themen und Fragen. Ein wahnsinniges Gefühl von Gemeinschaft. Und wie war es bei dir?

Ich habe ebenfalls die Online-Welt neu entdeckt, nur ein wenig anders. Durch den Aufbau eines wöchentlichen YouTube-Kanals, »Hirschhausen zu Hause«, versuchte ich einen Beitrag zu leisten. Aber erst wenn das Analoge wegfällt, erkennt man den Wert echter Begegnungen.

Stimmt – auf der Bühne und bei Vorträgen erlebe ich dich immer besonders intensiv und lebendig. Du bist ein echter Begegnungsmensch. Ein zentraler Teil deines Wirkens brach bei dir ein …

Genau. Von einem auf den anderen Tag wurde die ausverkaufte Tour abgesagt, mein Lebenselixier, da hast du schon recht, da bin ich voll in meinem Element. Das war sehr hart, aber nicht nur für mich, vor allem für die gesamte Crew, die Licht- und Tonleute, die Veranstalter, die Agentur, das Management und jene, die für die Öffentlichkeitsarbeit zuständig waren. Kultur wurde über Nacht als entbehrlich eingestuft, kann als Erstes wegfallen, wird nicht unterstützt, hat keine Lobby und keinen Wert. Das führte zu einem tiefen Riss in der Gesellschaft. Bislang ist nicht klar, ob sich diese Branche mit über einer Million (Nicht-)Beschäftigten davon wieder erholt.

Ich litt mit euch. Es war traurig, all die Bühnen und Plätze leer und verwaist zu sehen. Aber wie ist es dir persönlich ergangen? Irgendwelche Aha-Erkenntnisse?

Durch das »Not-Aus«, den Lockdown und das Zurückgeworfen-Sein auf das Wesentliche ist mir die Zerbrechlichkeit all unserer Gewissheiten sehr bewusst geworden. Wir denken gerne, dass wir ein Anrecht darauf haben, dass alles so weitergeht, wie wir uns das wünschen, wie wir das kennen. Und das ist ganz offensichtlich Quatsch. Ein kleiner Schnipsel Erbsubstanz, mehr ist ja ein Virus nicht, wirft die gesamte Erde aus der Bahn. Ich verfolgte in dieser Zeit weiter die Idee einer Planetary Health, also jenes Konzept, das einen Zusammenhang von globaler und persönlicher Gesundheit herstellt.

Das große Ganze und das kleine Persönliche stehen also nicht im Gegensatz? Tatsächlich habe ich dich in letzter Zeit ziemlich betroffen und auch nachdenklicher erlebt – trügt mein Eindruck?

Nein. Je mehr ich mich mit der Klimakrise beschäftige, desto mehr wundere ich mich, wie ich die Berichte der letzten dreißig Jahre darüber so lange habe ausblenden können. Denn das ist eine Katastrophe mit Ansage. Da stelle ich mir die Frage, welche Rolle Ärzte und öffentliche Personen hier übernehmen können und müssen.

Wir sind beide Ärzte. Ich beschäftige mich insbesondere mit den persönlichen Anteilen – etwa der Ärzte und des Pflegepersonals. Und so wie du verstärkt auf die globalen Zusammenhänge geschaut hast, so habe ich mich intensiver mit den Konsequenzen auf der Ebene der Individuen auseinandergesetzt. Und auch hier sieht man eine Katastrophe mit Ansage. Mehr und mehr werden persönliche Ressourcen verbrannt, ohne dass es die Menschen glücklicher oder zufriedener macht. Aus der Sicht des Einzelnen scheint es sogar so zu sein, dass wir unser Gesundheitssystem an die Wand fahren.

Ich erinnere mich an einen großartigen Satz aus dem Roman House of God über das Leben der Nachwuchsmediziner: »Die Kunst der Medizin besteht darin, so viel NICHTS zu tun wie möglich.« Stattdessen herrscht in ihr der gleiche Wachstums- und Effizienzglaube wie überall in der Wirtschaft. Was hast du denn für ein Gegengift?

Wir haben ein umfangreiches Forschungsprojekt initiiert, wo es um Glück und Achtsamkeit, um Belastungen und Ressourcen in der Medizin und in der Pflege geht. Im Gesundheitswesen insgesamt. Immer wieder sehen wir Menschen hinter den Masken, denen es gerade nicht gut geht. Und das, obwohl das Wissen über Glück uralt ist und alle sagen, dass die Gesundheitsberufe so wichtig sind, dass allein schon deswegen Zufriedenheit herrschen müsste. Was läuft da schief, Eckart?

Corona hat uns durch die Unmittelbarkeit der Gefahr in einen Stresszustand versetzt und uns zum Handeln gezwungen. Wir akzeptieren sogar drastische Maßnahmen, wenn wir sie für nötig halten. Das Dumme ist nur, dass wir aus dem Reagieren nicht mehr herauskommen, um auf übergeordneter Ebene darüber nachzudenken, wie gut es uns mit weniger Stress gehen könnte. Wie bekommen wir denn die Idee von »Weniger ist mehr« in die Köpfe und Herzen?

Am Ende ist es immer ein Gefühl. Unsere Motivation kommt schließlich von innen, sie »wohnt« im Kopf. Unser inneres Belohnungssystem lässt uns fühlen, was wir wollen oder was wir nicht wollen. Was vermeintlich gut oder weniger gut für uns ist. Es muss uns gelingen, das, was uns wirklich wichtig ist und weiterbringt, auch als globale Community, in diesem Sinne als lohnenswert erscheinen zu lassen. Wir müssen aus der Defensive, aus dem Stress heraus und die Zukunft aktiv gestalten – und zwar mit Freude und Lust. Nicht mit Verboten allein.

Darin sehe ich ebenso den Wert von Musik, Kabarett, Lesungen und allem, was Menschen kreativ miteinander verbindet. Eigentlich ist es doch toll: Wir müssen nicht mehr wie unzählige Generationen vor uns unentwegt schuften, um uns etwas zu essen kaufen zu können. Aber wir ignorieren das. Stattdessen drehen wir immer schneller am Rad, bis die Erde in die Knie geht und wir tatsächlich nichts mehr zum Essen haben. Das ist sehr komisch, unfreiwillig.

Als Komiker lebst du von Widersprüchen, die in der Gesellschaft und in jedem Einzelnen von uns existieren.

Und du ebenso, wenn auch anders! Alle wollen gesund sein, aber keiner will dafür in »Vorleistung« gehen, sprich: gesünder essen, sich mehr bewegen und sich weniger stressen lassen.

Dabei wäre das, was der Einzelne tun kann, so wirksam. Aber es ist anstrengender, als eine Pille einzuwerfen. Und das Paradoxe dabei ist: Der Gesundheits- und Pharmamarkt wächst und wächst, aber die Menschen sterben verstärkt an lebensstilbedingten und prinzipiell vermeidbaren Krankheiten. 80 Prozent machen die aus! Corona hin oder her.

Nicht minder absurd ist dabei: Dieser Lebensstil tut weder dem Menschen noch der Erde gut. Körperlich bewegen wir uns immer weniger, dafür räumlich ständig mehr, noch dazu mit einem hohen

Verbrauch fossiler Energie, was die Umwelt massiv belastet. Sollten wir doch besser mal unser überschüssiges Körperfett verbrennen. Und ironischerweise atmen wir dann auch noch die dreckige Luft ein.

Wir alle spüren aber, dass da etwas nicht stimmt. Wir haben ein schlechtes Gewissen, weil wir ahnen, dass wir selbst mitverantwortlich sind. Und dieses schlechte Gefühl ertränken wir dann in vermehrtem Konsum, statt an den Ursachen zu arbeiten.

Glaubst du nicht auch, dass die Klimakrise eine spirituelle ist? Wir verbrauchen so viel, weil wir nicht wissen, was wir brauchen.

Ja, und ist das nicht schräg? Während die Fridays-for-Future-Demonstrationen ihren bisherigen Höhepunkt kurz vor der Pandemie hatten, war global der höchste Energie- und CO_2-Verbrauch zu messen. Und während im letzten Jahr die meisten Austritte aus den christlichen Kirchen hierzulande verzeichnet wurden, schwemmten Sinnsuchende einen stark anwachsenden Spiritualitäts- und Achtsamkeitsmarkt! Eine ganz neue Industrie ist da im Entstehen – nach den bekannten Regeln von Angebot und Nachfrage. Viele Ersatzhandlungen sind zu beobachten, die alle von wichtigen Fragen ablenken: Kannst du mit dem zufrieden sein, was da ist? Muss es wirklich immer mehr sein? Geht auch mal weniger – oder gar nichts? Was brauchst du wirklich?

Na, dann lass mal hören.

Die Idee

Dieses Buch schrieb ich mitten in der Corona-Pandemie – Ausgang ungewiss. Man sucht es sich nicht aus. Die Idee dafür ist über mehrere Jahre entstanden, die Beobachtungen und zentralen Thesen, die ich darlegen werde, stammen aus der Phase »vor Corona«. Und nun drängt sich die Frage auf: Gibt es noch etwas, das ohne Corona gedacht und beschrieben werden kann?

Kritisch werde ich jedenfalls die Rolle der Medizin in heutiger Zeit hinterfragen. Hat nicht Corona, hat nicht die Krise, die wir im Zuge der Ausbreitung des Virus gegenwärtig erleben sowie der massiven Bemühungen, es unter Verzicht auch auf persönliche Freiheiten und lang erkämpfte und für gegeben geglaubte Individualrechte einzudämmen, mehr als deutlich gemacht, wie wichtig und alternativlos die moderne Medizin ist? Und wie wichtig es ist, dass sie jederzeit gerüstet, ja, hochgerüstet ist? Immer einen Schritt voraus und keinesfalls mit veralteten Waffen und mangelhafter Ausrüstung ausgestattet? Oder würde man das Gegenteil von »mehr Medizin« nicht als zynisch abtun müssen, könnte es nicht fatale Folgen haben, tatsächlich und messbar?

Weniger Medizin – kann das zuweilen nicht doch »besser«

sein? Obwohl: Sich pandemisch ausbreitende Seuchen und Erkrankungen, sind sie nicht der unmittelbare Beweis dafür, dass dies nicht stimmen kann? Wäre nicht allein eine solche Behauptung ein Spiel mit dem Feuer? Geben uns nicht die Medien tagtäglich zu verstehen, dass wir mehr Medizin, mehr Forschung, mehr Effektivität und letztlich mehr Geld und Personal für diesen Wirtschaftssektor brauchen? Wie kann man da ernsthaft von »weniger« sprechen?

Sollte man dieses Buch also nicht gleich zur Seite legen, weil allein die Frage offensichtlich falsch gestellt ist und damit nicht stimmt, nicht stimmen *kann?* Man kann es aber auch anders sehen: Die gegenwärtige Aufruhr- und Aufbruchsphase ist ein weiterer Indikator dafür, dass etwas in unserem System grundsätzlich nicht stimmt. Meine Überlegungen könnten durch die Krise noch in ihrer Brisanz unterstrichen werden.

Sie* werden aufgefordert, sich ein eigenes Bild zu machen. Wie gesagt: Der Ausgang ist ungewiss, nicht weniger für mich. Vielleicht habe ich unrecht. Aber vielleicht ist es gerade jetzt an der Zeit, meine Ideen in den Raum zu stellen, um Entwicklungen in anderen Bereichen mit in Betracht zu ziehen. Als Denkanstöße. Mehr habe ich gerade nicht zur Hand.

Zweifellos: Schon jetzt ist absehbar, dass wir uns in Zukunft stärker Gedanken darüber machen werden, ob jenseits der Medizin nicht auch Aspekte wie ein globales Vernetzen aller Tätigkeiten und damit bedingungslos Voneinander-abhängig-Machen, das Fehlen von Autonomie und Autarkie, die Tatsa-

---

* Aus Gründen der besseren Lesbarkeit verwende ich in diesem Buch bei Personenbezeichnungen und personenbezogenen Hauptwörtern die männliche Form. Es sind jedoch immer alle Geschlechter im Sinne der Gleichbehandlung gemeint. Die verkürzte Sprachform ist wertfrei.

che, keine Ressourcen mehr in Reserve zu haben, alles »just in time« erledigen und bekommen zu können, die Vorstellung einer völligen Entgrenzung jeglichen wirtschaftlichen Handelns und damit unserer All-Verbundenheit selbst im sozialen Austausch doch sehr deutliche Risse bekommen haben. Und so mehren sich inmitten der Krise jene Stimmen, die die Geschichte vom »Weniger ist das neue Mehr« in unterschiedlicher Weise, aber letztlich ähnlich klingend erzählen.

Was ist dann hier neu? Oder ist das Buch nur ein weiteres Echo, ein Widerhall, vielleicht geschrieben von einem »Trittbrettfahrer«? Nun, das kann ich nicht entscheiden. Da sind Sie gefragt. Ich hoffe jedoch, Überlegungen und Beobachtungen zu vertiefen, die eine aktuelle Aufgeregtheit und jedweden Aktionismus überdauern. Insofern geht es nicht nur um mehr oder weniger Medizin, sondern auch um Verzicht und Solidarität, um soziale Nähe und soziale Distanz. Das führt weiter zu spirituellen Fragen, zum Glauben, zur Sinnhaftigkeit sowie einer möglicherweise existierenden »tieferen Quelle«.

Lassen Sie sich überraschen.

Das Paradoxon

Schaut man sich die Kosten und Ausgaben im Gesundheitswesen an, deren Entwicklung sowie die Erfolge und Möglichkeiten, die uns die moderne Heilkunde zu bieten scheint, könnte man meinen, dass hier ein geradezu unendliches Wachstum möglich ist. Es scheint denkbar, die Grenze des Lebens noch weiter nach hinten hinauszuschieben, bis schließlich – manch ein Mediziner oder Gesundheitswissenschaftler mag davon träumen – ein Schlüssel zur Unsterblichkeit gefunden wird.

Gleichzeitig ist es jedoch so, dass der Mensch, gerade wenn er älter wird, sich mehr und mehr von der Vorstellung einer ewigen Jugend, einer ewigen Gesundheit und Unversehrtheit emanzipiert. Seine Zufriedenheit und sein Lebensglück hängen immer weniger, folgt man entsprechenden Statistiken, vom Erhalt oder dem Wiedererreichen des ursprünglich gesunden – vermeintlich idealen – Zustands ab. Mehr noch: Gerade das Akzeptieren von Vergänglichkeit und ein Sich-Arrangieren mit dem oft als schicksalhaft erlebten körperlichen Abbau, gekoppelt jedoch an die Fähigkeit, »loslassen« zu können (ohne die Lebensfreude dabei zu verlieren!), wozu auch das Zurücklassen einer naiven Vorstellung vom »ewigen Leben« gehört, scheinen für viele Ältere eine ganz eigene Schönheit und Zufriedenheit in sich zu begründen. Hier mag es um innere Reifungsprozesse, um eine Art innere Freiheit und, vielleicht, Weisheit gehen – *trotz* nicht zu leugnender äußerer und körperlicher Einschränkungen. Manche Ältere nennen das Lebenserfahrung – und sind dankbar dafür. Die Medizin tritt hier stellenweise in den Hintergrund, Ärzte sind jetzt mehr Begleiter, weniger als Heiler gefragt.

Offensichtlich haben wir es hier mit zwei unterschiedlichen Polen zu tun, man könnte sagen, mit einem Paradoxon: das Dilemma in der Medizin, einerseits mit aller Kraft und allem, was möglich ist, Heilung und Wiederherstellung anzustreben, anstreben zu *müssen*, während andererseits das Objekt dieser Bemühungen, der individuelle, reifende Mensch, immer weniger – in Bezug auf sein persönliches, subjektives Glück und seine Lebenszufriedenheit – an tatsächliche Heilung und den Erhalt dieses Urzustands glaubt oder sich von ihm gänzlich abhängig macht.

Spannen wir den Bogen noch größer.

Wir erleben in unserer Gesellschaft nicht nur in der Medizin ein Dilemma, wo eine generelle Ausgabenexplosion – beschleunigt etwa durch moderne Krebstherapien und ihre immensen Kosten, begleitet von einem ständig bedrohlicher werdenden Fachkräftemangel – Zeichen einer Überhitzung, eines möglichen »Aus-dem-Ruder-Laufens« ist. Vor allem zeigt es aber die Tatsache an, dass das theoretisch und individuell Machbare nicht immer mit dem praktisch Durchsetzbaren (und Bezahlbaren) sowie dem »allgemein« Gewollten deckungsgleich erscheint.

Das Dilemma finden wir heute vielerorts, fast scheint es, als hätten sich möglichst viele gesellschaftlich und »systemrelevante« Bereiche verabredet, um nahezu gleichzeitig am gleichen Problem zu erkranken: Eine Polarität zwischen dem Möglichen und dem Machbaren, auch zwischen einem objektivierbaren (notwendigen?) Wachstum im Außen und der subjektiven Freiheit des Einzelnen darin – inklusive einer Emanzipation oder bewussten Abkehr von genau jenem Wachstumsdiktat –, sehen wir (neben der Medizin) in zahlreichen volkswirtschaftlichen Entwicklungen, ebenso im Konsumverhalten einer immer größer werdenden Zahl von Menschen: Entschleunigung und Rückzug anstelle von ungebremstem und mechanischem Wachstum, Slow Food statt Fast Food, Regionalität statt globale Märkte, Konsumbegrenzung statt XXL, Wiederverwertung statt Wegwerfmentalität, Klimaneutralität und Nachhaltigkeit statt Ressourcenverschwendung, Gemeinwohlökonomie statt Raubtierkapitalismus.

Zugleich und in Analogie erkennen wir ähnliche Trends im religiösen Kontext, wo die Zahl der Konfessionslosen steigt, gerade in den urbanen Räumen und Ballungsgebieten.

Eine große »Abkehr« setzt derzeit ein: Die Zahl der bekennend Gläubigen nimmt ab. Parallel dazu wächst die Gruppe der »spirituellen Atheisten«, also derer, die kein *formales* Glaubensbekenntnis unterschreiben, jedoch nach Sinn und etwas »Höherem« suchen – etwas, das über sie hinausweist und transzendent oder größer erscheint.

Und auch hier, teilt man diese Gruppe weiter auf, ist erneut eine Polarität erkennbar: Da gibt es Menschen, die sich auf einem inneren Erkenntnisweg, einem tiefen Einsichtsprozess befinden, der aufwendig ist, anstrengend, und sich ergebnisoffen gestaltet, der sich stark disruptiv auf den individuellen Lebensweg und die Beziehungen zur Außenwelt auswirken kann. Und dann ist da die zunehmende Schar derer, die Meditation und Achtsamkeit (Mindfulness) als Mittel zur Stressbewältigung betreiben, als schnelle Hilfe in schwierigen Zeiten oder zur Verbesserung der eigenen Konzentration und Leistungsfähigkeit. Bestimmte Nuancen und Übergänge nicht ausgeschlossen, auch die verschiedenen Motive schließen sich nicht gänzlich aus. Wenn aber bei der Achtsamkeit primär die Performance im Fokus steht, das optimale Erfüllen einer erwarteten Funktion und Leistung, dann ist das etwas anderes als der eher gegenteilig ausgerichtete Prozess einer inneren Einkehr und – womöglich – Emanzipation von jener äußerlichen Funktionalität und Ergebnisorientierung.

Phänomene von »McMindfulness« oder »Mindfulness-to-go«, wie man sie provokativ bezeichnen könnte, finden wir ebenso in neuen geisteswissenschaftlichen Strömungen oder mancher Gegenwartsphilosophie, in Teilen der Psychologie, wo nicht selten unter Verwendung von Begriffen wie »Bewusstsein« oder »Integralität« oder im Versprechen eines »Transhumanismus« die Optimierung, letztlich die Ökonomisierung von Geist und Bewusstsein in Aussicht gestellt werden. Die schöne neue Welt von morgen?

Auch die Digitalisierung reiht sich hier problemlos ein, wo einerseits Informationsdemokratie, Transparenz, Grenzenlosigkeit und Vernetzung alles möglich erscheinen lassen, nicht weniger als einen vermeintlich »besseren« Menschen oder offenere Gesellschaften. Andererseits sind Überforderung durch fehlende Informationshygiene, eine Einschränkung von Intimität und Privatheit oder die Erosion ganzer Demokratien (etwa durch ständige Falschmeldungen im Netz) zu einem manifesten Problem und zu einer Bedrohung unserer Zukunft geworden. Corona und damit verbundene digitale Auswüchse haben das vor Augen geführt. Nicht zu vergessen: Internetsucht und Burn-out, verbunden mit einem Sich-Verlieren im digitalen Raum, sind neue Krankheiten in einer globalisierten Welt.

Nicht alles, was digital »kann«, ist gut. Doch wer vermag und will den Zug noch lenken, ihn verlangsamen oder gar stoppen? Genau das Gegenteil findet gerade statt.

Ähnliches gilt für die gegenwärtige Klimadebatte, die uns dringend zur Entschleunigung mahnt, dabei das Problem durch technischen Fortschritt, ein *schnelleres* Aufrüsten sowie mehr Nachhaltigkeitsindustrien in den Griff bekommen möchte. Ist das nicht irgendwie paradox? Gerade in diesem Sektor ist eine atemberaubende Beschleunigung auszumachen, eine Tendenz zum »Höher, Schneller, Weiter« mit großer Anziehungskraft und enormen Zuwachsraten. Umweltschutz ist hip. Zeitgleich werden beim CO_2-Ausstoß weltweit die höchsten Werte seit Aufzeichnungsbeginn registriert. Mit einem kurzen Durchatmen durch Covid-19. Wie passt das zusammen?

Ökologie ist wieder in Mode. Mehr als je zuvor scheint grün gefragt. Auch philosophische Betrachtungen zu vermeintlich grünen Alltagsthemen erreichen die Mitte, den Mainstream. Philosophen wie Richard David Precht, Ariadne von Schirach, Markus Gabriel oder Wilhelm Schmid (und Robert Habeck!) erzielen mit ihren Büchern und Wortmeldungen zuweilen Kultstatus. Sogar unter Hipstern.

Immer wieder treffen wir auf das gleiche Muster, auf sich scheinbar polar gegenüberstehende Bewegungen: Messbare Größen zeigen an, dass sich »alles« zu beschleunigen scheint. Menschen wünschen sich jedoch das genaue Gegenteil vom vermeintlich Gegenwärtigen, träumen mehr von einer alternativen, einer ganz anderen Welt. Entschleunigung wird gesucht *und auch gebraucht.* Selbst ohne Corona.

Dieser Ruf nach einem »Weniger« verbindet wie ein roter Faden viele gesellschaftliche Aspekte: Ein Trend demaskiert sich als gemeinsamer Nenner in unterschiedlichen Lebensbereichen und im öffentlichen Diskurs. So ist es nur konsequent, eine primär auf Verwertung abzielende Logik der Ausnutzung von Ressourcen (das Dogma des fortwährenden Wachstums und der reinen Nutzenorientierung) verstärkt mit dem Thema Leere (statt Fülle) zu kontrastieren. Mit Innenraum anstelle von Außenraum. Dieses Denken ist heute alles andere als politisch links. Das ist die neue Mitte.

Ich verfolge die Idee, die beschriebenen Polaritäten in einigen Bereichen exemplarisch genauer zu untersuchen. Und vielleicht punktuell zusammenzuführen. Den Schwerpunkt werde ich als Mediziner dabei – kaum verwunderlich – auf die Medizin und den Glauben legen (Spiritualität, Achtsamkeit, Buddhismus), werde aber ebenso einige ökonomische und ökologische Aspekte näher betrachten sowie die eine oder andere philosophische Stimme zu Wort kommen lassen.

Letztlich geht es um das Aufdecken von möglichen Schnittmengen und gemeinsamen Mustern, die ein größeres Bild erkennen lassen, eine offensichtliche Bewegung hin zu *weniger statt mehr.*

Teil I

Mehr oder weniger Medizin

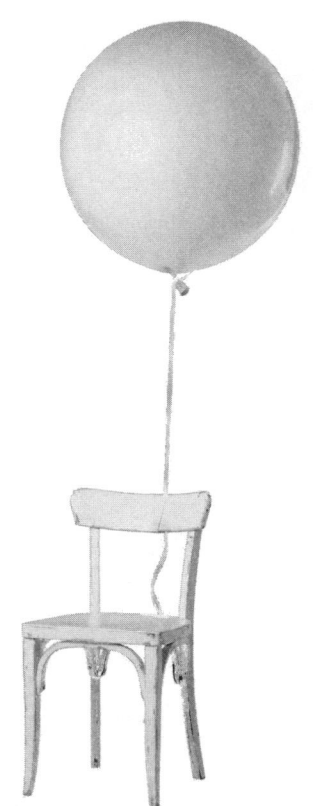

Immer mehr Medizin

Ein wachsender Markt – Deutschland ist Weltmeister –
Gesundheit in allen Ecken? – Erfolgsgeschichten –
Die Antreiber – Der wahre Feind – Wie wollen
wir leben? – Voll der Stress – Die Menschen
hinter den Masken – Reicht es für alle? – Was ist
das Ziel? – Darf's ein bisschen weniger sein?

Die Gesundheit ist uns etwas wert. Dem Staat und dem Einzelnen. Die Pandemie machte das wieder überdeutlich. Jedoch gilt diese Feststellung generell und über die aktuelle Lage und den Tag weit hinaus.

Ein wachsender Markt

Das Coronavirus kennt keine Grenzen. Das zeigt sich auch bei den Gesundheitsausgaben. Und in den Staatshaushalten: Lange gehegte Grenzlinien, verteidigte Bastionen und Dämme fallen schnell im Zuge einer anrollenden Pandemie. Die schwarze Null im deutschen Bundeshaushalt, einst wie eine Monstranz von der Regierung zur Schau gestellt, gefeiert und verteidigt, ist plötzlich passé. Ende März 2020 wird ein gigantischer Nachtragshaushalt verabschiedet – 160 Milliarden Euro; dazu ein erster Schutzschirm in Höhe von über einer halben Billion Euro. Im Juni 2020 kam ein Konjunkturpaket in Höhe von 130 Milliarden Euro dazu, direkt danach ein zweiter Nachtragshaushalt von 62,5 Milliarden Euro. Das Ende ist noch nicht in Sicht. Auf fast zwei Billionen Euro summierte sich das staatliche Hilfspaket, das die wirtschaftlichen Folgen abfedern sollte. Ein Volumen, vergleichbar den Gesamtkosten der deutschen Wiedervereinigung. Die zusätzlichen Belastungen durch Transferzahlungen innerhalb der Europäischen Union waren da noch nicht eingerechnet. Und wer weiß, was in der Gesamtbilanz noch alles zu berücksichtigen sein wird. Von solchen Größenordnungen jedenfalls hat man seit mindestens dreißig Jahren nicht gehört. Deutschland, so heißt es, sei stark genug, eine Krise solch ungeahnten Ausmaßes zu überstehen – »Wir schaffen das« hat wieder Hochkonjunktur.

Während der Staat im Jahr 2020 seine Ausgaben im Gesundheitsbereich raketenhaft nach oben fuhr – im Versuch, mit dem Virus Schritt zu halten –, gingen die Bürger hamstern. Und igelten sich ein mit dem, was sie gebunkert hatten, gingen auf soziale Distanz, ganz so, wie es von ihnen verlangt wurde, damit der Feind sie nicht fand. Gleich zu Beginn der Krise kletterte der Verkauf von Toilettenpapier innerhalb kürzester Zeit in astronomische Höhen, Mehl und Nudeln wurden als überlebenswichtige Konsumgüter knapp, neben Schutzkleidung, Mundschutzmasken und Desinfektionsmitteln. Desinfektionsspender im öffentlichen Raum wurden heimlich abgebaut und entwendet, Schutzmasken geklaut, selbst in Kliniken und Ambulanzen wurde eingebrochen und entsprechendes Material entwendet. In solchen Momenten ging es offensichtlich ums nackte Überleben. Während in Frankreich und Italien, so kolportiert, Rotwein und Kondome knapp wurden, in den Niederlanden Cannabis, gab es in Deutschland eine massive Nachfrage nach Hygieneartikeln. US-Amerikaner kauften dagegen vermehrt Waffen. Auch das eine interessante Variante.

Schaut man mit etwas mehr Distanz auf das Geschehen, so ist, bei aller feststellbaren Aufregung, das alte Prinzip von Angebot und Nachfrage nicht außer Kraft gesetzt. Selbst die Entwicklung bei den Gesundheitsausgaben entlarvt nur wieder die Tatsache, dass das Gesundheitswesen letztlich ein gewöhnlicher Wirtschaftszweig ist. Und dieser folgt, bei aller Krisenhaftigkeit, eher simplen marktwirtschaftlichen Prinzipien. So irrational das Horten von Klopapier zunächst erscheint (es ist kaum anzunehmen, dass die Menschen mit oder nach Corona siebenmal so häufig Stuhlgang haben werden wie vor Corona; Covid-19 ist primär keine Magen-Darm-Erkrankung), so sehr ist das Anlegen von Vorräten bei einer zu erwartenden Verknappung von Gütern, abbrechenden Lieferketten und eingeschränktem Freihandel ein Vorgang, den Verhaltensökonomen stets vorhersagen und berechnen konnten.

Und so gilt: Gesundheit ist eine Ware, der Austausch von Gütern, Produkten und Dienstleistungen folgt den Kriterien des Marktes.

Die Gesundheitswirtschaft setzt sich aus vielen Akteuren zusammen. Dabei unterscheidet man klassischerweise den ersten vom zweiten Gesundheitsmarkt. Den ersten Gesundheitsmarkt bezeichnet man häufig als den eigentlichen Kernbereich, denn er umfasst das, was wir normalerweise unter der Gesundheitsversorgung, generell unter »der Medizin« verstehen. Gemeint sind hier Leistungen, die von den Krankenversicherungen – gesetzlich wie privat – einschließlich der Pflegeversicherung finanziert werden. Im allgemeinen Verständnis sind dies die ärztlichen, therapeutischen und auch pflegerischen Maßnahmen, dazu die verschriebenen Medikamente und Hilfsmittel. Demgegenüber steht der zweite Gesundheitsmarkt, wo vor allem die privat finanzierten Produkte und Dienstleistungen rund um die Gesundheit gehandelt werden. Dabei ist die Zuordnung, welche Waren und Dienstleistungen einen Bezug zur Gesundheit aufweisen, nicht immer klar, teilweise auch umstritten.[1] Nach gängiger Auffassung finden wir in diesem zweiten Gesundheitsmarkt frei verkäufliche Arzneimittel und individuelle Gesundheitsleistungen, Fitness und Wellness, Gesundheitstourismus sowie Teile aus Sport, Freizeit, Ernährung oder dem Wohnen. Erweiterte Therapieverfahren gehören ebenfalls dazu. Dieses sind unter anderem Heilpraktiker- sowie sonstige Beratungs- und Gesundheitsdienstleistungen, die regelhaft nicht von den Krankenkassen erstattet werden. Hinzu kommen, zuletzt massiv im Aufwind: Wearables, Gadgets und Apps. Letztere »diffundieren« gerade als Digitale Gesundheitsanwendungen (DiGA), staatlich stark erwünscht und gefördert, in den ersten Gesundheitsmarkt hinein und werden dort nun häufig auch als Medizinprodukte klassifiziert.

Man merkt – es wird schwammig. Halten wir fest: Der erste Gesundheitsmarkt umfasst im Wesentlichen das, was vom Staat reguliert und nicht individuell finanziert wird. Und der zweite alles andere.

Und wie verhält es sich nun mit den Ausgaben in vermeintlich normalen Zeiten, das heißt ohne beziehungsweise vor Corona? Der Gesundheitsmarkt, ganz generell, wächst und wächst. Im aufstrebenden zweiten Gesundheitsmarkt, der mit 130 Milliarden Euro inzwischen etwa ein Drittel des ersten ausmacht, erleben wir schon seit über zwei Jahrzehnten unter anderem einen Boom der Freizeit- und Wellnessindustrie. Und der digitale Gesundheitsmarkt hat in den letzten fünf Jahren sein Volumen fast verdreifacht. Tendenz: exponentielles Wachstum. Die offensichtlich steigenden individuellen Bedürfnisse der Menschen nach stärkerer Selbstregulation und Selbstoptimierung, abzulesen etwa an der rasant zunehmenden Nachfrage nach Angeboten zu Stressabbau, Performance-Verbesserung, Bodyshaping usw., auch mithilfe von digitalen Apps & Co., sowie das selbstgesteuerte Verfolgen (Tracking) von Gesundheitsdaten etwa über das Smartphone oder die Smartwatch spielen hier hinein: Digitale Anwendungen ermöglichen uns als Konsumenten, Therapeuten unserer selbst zu werden. Das mag sich bis zu einem »Gesundheitswahn« steigern – ich werde darauf noch zurückkommen.

Und wie sieht es im ersten Gesundheitsmarkt aus? Die Ausgaben der gesetzlichen Krankenkassen steigen kontinuierlich an, über die letzten zehn Jahre gemäß Spitzenverband Bund der Krankenkassen und Bundesamt für Soziale Sicherung um fast 100 Milliarden Euro, auf rund 260 Milliarden Euro jährlich. Die Unternehmensberatung Roland Berger prognostiziert dann auch ein Ansteigen der allgemeinen Beitragssätze zur Krankenversicherung bis zum Jahr 2050 auf bis zu 30 Prozent der Bruttoeinkommen. Natürlich spielen der medizinische Fortschritt und die demografische Entwicklung dabei eine entscheidende Rolle, aber ebenso unser individuelles Konsumverhalten, die Preisgestaltung am Markt oder Angebot und Nachfrage: Gesundheit ist teuer geworden. Und sie wird noch teurer. Weil sie es uns wert ist.

Und was bekommen wir dafür? Ohne Frage, das deutsche Gesundheitssystem gehört zu den besten und leistungsfähigsten weltweit. Keiner will das bestreiten. Jedoch ist nicht alles Gold, was glänzt, insbesondere wenn man näher hinschaut. Im internationalen Vergleich sind große Unterschiede erkennbar. Einige Teile des Gesundheitssystems stehen besonders gut da, aber es gibt auch solche, bei denen die Deutschen von anderen Ländern und Systemen etwas lernen können. Ist das ein Klagen auf hohem Niveau? Das mag sein, doch wenn man das Wort »Klage« durch das generelle Ziel einer Verbesserung und Optimierung der Leistungsfähigkeit ersetzt, der messbaren Ergebnisse, so ist es möglich, nüchtern relevante Benchmarks und Outcomes zu betrachten und eben zu vergleichen. Schauen wir auf die relativen Gesamtausgaben im Versorgungssystem, also den Anteil der gesamten Gesundheitskosten am Bruttoinlandsprodukt, so stellen wir fest, dass Deutschland gemäß der Organisation für wirtschaftliche Zusammenarbeit und Entwicklung (OECD) in der Spitzengruppe gelistet ist: Mehr wurde nur in der Schweiz und – mit erheblichem Abstand auf Platz eins – in den USA für die Gesundheit ausgegeben.[2]

Und die Outcomes? Um die Effektivität eines Gesundheitssystems schnell zu erfassen, kann man sich die durchschnittliche Lebenserwartung anschauen – zugegeben, ein sehr grober, aber dennoch bedeutsamer Parameter in diesem Zusammenhang. Hier belegt Japan mit einer mittleren Lebenserwartung bei Geburt von vierundachtzig Jahren den Spitzenplatz. Die Schweiz befindet sich noch unter den Top Ten. Und Deutschland? Bei gewissen Schwankungen, je nach Jahr und Darstellung, rangiert es auf den Plätzen 30 bis 35. Mehr oder weniger der letzte Platz in Westeuropa.[3] Die USA liegen im Übrigen auf Platz 40 bis 45. Der Unterschied zwischen Japan und Deutschland beträgt etwa drei Jahre, zwischen Deutschland und den USA zwei. Natürlich ist das ein bisschen wie Kaffeesatzlesen, wie der Vergleich zwischen Äpfeln und Birnen. Auch kann man am Beispiel von Japan, mit der weltweit ältesten Bevölkerung (gefolgt von Deutschland), darüber streiten, was eigentlich Henne und was Ei ist: Japan leistet sich ein teures Gesundheitssystem, hat aber eine hohe Lebenserwartung vorzuweisen – und viele alte Leute. Werden die so alt, weil das Gesundheitssystem so gut ist? Oder ist das System teuer, weil die Älteren und Langlebigen mehr medizinische Betreuung benötigen und tatsächlich auch bekommen? Weitere Begründungen sind ebenfalls denkbar ...

Länder wie Italien (vor Corona) oder Stadtstaaten wie Singapur geben jedoch zum Teil erheblich weniger Geld anteilig für die Gesundheit aus und landen dennoch weit vor Deutschland bei der Lebenserwartung. Das hat viele Gründe, sicher aber nicht den, dass die Deutschen zu wenige Gesundheitsdienstleister am Markt haben oder insgesamt zu wenig Geld für die Gesundheit ausgeben – oder zu selten zum Arzt gehen.

Deutschland ist Weltmeister

Die Deutschen schätzen ihr Gesundheitssystem. Und sie nutzen es rege. 2008 gingen sie so oft zum Arzt wie in keinem anderen Land der Welt.[4] Der damalige Höhepunkt mit durchschnittlich achtzehn Arztbesuchen pro gesetzlich Versichertem und Jahr ergab eine Behandlungsfrequenz deutscher Ärzte, die im internationalen Vergleich fast doppelt so hoch lag wie anderswo. Lediglich die Japaner kamen damals mit vierzehn Arztkontakten in die Nähe der deutschen Größenordnung. Schweden suchten dagegen nur dreimal jährlich einen Arzt auf, US-Amerikaner viermal. In den nachfolgenden Jahren konnten Schweizer und Franzosen zu Deutschland aufschließen, 2017 liefen Korea und Japan diesem Trio sogar den Spitzenrang ab.[5]

Ein Arztbesuch in Deutschland dauert im Schnitt weniger als acht Minuten.[6] Auch da belegen die Deutschen Spitzenplätze. Schnell und effektiv? Zweifel sind erlaubt. Immerhin sind die in Deutschland lebenden Menschen umfassend versorgt. Die ambulante ärztliche Versorgung erreicht hier fast die gesamte Bevölkerung: 93 Prozent aller Menschen gingen 2015 mindestens einmal in die Praxis eines niedergelassenen Haus- oder Facharztes.[7] Diese ohnehin schon hohen Zahlen steigen von Jahr zu Jahr weiter an, wenngleich zuletzt etwas gebremst. Dabei hat die Zahl der Behandlungsfälle – das sind die jeweiligen Anlässe, wegen derer Patienten ihre Ärzte aufsuchen – ein Rekordniveau erreicht. Statistisch fasst die Größe des Behandlungsfalls jeweils alle Arztkontakte einer Person pro Quartal (bei einem bestimmten Arzt, in der Regel zu einer bestimmten Hauptdiagnose) zusammen. Allein aus diesen Angaben lässt sich ableiten, dass es bei hohen Fall- und Kontaktzahlen auch sogenannte Drehtüreffekte geben muss. Gemeint sind Patienten, die bei ihren Ärzten ein und aus gehen. Oder Ärzte, die Doppel- und Mehrfachuntersuchungen veranlassen, die nicht gut abgestimmt mit anderen Fachkollegen arbeiten, das heißt, schlecht koordinierte Maßnahmen und Ausgaben zu verantworten haben. Sie arbeiten nicht effizient.

Die schlechte Koordination und damit eingeschränkte Effi-

zienz der Gesundheitsversorgung konnte unlängst eindrucks-
voll bestätigt werden, insbesondere im Bereich der hausärztlichen Versorgung.[8] Das Problem existiert in vielen Ländern,
Deutschland fällt jedoch im internationalen Vergleich besonders negativ bei der mangelhaften Abstimmung zwischen
Fach- und Hausärzten auf, in beide Richtungen. Auch die
Kommunikation zwischen den genannten Berufsgruppen
scheint eklatant begrenzt zu sein – die zwischen Krankenhäusern und Hausärzten, etwa bei Entlassungen von Patienten
aus der stationären Versorgung, schneidet dagegen deutlich
besser ab. Geradezu katastrophal sieht es beim Gebrauch von
Online-Optionen zur Kommunikation zwischen Fachkollegen oder beim Einsatz von Patientenportalen oder sonstigen
digitalen Instrumenten zum Austausch mit Patienten aus.
Deutschland ist hier 2019 im internationalen Vergleich noch
einsames Schlusslicht. Ein Online-Austausch findet praktisch
nicht statt.

Ideen zur Verbesserung der Patientenkompetenz durch
den Einsatz digitaler Plattformen, beispielsweise durch das
Bereitstellen der medizinischen und ärztlichen Dokumentation auf elektronischen Patientenportalen, sind hier noch
Zukunftsmusik.[9] Studien zeigen jedoch, dass solche Ange-
bote, also wenn persönliche Gesundheitsinformationen für
den Patienten online leicht zugänglich gemacht und dadurch
für ihn und seine Angehörigen barrierefrei nutzbar werden,
nicht nur reine Serviceleistungen sind, quasi »nice to have«,
sondern dass sie ebenso das Potenzial haben, die Qualität
der Versorgung insgesamt deutlich zu verbessern.[10] Patienten verstehen über solcherart bereitgestellte Informationen
nachweislich mehr über ihre Gesundheit und Behandlung,
ihr Gesundheitswissen steigt, und auch die Beziehung und

das Vertrauen in die Ärzteschaft und das Gesundheitssystem generell nehmen zu. Genauso steigt ihre Selbsthilfekompetenz: Patienten sind mit diesen Informationen an der Hand besser in der Lage, ihre Gesundheitsthemen selbstständig ein- und zuzuordnen, ihre Belange zu koordinieren. Und sie nehmen ihre Medikamente zuverlässiger ein – die Therapietreue steigt nachweislich an. Keine Frage: Digitale Transparenz ist gesund. Um Risiken und Nebenwirkungen geht es später.

Wird die digitale Welt bald das analoge, herkömmliche Arbeiten und Zusammenkommen in der Medizin überholen, es vielleicht sogar ablösen? Oder kommt das virtuelle Geschehen einfach noch hinzu, on top, und erhöht dadurch zusätzlich den »Traffic«, das heißt die individuellen Kontaktzahlen und den Druck im System insgesamt? Vieles spricht für Letzteres. Nicht nur steigen die Behandlungsfrequenzen in den Arztpraxen, sondern es gibt zudem Ungleichheiten bei der Verteilung dieses Geschehens, so bei den gestellten Diagnosen oder der Geschlechterspezifität. Frauen suchen demnach ihre Ärzte im Vergleich zu den Männern im Verhältnis von sieben zu fünf auf. Sie werden allerdings statistisch gesehen auch älter. Und bei den Diagnosen sind die chronischen und lebensstilassoziierten Erkrankungen klar auf dem Vormarsch. Das nehme ich gleich noch genauer unter die Lupe, hier will ich jedoch schon festhalten: Die meisten Patienten belassen es nicht beim einmaligen Arztbesuch, sie verlassen die Praxis in der Regel auch nicht wieder gesund und kommen zuverlässig wieder. Hauptanlaufstellen sind dabei die Hausärzte und hausärztlichen Internisten (diese verantworten knapp die Hälfte der Arztbesuche), weit vor den Frauenärzten, fachärztlichen Internisten sowie den Kinder- und Jugendärzten (jeweils einstellige Prozentränge). Übrigens: Am günstigsten sind die zwanzig- bis vierundzwanzigjährigen Männer, sie verursachen die geringsten Behandlungskosten. Am anderen Ende: Männer über fünfundachtzig sind die teuersten Patienten.

Gesundheit in allen Ecken?

Gesundheit ist ein Megathema. Die Menschen gehen häufiger zum Arzt, und sie werden immer stärker zu Teilhabern und Multiplikatoren von Gesundheitsdienstleistungen. Zeitschriften zu Medizinthemen sprießen wie Pilze aus dem Boden, individualisierte Gesundheitsmagazine oder Apotheken-Informationsblätter haben höchste Auflagen. Das Interesse ist riesig. Es ist nicht von der Hand zu weisen: Die Gesundheitswirtschaft und gerade der zweite Gesundheitsmarkt zeigen enorme Wachstumsraten, aber selbst der staatlich regulierte erste Markt bläht sich spürbar auf. Dies geschieht im internationalen Vergleich fast überall. Kaum ein anderes Thema scheint die Menschen so sehr zu emotionalisieren wie die Gesundheit, sie in den Bann zu ziehen, sogar Verhaltensänderungen im Kollektiv zu ermöglichen, die in anderen Zusammenhängen unvorstellbar wären: Unter Corona schweigen in manch gewalttätigem Konflikt die Waffen, die Flugzeuge stehen am Boden, der Verkehr auf den Straßen und die Feinstaubbelastung in den Innenstädten gehen zurück, die täglichen Staus auf dem Weg zur Arbeit, das hektische Treiben allerorten nimmt ab, genauso verringern sich die endlosen und oft ineffektiven Konferenzen in der Politik und am eigenen Arbeitsplatz – überall kehrt Besinnung und Entschleunigung ein. Plötzlich scheint »weniger« möglich, ja sogar erwünscht zu sein. Außer im Gesundheitswesen, da herrscht verständlicherweise in vielen Bereichen Hochbetrieb. Kein Protest, keine Demonstration konnte bisher bewirken, was ein Virus oder eine kollektive Sorge um die Gesundheit innerhalb kürzester Zeit zu erzielen vermochten: Das Gesundheitsthema, jetzt sichtbar für alle, ist in jede Ecke unseres täglichen Lebens vorgedrungen.

Der Befund einer ubiquitären, allgegenwärtigen Gesundheitsüberempfindlichkeit kann nahezu in jedem Land der Welt erhoben werden. Kein Thema scheint wichtiger – außer vielleicht das der wirtschaftlichen Folgen im Fahrwasser des medizinischen GAU, des vermeintlich größten anzunehmenden »Unfalls«, den wir im Zuge von Corona erleben. Kaum zu glauben, aber es sieht so aus, als schwinge die gesamte Erde gerade in einem Gleichklang, einem simultanen Krisen-Rhythmus. Alle schauen auf das gleiche Ziel, haben den gleichen Gegner. Zumindest gilt das für die Bevölkerung, für die Menschen – getrost können wir davon ausgehen, dass der »Rest« der Welt weiterhin und nahezu unbeeindruckt sein Tagwerk verrichtet. Oder glauben Sie, dass es den Quastenflosser im Indischen Ozean kümmert, was den Menschen im Frühjahr 2020 kollektiv den Atem raubte? Da hat er schon ganz andere Zeiten überlebt.

Der augenscheinliche Gleichklang von Interessen und universellen Verhaltensweisen der Weltbevölkerung im Zuge krisenhafter Zustände im öffentlichen Gesundheitswesen sollte nicht darüber hinwegtäuschen, dass es bei den einzelnen Ländern große Unterschiede gibt, wenn es um die Präsenz von Gesundheitsthemen geht: Angebot, Zugang und Nutzung von Dienstleistungen im Medizinsektor sind in ihrer Verbreitung regional häufig stark verzerrt. Das betrifft nicht nur die

Seuchenaktivitäten und die Reaktionen angesichts konkreter gesundheitlicher Bedrohungen, ebenso sind Ungleichheiten zwischen Angebot und Nachfrage in der alltäglichen medizinischen Praxis vorhanden. Auch die medizinischen und individuellen Ressourcen sind in einzelnen Ländern ungleich verteilt.

Wie gesagt: Es geht hier um einen Markt. Das Angebot folgt der Nachfrage, die Nachfrage schafft sich ihren Markt. Und manchmal verhält es sich genau andersherum: Die Arztbesuche in Deutschland haben sich, wie erwähnt, in den vergangenen fünfzehn Jahren nahezu verdoppelt. Jedoch kommt nun ein weiterer Aspekt hinzu: Die Zunahme der Konsultationen in den Arztpraxen korrespondierte im selben Beobachtungszeitraum mit einem vergleichbaren Anstieg der Arztdichte in Deutschland. Hinsichtlich dieser zweiten Größe belegt Deutschland abermals einen Spitzenplatz: Kaum anderswo finden sich in einer solchen Dichte (bezogen auf die Einwohner) so viele Ärzte – wobei in urbanen oder ländlichen Regionen zum Teil extreme Unterschiede existieren. In manchen Gegenden gibt es hundert Hausärzte für 100 000 Einwohner, in anderen Landkreisen nur halb so viele.[11]

All diese Ärzte sind nicht untätig. Allein 2019 erhöhte sich die Zahl der Praxisärzte – gemeint sind die rund 150 000 Mediziner und Psychotherapeuten, die ihre Dienste den gesetzlich Krankenversicherten anbieten – gegenüber dem Vorjahr um 1,4 Prozent.[12] Nicht ohne Konsequenzen: Im ersten Quartal 2020 (im Wesentlichen also noch vor Corona) gab es einen steilen Anstieg bei den Ausgaben für Arzneimittel von über zehn Milliarden Euro.[13] Die vielen Ärzte verschrieben viel mehr Medikamente. Das Entscheidende ist hier, dass die Dienstleistungen oft den Ärzten folgen. Nicht umgekehrt.

Beispiel Herzkatheter: Laut Daten der Allgemeinen Orts-krankenkassen (AOK) gibt es in diesem Bereich große regio-nale Unterschiede.[14] Die Herzkatheteruntersuchungen haben über einen längeren Zeitraum kontinuierlich zugenommen, wobei die Verteilung der erbrachten Katheterleistungen nicht der Verteilung der Risiken in der Bevölkerung entspricht. Die durchgeführten Katheterleistungen folgen also auch dem vorhandenen Angebot vor Ort. Mit anderen Worten: Wo die Kapazitäten für derartige Untersuchungen und die entspre-chenden Expertisen vorliegen, werden auch mehr Interventio-nen, mehr diagnostische Eingriffe veranlasst. Das allein mag noch nicht verwundern. Die Top-Five-Regionen mit den häu-figsten Herzkatheteruntersuchungen im Jahr 2010 waren laut AOK-Daten Oberfranken, das Rhein-Main-Gebiet, Hamburg, die Rhön und Göttingen. Die geringste Anzahl dagegen wie-sen Bremen und Bremerhaven auf. Vergleichen wir die beiden norddeutschen Hansestädte Hamburg und Bremen, die trotz unterschiedlicher Größe nicht ganz unähnlich sind hinsicht-lich der Bevölkerungsstruktur, so fanden pro 10 000 Versicher-ten zirka vierzig solcher Untersuchungen in Bremen und 180 in Hamburg statt. Schnell wird deutlich, dass hier nicht nur rein medizinische beziehungsweise bedarfsorientierte Fakto-ren eine Rolle spielen können.

Anhand solcher Daten ist jedoch kaum feststellbar, ob in Regionen mit großer Herzkatheterhäufigkeit und Untersu-chungsdichte eine Überversorgung und in Regionen mit ge-ringer Häufigkeit und Dichte eine Unterversorgung vorliegt. Der konkrete Bedarf vor Ort, beim einzelnen Arzt oder in der einzelnen Klinik, ist nur schwer abzuschätzen. Auch spielt die Mobilität eine wichtige Rolle – manch ein Patient reist von weit entfernt für eine Untersuchung zum empfohlenen Spezialisten an. Die eine oder andere Entwicklung könnte zusätzlich durch den medizinischen Fortschritt entstanden sein, der unterschiedlich schnell in der Praxis ankommt, was wiederum Einfluss auf die Inanspruchnahme vor Ort hat, ohne dass sich der eigentliche Krankenstand und damit der Bedarf grundsätzlich verändert hätte. Sicher ist aber, dass die beobachtete Verteilung keiner regionalen Kapazitätsplanung entspricht und so in jedem Fall eine Verzerrung vorliegt. Auch gilt: Die regionalen Häufigkeiten der Herzkatheteruntersuchungen einerseits und der tatsächlichen Fälle mit akutem Herzinfarkt andererseits stehen in keinem statistisch signifikanten Zusammenhang.[15] Dabei sollte man doch eigentlich annehmen, dass besonders häufig invasive Herzuntersuchungen dort stattfinden, wo besonders viele »kranke Herzen« existieren, diese Untersuchungen also besonders nötig sind. Dem scheint nicht so zu sein. Und all das vor dem Hintergrund, dass Deutschland im europäischen Vergleich eine der höchsten Herzkatheterraten aufweist.[16] Nicht zu vergessen: Solche Untersuchungen sind Teil eines Gesundheitsmarktes und zugleich eine nicht unerhebliche Erlösquelle – wenn man die Menschen und das System dazu hat, die solche Verfahren durchführen können, und Geld für ihre Bezahlung vorhanden ist.

Bei den künstlichen Knie- und Hüftgelenken sieht es ähnlich aus. Die absolute Anzahl endoprothetischer Hüft- und Kniegelenkeingriffe steigt kontinuierlich, entsprechend der Zunahme von Personen im höheren Alter in der bundesdeutschen Gesamtbevölkerung. Nach Daten der KKH Kaufmännischen Krankenkasse von 2020 nahm die Zahl der Operationen, bei denen Patienten ein künstliches Hüft- oder Kniegelenk eingesetzt wurde, zwischen 2008 und 2018 um 31 Prozent zu.[17] Auffallend ist auch, dass die Patienten immer jünger werden.

Allein unter den Versicherten im Alter zwischen fünfundvierzig und neunundfünfzig Jahren haben 2018 doppelt so viele Männer und 44 Prozent mehr Frauen ein künstliches Kniegelenk erhalten als noch 2008. Betrachtet man die relative Häufigkeit solcher Gelenkersatzverfahren insbesondere bei den Älteren, etwa bei den Patienten über siebzig, so ist die Zahl der entsprechenden Eingriffe – der relative Anteil der Operierten an der betreffenden Zielbevölkerung – in den letzten zehn Jahren relativ stabil geblieben.[18] Aber die regionalen Differenzen sind immens.

So wiesen AOK-Daten aus einzelnen Bundesländern erhebliche Schwankungen nach: Unterschiede von 40 Prozent bei den Hüfteingriffen und bis zu knapp 80 Prozent bei den Knien traten zutage (bezogen auf 100 000 AOK-Versicherte im Jahr 2009 beziehungsweise 2011).[19] Berlin fiel in beiden Bereichen mit den niedrigsten Eingriffsraten auf, Bayern mit den höchsten. Auch die Stadtstaaten wichen untereinander erheblich ab. Auf Kreisebene waren die Diskrepanzen noch eklatanter. Allein bei den Hüften konnte man Schwankungen von 100 Prozent beobachten (eine Verdopplung der Eingriffszahlen pro 100 000 Versicherten zwischen den Kreisen mit den niedrigsten und denen mit den höchsten Werten, hier jeweils gemittelt über einen Zeitraum von fünf Jahren). Und auch auf Kreisebene galt, dass die Unterschiede in der Inanspruchnahme von Gelenkersatzverfahren am Knie deutlich größer waren als bei den Hüftverfahren – beim Knie kann von noch deutlicher ausgeprägten Unterschieden ausgegangen werden. Stichwort deutsche Einheit: Für beide Operationsverfahren wurde eine im Vergleich zum Gesamtdurchschnitt niedrigere Inanspruchnahme in den Regionen Ostdeutschlands festgestellt (einzige Ausnahme: Thüringen).

Erklärungen für die zum Teil erheblichen Schwankungen bei den Gelenkeingriffen (analog zu den Herzkatheteruntersuchungen) waren: die unterschiedliche Facharztdichte sowie Differenzen in der Angebotsstruktur. Auch interessant: Je höher der sozioökonomische Status in einer Region war, umso häufiger wurden Eingriffe zum künstlichen Gelenkersatz von Versicherten, die in dieser Region wohnten, in Anspruch genommen. Zusätzlich schienen unterschiedliche Zugänge zur örtlichen Krankenhausversorgung, aber ebenso die konkrete Erlösstruktur vor Ort (Fehlanreize durch das jeweilige Vergütungssystem) eine Rolle gespielt zu haben.[20] Im europäischen Vergleich ist zu sehen, dass nicht nur in Deutschland, sondern europaweit die absolute Zahl der künstlichen Gelenkersatzverfahren in den letzten fünfzehn Jahren kontinuierlich zugenommen hat. Gemessen an den Eingriffen an der Hüfte pro 100 000 Einwohnern stehen die Schweiz, Deutschland und Österreich an der Spitze, beim Knie sind es Österreich und Deutschland (die Schweiz belegt Platz 5).[21] Sicher ist es kein Zufall, dass nicht nur regional, sondern eben auch überregional und international sozioökonomische Fragen für die medizinische Angebotsstruktur mit entscheidend sind und vermeintlich wohlhabende Regionen und Länder häufig oben gelistet sind, wenn es um die Inanspruchnahme solch lukrativer Leistungen geht.

Also: Der Gesundheitsmarkt wächst weiter und breitet sich dabei nicht gleichförmig, sondern eher wellenförmig aus. Wie eine Flutwelle erobert er neue Territorien. Dabei ist nicht jede erbrachte Leistung allein durch die primäre Nachfrage – den Gesundheitszustand des Patienten – begründet. Manchmal spült die Welle uns ans rettende Ufer, manchmal rollt sie über uns hinweg. Und manchmal verschont sie uns.

Erfolgsgeschichten

Damit kein falscher Eindruck entsteht: Gesundheit und Medizin als zentrale Wissenschaft und Wirtschaft hinter einer allgemeinen Gesundheitsfürsorge sind nicht allein deswegen so bedeutsam, weil die Menschen allerorten danach rufen, neue Knie und Hüften zu bekommen – zumal in Fällen, wenn der Einsatz künstlicher Gelenke möglicherweise gar nicht medizinisch indiziert ist oder der Mitbürger, anders als man selbst vielleicht, keinen Zugang zu derartigen Angeboten hat. Das würde viel zu kurz greifen.

Der Gesundheitsmarkt als Ganzes wächst in erster Linie deswegen, weil die Medizin so erfolgreich ist. Die Produkte, die hier gehandelt werden, sind so nützlich und beliebt, dass Menschen sie aus nachvollziehbaren Gründen haben wollen und dafür bereit sind, einen Preis zu zahlen, mitunter sogar einen hohen. Anders gesagt: Selbstverständlich gehen die Versprechen der Medizin in der Regel auf. Krankheiten werden gelindert oder beseitigt, Medikamente und medizinische Dienstleistungen helfen, möglichst gut zu leben. Medizin ist gefragt! Ich selbst bin Mediziner durch und durch, als Arzt und als Wissenschaftler der Heilkunde engstens verbunden, aber auch als Kunde und Nutzer, als Familienvater, Bürger und Nachbar. Die Medizin rettet Leben, sie ist lebenswichtig – ohne Wenn und Aber. Durch die Behandlung von Erkrankungen und das verbesserte Wissen über ihre Entstehung und verschiedene Therapieoptionen ist es gelungen, die Lebensqualität für viele zu heben und auch in höheren Altersphasen, die früher häufig mit Siechtum und schwerer Last einhergingen, ein erstaunliches Maß an Alltagsfähigkeit und Teilhabe zu gewährleisten.

In diesem Kontext wird auch von der Morbiditätskompression gesprochen. Damit ist die Beobachtung gemeint, dass Menschen heute erst spät im Leben und dann innerhalb verkürzter Phasen hohe Krankheitslasten entwickeln. Vertreter dieser »beobachtenden Annahme« meinen, dass mit einer allgemeinen Verlängerung der Lebenszeit, einhergehend mit insgesamt verbesserten Bedingungen und einer fortschrittlichen medizinischen Versorgung, schwere Krankheiten statistisch erst im hohen Alter häufiger auftreten würden. Der Anteil der gesundheitlich beeinträchtigten Lebenszeit (an der Gesamtlebenszeit) würde fallen, der Prozess des Sterbens immer häufiger in einem schmalen Altersintervall auftreten – gesunde Lebenszeit für den Einzelnen würde so gewonnen. Dieser eher optimistischen Sichtweise steht die These gegenüber, nach der sich als Nebeneffekt des medizinischen Fortschritts die Zeiten verlängerten, welche die Menschen im Zustand von Krankheit und Behinderung verbrächten. Statt Kompression also Expansion. Demnach würden die Leidensphasen länger werden und die Gesundheitskosten über die Dauer erheblich steigen. Schließlich existiert als Kompromiss dieser beiden Ansätze die Annahme, dass Lebenserwartung und Zeiten in Krankheit und Behinderung zwar beide zunähmen, Fortschritte in der Medizin jedoch die damit verbundenen Leiden erheblich verringerten. Menschen mit Erkrankungen würden demnach trotzdem ihre Alltagsfähigkeiten und ihre Lebensqualität beibehalten, sodass sie lange aktiv am Leben teilnehmen könnten.[22] Egal, welcher der drei Interpretationen man folgen möchte, in jedem Fall ist das Ergebnis ein großer Erfolg der Medizin.

Wie kam es dazu? Die westliche Medizingeschichte, die »Story« der Medizin der Neuzeit, ist zweifellos eine Erfolgsgeschichte. Die moderne Medizin unserer Prägung beginnt bereits mit dem antiken griechischen Arzt Hippokrates. Er, wie später in seinem Fahrwasser Galen im zweiten Jahrhundert unserer Zeitrechnung oder Paracelsus im 16. Jahrhundert, waren Universalgelehrte. Ebenso waren große Anatomen, auf denen noch heute die moderne Anatomie und wesentliche Kenntnisse des menschlichen Körpers fußen, häufig Künstler, Bildhauer, Ingenieure – und fraglos universal gebildet. Denken wir etwa an Leonardo da Vinci im 15. Jahrhundert oder Andreas Vesalius im 16. Jahrhundert. Häufig wird bei diesen Personen auch von einer »Genialität« gesprochen, ohne dass jemals genau definiert wurde, was eine solche Zuschreibung eigentlich beinhaltet. Sicher kommt damit die Ehrfurcht vor einer schier atemraubenden Neugier, Forschertätigkeit, Produktivität und Meisterhaftigkeit zum Ausdruck.

Manchmal waren es jedoch eher zufällige Erkenntnisse, die die Medizin revolutionierten. So hatte der französische Militärarzt Ambroise Paré herausgefunden, dass bei Soldaten mit stark blutenden Wunden durch einfache Ligaturen, das heißt durch ein Abbinden verletzter Blutgefäße mit einem Faden, das Leben unzähliger Patienten gerettet werden konnte. Bis heute ist das eine Voraussetzung der modernen Chirurgie. Oder Samuel Hahnemann. Dieser hat, ebenfalls quasi nebenbei, die Homöopathie entdeckt und begründet. Er war promovierter Mediziner, Chemiker und Pharmazeut, der durch seine Interdisziplinarität und eine allgemeine Gelehrtheit häufig Streit mit Experten und Spezialisten hatte. Viele Erkenntnisse der modernen Pflanzenheilkunde und Pharmazie lassen sich auf Hahnemann zurückführen. Genauso wie Ideen einer exakten Anamnese und Untersuchung, eines akribisch zu dokumentierenden Arzt-Patienten-Gesprächs, wo das genaue Hinschauen, das Hören, Riechen und Schmecken eine wesentliche Rolle spielen. Hahnemann wird bei uns im öffentlichen Diskurs heute meist auf die Homöopathie reduziert, nicht selten im Kontext einer vermeintlichen »Unwissenschaftlichkeit«. Ein Vorwurf, der im 18. Jahrhundert, zu seinen Lebzeiten, so nicht zu hören war: Hahnemann wurde sogar in die Gelehrtengesellschaft Leopoldina aufgenommen, die heutige Nationale Akademie der Wissenschaften in Deutschland. In Washington, D.C., unweit des Weißen Hauses, gibt es eine zentrale Kreuzung, die von einem eindrucksvollen Hahnemann-Monument überblickt wird. Eher zufällig entdeckte ich dieses Denkmal im Rahmen eines beruflichen Aufenthalts und war beeindruckt von der Tatsache, dass das Werk und Schaffen Hahnemanns außerhalb seines ursprünglichen Wirkungskreises derart geschätzt wird.

Ein Zeitgenosse Hahnemanns war in Berlin der königliche Leibarzt und Direktor der Charité Christoph Wilhelm Hufeland – zugleich erster medizinischer Dekan der 1810 gegründeten Berliner Universität. Hufeland bezog einen Großteil seiner medizinischen Expertise wie Paré aus der Militärchirurgie und war doch zugleich weit mehr als ein praktischer Arzt. Er propagierte vehement einen Zusammenhang zwischen Armut und Krankheit und die Notwendigkeit, durch eine Anhebung des sozialen Status von »Unterprivilegierten« die Gesundheit der Bevölkerung insgesamt zu verbessern. Seine Auffassungen von einer »Kunst«, wie er es nannte, das menschliche Leben zu verlängern, mündeten in ein umfassendes Verständnis einer ganzheitlichen Heilkunst und, wie wir heute sagen würden, auch Sozialmedizin. Hufeland war wohl einer der Ersten im Kontext der akademischen Medizin und Ausbildung von Ärzten, der auf die Bedeutung eines gesunden Lebensstils und einer wirksamen Gesundheitspflege hinwies – Ärzte sollten hierin zwingend geschult sein. Zusätzlich brachte Hufeland das *Journal der practischen Heilkunde* heraus, in dem viele Aspekte einer aufblühenden Naturheilkunde sowie Überlegungen zu einer regulativen Lebenskraft und einem Selbsterhaltungsprinzip des Organismus zum Ausdruck kamen. Selbst die Homöopathie Hahnemanns wurde in dem Journal dargestellt.

Berlin war fortan ein wichtiger Dreh- und Angelpunkt für Medizinerkarrieren und zugleich Ausgangspunkt einer schnellen Abfolge von Erfolgsmeldungen aus der Welt der Medizin des 19. Jahrhunderts. In diesem Zusammenhang ist an Rudolf Virchow zu denken, Zellularpathologe und Vertreter einer »Sozialhygiene«, der wesentliche Erkenntnisse etwa zum Verständnis der Thrombose beitrug, jedoch auch als Politiker weit über Berlin hinaus wirkte. Oder Robert Koch, der 1882 das Tuberkel-Bakterium entdeckte und damit die Mikrobiologie und mikroskopische Medizin entscheidend mit voranbrachte. Solche Entdeckungen waren gleichzeitig Voraussetzung für die Entwicklung wirksamer Therapien. Erst durch Kochs Entdeckung konnte die Tuberkulose, die tödliche »Schwindsucht«, die »Arme-Leute-Krankheit«, erfolgreich behandelt werden. 1906 entwickelten die französischen Wissenschaftler Albert Calmette und Camille Guérin den ersten Impfstoff gegen diese Krankheit, die Bacille-Calmette-Guérin-Impfung (BCG). Interessanterweise erlebt genau diese Impfung, die seit den Neunzigerjahren bei uns gar nicht mehr offiziell empfohlen wurde, angesichts der Suche nach Therapien zur Eindämmung der Gefahr durch Virus-Pandemien und nach einer wirksamen Stimulierung des Immunsystems in diesem Kontext gerade eine Renaissance.

An der Tuberkulosebehandlung hatte auch Wilhelm Conrad Röntgen einen wesentlichen Anteil, ein weiterer Zeitgenosse Robert Kochs. Die Tuberkulose äußerte sich meist als Lungenerkrankung, und es bedurfte daher unter anderem bildgebender Verfahren, um sie möglichst frühzeitig und sicher erkennen zu können. Der Physiker Röntgen, der die später nach ihm benannte Strahlung entdeckte, mit der man von außen in die Lunge »hinein und hindurch« schauen konnte, erhielt dafür 1901 den ersten Nobelpreis für Physik. Röntgen wirkte neben Berlin auch wesentlich in Würzburg. Und so galt für viele Koryphäen jener Zeit, dass sie an mehreren Orten gefragt waren. Das hat sich bis heute nicht geändert, wie wir täglich in den Medien und an der Berichterstattung zu gesundheitlichen Themen und einer starken Tendenz zur Personifizierung ablesen können. Bedeutende Mediziner sind oft begehrte Medienstars – das waren sie damals schon, nur mit anderen Mitteln.

Aufsehen hatte so auch Edward Jenner erregt. Jenner war ein einfacher englischer Landarzt gewesen, der Ende des 18. Jahrhunderts beobachtet hatte, dass Melkerinnen, die bereits an harmlosen Kuhpocken gelitten hatten, sich nicht mehr an der tödlichen Variante der Pocken anzustecken schienen. Er wagte 1796 den riskanten Versuch, einen Bauernjungen zunächst mit harmlosen Kuhpocken zu infizieren, um ihn nach sechs Wochen mit dem tödlichen Pockensekret zu kontaminieren. Der Junge blieb gesund. Heute gelten die Pocken, die noch in der ersten Hälfte des 20. Jahrhunderts Hunderttausende von Menschen töteten, nach einer erfolgreichen Impfkampagne als besiegt. Die Weltgesundheitsorganisation (WHO) erklärte die Erde 1979 als pockenfrei.

Ethisch fragwürdige Versuche, wie der seinerzeit von Edward Jenner, waren im Rahmen einer aufkommenden Immunologie und Mikrobiologie nicht ungewöhnlich. Der Erfolg rechtfertigte den heroischen Akt. Von den Fehlversuchen und mutmaßlichen Opfern wissen wir wenig. Auch der Franzose Louis Pasteur, der vergleichbar zu Robert Koch das Mikroskop als wesentliches Instrument seiner Forschungsarbeiten nutzte und so von Paris aus die Welt der Bakterien entdeckte und das Wissen diesbezüglich revolutionierte, hatte im Zusammenhang mit der Erforschung der Tollwut einen Impfstoff aus dem Rückenmark tollwütiger Kaninchen entwickelt. Er testete ihn 1885 erstmalig an einem Menschen – ebenfalls mit Erfolg.

Überhaupt: Hygiene und Impfen. Noch zu Beginn des 18. Jahrhunderts starb beispielsweise jeder dritte von zehn Säuglingen in den ersten Lebenswochen. Oft wurden die Kinder zeitgleich mit ihren unter der Geburt verstorbenen Müttern begraben. Diesem Zustand konnte unter anderem ein Ende dadurch bereitet werden, dass Ignaz Semmelweis in Wien Mitte des 19. Jahrhunderts das »Kindbettfieber« nicht mehr als einen vermeintlichen Fluch akzeptierte, sondern als Ursache vielmehr die schlechte Hygiene ausmachen konnte. Durch den erfolgreichen Gebrauch eines antibakteriell wirksamen Mittels zur Händedesinfektion konnten fortan unzählige Frauen vor dem Tod bewahrt werden. In diesem Umfeld muss auch von Alexander Fleming gesprochen werden, der in den Zwanzigerjahren die enorme Bedeutung von antibiotischen Wirkstoffen für die Medizin erkannte. Schon 1874 hatte Theodor Billroth die therapeutische Wirksamkeit von Penicillin vermutet, einem Wirk- und Schutzstoff des Schimmelpilzes, doch wissenschaftlich etabliert wurde es erst durch den schottischen Bakteriologen Fleming. Dieser hatte am 28. September 1928 in seinem Labor eher zufällig bemerkt, wie Schimmelpilze, die in eine Bakterienkultur hineingeraten waren, dort eine wachstumshemmende Wirkung entfalteten. Weitere Untersuchungen führten später zum Antibiotikum Penicillin, einer Revolution in der Therapie von unzähligen bakteriellen Erkrankungen – Fleming erhielt 1945 den Nobelpreis.

Neben London, Paris und Berlin war auch Wien ein Zentrum großer medizinischer Errungenschaften und Erfolgsgeschichten. Hier entdeckte unter anderem Karl Landsteiner 1901 die Existenz der Blutgruppen und bekam ebenfalls einen Nobelpreis. Er löste so das Rätsel der Agglutination, der tödlichen Verklumpung bei Blutübertragungen, und konnte damit die Blutspende als therapeutisches Verfahren etablieren. In Wien wirkte zeitgleich der Neuropathologe Sigmund Freud. Ganz in der Tradition eines Universalgelehrten, war er vielseitig interessiert und wurde schließlich weltweit als einflussreicher Denker sowie Begründer der Tiefenpsychologie und Psychoanalyse bekannt.

Im Verlauf der Zeit spielte die Musik aber zunehmend andernorts. Mit viel Glück erstellten der britische Physiker Francis Crick und der aus Chicago stammende Biologe James Watson ein Modell der biochemischen Struktur der Gene und beschrieben den Aufbau der Desoxyribonukleinsäure, unserer DNA. Diese Entdeckung, ebenfalls mit einem Nobelpreis ausgezeichnet, ist bis heute zentrale Voraussetzung dafür, dass wir Gentherapien für viele Erkrankungen entwickeln können – oder zumindest davon träumen, Erkrankungen, die auf einen genetischen Defekt zurückzuführen sind, mittels solcher Therapien tatsächlich eines Tages heilen zu können. An vielen Orten der Welt wird derzeit an entsprechenden Verfahren gearbeitet. Modernste Medikamente und astronomisch teure Therapien, wie wir sie immer stärker auch im Bereich der Krebsheilkunde oder zur Eindämmung von chronisch-entzündlichen Erkrankungen finden – Therapien wie etwa mit rekombinanten Antikörper –, gehen letztlich auf Watson und Crick und ihr DNA-Modell von 1953 zurück. Solche Antikörpertherapien, auf denen eine große Hoffnung auch im Kampf gegen Multiple Sklerose, Morbus Parkinson und Alzheimer ruht, schwemmen gegenwärtig den Arzneimittelmarkt – und sprengen ihn. Die hohen Erwartungen konnten bis dato aber leider noch nicht erfüllt werden.

Was jedoch jetzt zu einer faszinierenden Veränderung von Wissenschaft und Methoden im Bereich der Bakteriologie, Immunologie und Humanbiologie geführt hat, wozu auch die medizinische Gentechnik gehört, ist die Entdeckung der sogenannten Gen-Schere, der CRISP/Cas-Methode. Hier handelt es sich um eine molekularbiologische Methode, mit deren Hilfe die DNA gezielt geschnitten und verändert werden kann. Gene können eingefügt, entfernt oder gezielt ausgeschaltet werden; auch nur einzelne Bausteine eines Gens können spezifisch verändert werden. Das eröffnet unbegrenzte Möglichkeiten für neue Therapieansätze. Aufgrund der einfachen Durchführung und der Skalierbarkeit, bei relativ geringen Kosten, erlebt diese Methode derzeit einen enormen Aufschwung. Hightech ist spätestens damit in der Medizin angekommen. Und 2020 wurde unter anderem der in Berlin arbeitenden Französin Emmanuelle Charpentier für die Entwicklung der Genschere der Chemie-Nobelpreis verliehen. Denken wir an dieser Stelle schließlich noch an die Entwicklung der neuartigen genbasierten mRNA-Corona-Impfstoffe in Rekordzeit …

Aber moderne Technik hat immer schon in der Medizin eine große Rolle gespielt. Das war bei Leonardo da Vinci bereits der Fall und auch, als Christiaan Barnard 1967 die erste erfolgreiche kurative Herztransplantation am Menschen in Kapstadt durchführte. Oder die Entwicklung von Exoskeletten: Seit Beginn dieses Jahrtausends sind große Bemühungen unternommen worden, um die Bewegung gelähmter Menschen mithilfe von Computertechnik und künstlichen Skelettanteilen zu ermöglichen. Die US-Firma They Shall Walk des Gründers Monty K. Reed in Seattle entwickelte etwa einen Lifesuit, einen Lebensanzug für Gelähmte. Dieser Anzug enthält viel Technik, um bei der Ausübung von Bewegungen zu assistieren. Der südkoreanische Konzern Hyundai stellte 2015 einen Forschungsprototypen in Form eines Geh-Assistenz-Exoskeletts vor. Die Idee ist, Menschen mit Querschnittslähmungen zukünftig mehr oder minder normal am Leben teilhaben zu lassen, ohne dass sie auf Hilfe Dritter oder weiterer Apparaturen angewiesen sind. Natürliche Bewegungen sollen weitestgehend nachgeahmt werden. Auf die Mensch-Maschine-Interaktion werde ich noch an anderer Stelle zu sprechen kommen. Hier sei festgestellt: Das Wachstumspotenzial in diesem Bereich der Medizin ist bisher nur in Ansätzen ausgeschöpft.

Am Ende dieses Ausflugs zu den Erfolgsstorys in der Medizin noch ein Wort zu Viren und Bakterien, unseren »alten« Begleitern. Trotz aller modernen Technik sind es doch die Mikroben, die uns aktuell an den Rand des Machbaren bringen – an den Rand einer kollektiven Ohnmacht, wie es den Anschein hat. Denn die Präventionsmaßnahmen, die hier empfohlen werden, klingen nicht viel anders als vor 500 Jahren. Abstand halten, Hände waschen, isolieren. Zwischen 1347 und 1352, in nur fünf Jahren, starb ein Drittel der europäischen Bevölkerung an der Pest. Auslöser war ein Bakterium. Einen Impfstoff gibt es bis heute nicht, jedoch ist die Pest mittlerweile durch Antibiotika heilbar. Interessanterweise stammt der Begriff »Quarantäne« noch aus jener Zeit. Er bezifferte die vierzig Tage, die ein Infizierter sich zu isolieren hatte, wobei sich auch alle anderen von ihm fernzuhalten hatten. Nach Ablauf dieser Zeit wurde – im Fall des Überlebens wohlgemerkt – eine Ansteckung nicht mehr angenommen.

Wirklich ausgerottet wurden bisher nur wenige Krankheiten. Und wenn, dann spielte das Impfen dabei meist eine große Rolle. Die Pocken gelten heute als eliminiert, nachdem eine Impfung flächendeckend und verpflichtend eingeführt worden war. Bei der Kinderlähmung hat die WHO Europa im Jahr 2002 für befreit erklärt. Das Ziel einer weltweiten Ausrottung ist jedoch noch nicht erreicht, obwohl inzwischen wirksame Impfstoffe vorliegen. Das Thema Impfen hat stets für viele Diskussionen gesorgt. Ohne dabei auf die vielen Facetten eingehen zu wollen, kann jedoch bei regelmäßigen Ausbrüchen etwa von Masernendemien aufgrund lückenhafter Immunisierungen oder bei Pandemien wie der Covid-19-Erkrankung festgestellt werden, dass mehr Segen als Fluch von einer guten Immunantwort und einer vernünftigen Hygiene erwartet werden.

Fazit: Die Medizin hat uns eine höhere Lebenserwartung und zumeist auch höhere Lebensqualität geschenkt. Das mag nicht an jedem Ort der Welt gleichermaßen der Fall sein, und nicht jeder Einzelne mag davon profitieren, aber grundsätzlich leugnen lässt es sich nicht. Dabei sind die Erwartungen an die Medizin stets groß gewesen, manchmal vielleicht zu groß. Häufig wird Heilung erhofft, wo doch nur Linderung das bestmögliche Ergebnis ist. Dieses gilt insbesondere bei den weiterhin grassierenden chronischen Krankheiten, solchen, die nicht von Viren und Bakterien übertragen werden. Genauso spielen Pflege und Rehabilitation weiterhin eine wichtige Rolle, sogar eine wachsende aufgrund des steigenden Durchschnittsalters der Bevölkerung. Aber in der Außenwahrnehmung sind beide Bereiche deutlich unterrepräsentiert. Vielleicht deswegen, weil sie nicht so »sexy« wie die Kuration und eine strahlende Gesundheit sind.

Was also soll der Schwerpunkt der künftigen Medizin sein, worauf sollen sich die Bemühungen im Gesundheitswesen richten, welche Forschung ist wichtig, und welche Ausgaben können gemacht werden? Geht es in erster Linie um ein weiteres Erhöhen der Lebenserwartung? Bis zu welchem Punkt? Den Tod werden wir vermutlich kaum besiegen können. Und selbst wenn, wäre das wünschenswert? Schließlich wird das Leben durch den Tod erst wirklich wertvoll – er begrenzt und verknappt es, macht es so einzigartig: Der Tod ist der Preis für unser einmaliges Leben. Wir müssen Platz machen, damit auch andere von einem Sein profitieren können. Damit die Geschichte weitergehen kann.

Geht es dann anstelle von ewigem Leben vielleicht um ein besseres Leben für möglichst viele? Wer wäre dafür verantwortlich? Welche Säulen des Gesundheitswesens müssten ausgebaut werden? Welche Rolle spielt der Einzelne? Welchen Einfluss haben Staat und Gesellschaft auf die Medizin? Werden Bereiche wie Prävention und Gesundheitsförderung heute schon ausreichend gesehen und unterstützt?

Die Medizin weckte seit jeher viele Hoffnungen. Nicht wenige konnten in der Vergangenheit auch erfüllt werden.

Manch waghalsiges Projekt jedoch endete in einer Sackgasse. Die Europäische Union hatte 2013 mit einem gewaltigen Budget das Human Brain Project (HBP) gestartet, in der Absicht, das Wissen über die Architektur und Funktionsweise des menschlichen Gehirns vollständig zu erfassen, es in seiner Komplexität umfänglich zu verstehen. Genauso wurde uns häufig das baldige Ende von Erkrankungen wie der Alzheimer-Demenz und weiteren schwerwiegenden neurologischen Leiden in Aussicht gestellt. Aber der Fortschritt verläuft nicht permanent linear, nicht alle Ergebnisse sind planbar, nicht alles lässt sich mit Geld erkaufen. Wir müssen weiter an der Erfolgsgeschichte basteln.

Die Antreiber

Die Medizin mischt sich heute über Impfpflicht, gesetzliche Vorsorgeprogramme oder über angeordnete Schutz- und Hygienemaßnahmen immer sichtbarer in die Alltagswelt selbst gesunder Menschen ein. Neben der Behandlung von Erkrankungen geht es zunehmend um deren Früherkennung oder das Ausschalten von Risiken für ihr Auftreten. Hier ist auch an die Maskenpflicht, an Kontaktsperren und Mobilitätsbeziehungsweise Reisebeschränkungen im Zuge der Corona-Bekämpfung zu denken. Der Staat bestimmt das Handeln, er hat das Zepter in der Hand, was die Aufgaben des Gesundheitssystems und deren Interpretation angeht. Die staatlich kontrollierte Medizin – das öffentliche Gesundheitswesen: *Public Health* – steuert anhand von Zahlen und Algorithmen das Geschehen, anhand von Mutmaßungen über zukünftige Entwicklungen.

Ist dieses Szenario realistisch? War das immer schon so? Wird es so bleiben? Wer sind auf lange Sicht die eigentlichen Treiber im Gesundheitswesen? Medizin und Gesundheitswesen bilden bekanntlich einen Wirtschaftszweig. In diesem Zusammenhang folgen sie generell den marktwirtschaftlichen Prinzipien von Angebot und Nachfrage. Die Waren, Dienstleistungen wie auch der Preis werden zwischen den Leistungserbringern auf der einen und den Kunden auf der anderen Seite ausgehandelt. Beide Seiten werden dabei jeweils durch ihre vermeintlichen Interessenvertretungen repräsentiert. Im Zentrum: Ärztevereinigungen und Krankenkassen. Der Staat vermittelt und moderiert, stellt die Rahmenbedingungen und Regeln bereit. Patientenverbände erhalten zwar ebenfalls eine Mitsprache, haben aber nur eingeschränkte Mitbestimmungsrechte. Das zur Theorie.

In der Praxis ist das Gesundheitswesen so organisiert, dass der Staat nicht nur den Rahmen setzt, sondern vielmehr die konkreten Wege zur Auftragserfüllung und wesentliche Zielgrößen vorgibt. Preis- und Mengengestaltungen, Einnahmen und Ausgaben werden heute in großen Teilen von der Politik mitbestimmt. Wissenschaft und Forschung, die Bereitstellung von Finanzmitteln zur Forschungsförderung werden vom Staat maßgeblich gelenkt. Das macht den Staat interessant – und angreifbar – für Lobbyverbände und Interessenvertreter. Die organisierte Einflussnahme auf den Staat begründet auf diese Weise einen weiteren, ganz eigenen Wirtschaftszweig, der Gesundheitsbereich ist davon nicht ausgenommen. Nicht die freie, sondern allenfalls eine soziale oder »sozialistische« Marktwirtschaft mit dem Staat als drittem starkem Player am Tisch und vielen Zuflüsterern dient hier als Vorbild.

Es geht im Zentrum um den Zugang zum System. Und es

geht um eine Bezahlbarkeit der Gesundheitsfürsorge für den Staat, aber eben auch für den einzelnen Bürger. Und um einen möglichst fairen Ausgleich von struktureller Ungerechtigkeit und Ungleichheit: Gesundheitsrisiken sind nicht gleich verteilt – nicht zwischen den Individuen und nicht zwischen einzelnen Bevölkerungsgruppen und Regionen. Gerade in den letzten Jahren hat der Staat seinen Einfluss aus diesem Grund deutlich ausgebaut. Der Staat hütet das System, und er trifft Entscheidungen – für andere. Die gesetzliche Krankenversicherung, welche die gesundheitliche Versorgung der Bevölkerung sicherstellen soll, folgt Vorgaben und Annahmen, die nicht immer dem Wunsch des Einzelnen entsprechen müssen. Wieso wird Therapieverfahren X nicht von den Kassen erstattet? Weshalb bekomme ich Medikament Y nicht auf Rezept? Warum ist Operation Z nicht Teil der Regelversorgung? Es geht um das Große und Ganze. Und trotzdem wäre es irreführend zu glauben, der Staat täte all dieses allein zum eigenen Nutzen, als Selbstzweck. Das Gesundheitssystem ist für die Menschen da. Diese spielen, selbst wenn sie nicht am Spieltisch sitzen, dennoch den wichtigsten Part.

Daher kann als stärkster Treiber für den wachsenden Gesundheitsmarkt – das stetig zunehmende Volumen von Angebot und Nachfrage sowie die stark ansteigenden Kosten – vorrangig eine sich erhöhende Lebenserwartung in der Bevölkerung ausgemacht werden. Das ist zunächst einmal eine gute Nachricht! Mit steigendem Alter und längerer Lebensspanne bekommen Menschen mehr Krankheiten. Und wenn sie es sind, die das System ausmachen, dann sind ihre zunehmenden Krankheiten auch der Motor des Wachstums.

So einfach? Man könnte meinen, dass der geschilderte Befund geradezu schicksalhaft so sein müsse, eine zwingende

Konsequenz des längeren Lebens und folglich alternativlos. Jedoch hat der kurze Diskurs zur Morbiditätskompression beleuchtet, dass eine größere Lebensspanne nicht automatisch – quasi paradigmatisch – mit mehr Krankheiten einhergehen *muss*. In der Realität aber sehen wir mit ansteigendem Durchschnittsalter der Bevölkerung und einer steigenden Zahl älterer Menschen tatsächlich mehr Alterskrankheiten. Und selbst solche Erkrankungen, die man früher gar nicht kannte, da die Menschen in der Regel verstarben, bevor sich diese Leiden zeigen konnten. Eine Reihe von Krebserkrankungen, aber auch viele Formen von Demenzen oder sonstigen degenerativen Erkrankungen entwickeln sich erst später im Leben, bei einem höheren biologischen Alter. In der Tat: All diese Leiden nehmen zu, sie triggern wesentlich den Zuwachs im Gesundheitssystem.

Und dann wären da noch die übertragbaren Erkrankungen. Von denen war schon die Rede. Wenn wir an all die gefährlichen Mikroben, Prionen und wer weiß was noch denken, die uns überall umgeben und prinzipiell von einem Organismus auf den anderen zu übertragen sind und uns somit ständig zu bedrohen scheinen, weil wir – wie sie – mobil sind, dann haben wir es mit einem riesigen Motor im Gesundheitswesen zu tun. Die Beschleunigungen, die dieser Antrieb zu erzeugen imstande ist, treten im System meist wellenförmig auf. Aber die Dimensionen, in denen dieses jeweils passiert, können schwindelerregend sein. Wir alle wissen das, spätestens seit Corona. Dennoch: Schaut man auf die großen systemischen Linien und langen Zeiträume, muss man attestieren, dass es neben den sporadischen Seuchenausbrüchen, den megateuren Medikamenten und den neuen Technologien im Rahmen eines allgemeinen medizinischen Fortschritts vor allem die *nicht* übertragbaren Erkrankungen sind, die das System bedrohlich unter Druck setzen. Hier werden Dimensionen auf Dauer gesprengt, Corona hin oder her. Zu diesen nicht übertragbaren Krankheiten zählen chronischer Bluthochdruck, Diabetes oder Schmerzerkrankungen. Eine steigende Lebenserwartung und die beschriebene »Überalterung« der Bevölkerung machen ihr Auftreten noch wahrscheinlicher. So bekommen wir eine Ahnung von dem, was da wirklich auf uns zurollt. Und dann gibt es schließlich die beängstigenden Berichte, wonach übertragbare Erkrankungen wie Covid-19 oder die Grippe ihrerseits eine enge Beziehung zu den nicht übertragbaren Erkrankungen aufweisen: Ansteckungsgefahr, Verlauf und Prognose dieser Viruserkrankungen können eng mit dem Lebensstil und bestehenden Vorerkrankungen (in der Regel nicht übertragbar) verbunden sein. Es hängt eben alles mit allem zusammen.

Der wahre Feind

Noch mal: Die Menschen in Deutschland gehen häufig zum Arzt, sehr häufig sogar. Doch warum gehen sie eigentlich so oft zum Arzt? Was treibt sie dorthin?

Obwohl man einen anderen Eindruck gewinnen könnte, so sind es doch – auf längere Sicht – nicht die Infektionen und Viruserkrankungen, die bei Arztbesuchen an erster Stelle stehen. Schaut man sich die verschiedenen medizinischen Fachdisziplinen an, haben Beschwerden und Krankheiten des Muskel-Skelett-Systems, des Bindegewebes Priorität.[23] In dieser Gruppe finden wir vor allem Schmerzerkrankungen, wozu auch Rheuma und andere chronisch-entzündliche

Krankheiten des Bewegungsapparats gehören. Der unbestrittene Platzhirsch: Rücken. Als zweite Gruppe folgen die akuten Infekte und Atemwegserkrankungen (manche Statistik führt sie erst weiter unten an).[24] Die Nasennebenhöhlenentzündung würde als Diagnose in dieser Kategorie ganz vorne landen. Den dritten Platz nimmt die große Gruppe der hormonellen (endokrinologischen), ernährungsbedingten und Stoffwechselerkrankungen ein: Diabetes und Fettstoffwechselstörungen – erhöhte Cholesterinwerte im Blut. Dahinter kommen die Herz-Kreislauf-Krankheiten. Auch wenn man hier vielleicht zunächst an den Herzinfarkt oder die koronare Herzkrankheit beziehungsweise eine chronische Herzschwäche denkt, so ist es der Bluthochdruck, der als wahre »Volkskrankheit« diese Kategorie im Wesentlichen bestimmt. Die letzte der großen Gruppen, die aber deutlich auf dem Vormarsch ist, beinhaltet die psychischen Verhaltensstörungen und seelisch-psychiatrischen Krankheiten: Depressionen, Angststörungen und Suchterkrankungen.

Sie vermissen Bauchschmerzen? Die verteilen sich in der Liste auf die Gruppe der Schmerz- und chronisch-entzündlichen Erkrankungen (erste Gruppe), der Infekte (zweite Gruppe) oder der ernährungsbedingten und Stoffwechselerkrankungen (dritte Gruppe). Alle genannten Gruppen sind besonders häufig vertreten – und somit auch die Bauchschmerzen, allgemein die Magen-Darm-Beschwerden. Und wie sieht es mit Krebserkrankungen aus? Auch hier gilt, dass diese fraglos häufig sind, sich aber ebenfalls auf die verschiedenen Gruppen verteilen (die Top-Five-Krankheitsgruppen, die in deutschen Arztpraxen angegeben wurden, listeten Krebs nicht als eigene Kategorie).

Entsprechen die genannte Auflistung und Reihenfolge, die

zunächst für alle Fachdisziplinen gelten, auch dem Geschehen in der Allgemeinmedizin? Mit dem Hausarzt als erstem Anlaufpunkt in Sachen Gesundheit für die Mehrheit der Bürger? Mit leichten Verschiebungen: Ja. Auch in der Hausarztpraxis stehen die muskuloskelettalen Beschwerden im Vordergrund, gefolgt von den Fettstoffwechselstörungen und hormonellen beziehungsweise ernährungsbedingten Erkrankungen.[25] Danach lauten die Diagnosen Bluthochdruck, depressive Störungen und schließlich Magen-Darm-Funktionsstörungen. Hinzu kommen noch, verteilt über die verschiedenen Beratungen und Behandlungssituationen, die akuten Infekte und Atemwegserkrankungen sowie eine hausärztliche Begleitung bei Krebserkrankungen, Süchten oder anderen eher speziellen Krankheiten. In jedem Fall aber, und das ist festzuhalten, stellen die übertragbaren Erkrankungen *nicht* den größten Teil des Behandlungsgeschehens in den Arztpraxen dar. Ganz im Gegenteil: Ihr Anteil über das gesamte System sowie ihre Bedeutung für Krankheitslast und Sterblichkeit im Gesundheitswesen sind insgesamt eher klein. Hier sind es die nicht übertragbaren Erkrankungen, die sich den Löwenanteil sichern.

Nicht übertragbare Krankheiten, als Oberbegriff von Erkrankungen, zu denen Herz-Kreislauf-Erkrankungen, Diabetes, Krebs, chronische (meist nicht infektbedingte) Atemwegserkrankungen und psychische Störungen gehören, sind für 86 Prozent aller Todesfälle und 77 Prozent der Krankheitslast in der europäischen Region der WHO verantwortlich.[26] Um die Relationen noch eingängiger zu fassen: Laut Statistischem Bundesamt versterben in Deutschland jährlich knapp eine Million Menschen.[27] Etwa 350 000 davon erliegen Herz-Kreislauf-Leiden, 230 000 hatten Krebs, 180 000 Diabetes und

70 000 Atemwegserkrankungen.[28] Bezogen auf einen einzelnen Tag sterben etwa 2600 Menschen, davon 930 Personen an Herz-Kreislauf-Erkrankungen, 650 an Krebs und 190 an Krankheiten des Atmungssystems. Von Dezember bis März, also in den kalten Jahreszeiten, sind es durchschnittlich etwas mehr Todesfälle pro Tag, im Sommer weniger. Grippetote (Influenza) machen in diesen allgemeinen und langfristigen Statistiken insgesamt einen kleinen, dennoch nicht unbedeutenden Anteil aus. Aufgrund der Saisonalität schwankt die Zahl der jährlichen Grippetoten: An einer schweren Grippewelle können hierzulande durchaus 20 000 Menschen pro Saison – also innerhalb eines Zeitraums von vier bis sechs Monaten – versterben.[29] Oder noch mehr: Die Grippesaison 2017/2018 war mit 25 000 Todesfällen eine der schwersten seit Langem.[30]

Zu den normalerweise saisonal begrenzten Grippewellen gehören auch Erkrankungen, die durch andere Erkältungsviren – beispielsweise Coronaviren – ausgelöst werden oder durch periodisch auftretende bakterielle Atemwegserkrankungen. Die konkreten Abgrenzungen sind hier mitunter schwierig, nicht nur statistisch, sondern auch medizinisch. Es kann sein, dass wir zukünftig die Coronaviren noch expliziter von den Grippeviren in der Statistik werden abgrenzen müssen. Oder Grippewellen verlaufen insgesamt länger oder auch mehrgipflig, wie die Covid-19-Pandemie. Gerade in ihrer zweiten Welle überstieg die Zahl der Todesfälle durch Covid-19 sogar besonders schwere Grippeverläufe deutlich. An die jährliche Zahl von Toten durch Tabakrauchen – bis zu 140 000 – kommen die virusbedingten Atemwegserkrankungen aber dennoch nicht heran.

Übrigens: Im Krankenhaus sterben täglich 1250 Patienten,

auch unabhängig von der aktuellen Pandemie. 1600 Patienten infizieren sich täglich mit typischen Krankenhauskeimen, meist Bakterien (keine Viren). Dreißig bis sechzig Todesfälle pro Tag gehen auf Infektionen zurück, die Patienten im Krankenhaus bekommen.

Nimmt man die Angaben von WHO, Statistischem Bundesamt und dem Robert Koch-Institut als Grundlage und geht von zirka 850 000 Toten jährlich durch nicht übertragbare Erkrankungen in Deutschland aus, so sieht man schnell, dass bei aller Ernsthaftigkeit und Gefahr, die im Bereich von Viruserkrankungen festzustellen sind, die wahren Bedrohungen unserer Gesundheit und unserer persönlichen Integrität (unseres Lebens!) in der Regel *nicht* von Viren und Mikroben herrühren. Das schließt auch gefährliche bakterielle Erkrankungen und die zu Recht gefürchteten multiresistenten Keime ein, gegen die Antibiotika nur noch wenig ausrichten können: ein fraglos großes und zugleich wachsendes Problem, aber zahlenmäßig eben bei Weitem nicht das größte. Natürlich ist es ein Unterschied, ob sich eine Krankheit chronisch, über Jahre entwickelt, die dann einen vorzeitigen Tod bedeutet – oder ob eine plötzliche Seuche über uns hereinbricht und uns ein schnelles Ende bereitet. Aber bei aller Dramatik: Grippe und Covid-19 stellen keine Volkskrankheiten dar! Ganz anders als etwa die Herz-Kreislauf-Erkrankungen oder Krebsleiden. Insofern mutet es, mit etwas Abstand, verstörend an, dass im Zuge der Corona-Krise – nicht nur aus dem Munde von Journalisten und Politikern, zumal auch von Gesundheitspolitikern, sondern ebenso von fachlich versierten Wissenschaftlern, Experten also – von einer nahenden »Apokalypse«, von »apokalyptischen Zuständen« im Gesundheitswesen gesprochen wurde. Selbstverständlich, davor würden wir uns wohl alle fürchten, können solch plötzliche Ausbrüche von Krankheiten kurzfristig zu dramatischen Engpässen im Gesundheitswesen führen – zu lokalen und regionalen Häufungen von Fällen, die durch ihre Dynamik innerhalb kurzer Zeit auch zu Bildern von Überforderung und sogar Chaos führen. Bilder, die uns ein Gesundheitssystem am Limit zeigen – oder schon jenseits davon. In einer derartigen Situation möchte niemand sein, nicht als Patient, nicht als Helfer oder Behandler, nicht als Krankenhaus, Behörde oder Staat. Das gilt es fraglos zu vermeiden. Doch mit welchen Mitteln, zu welchem Preis?

Ankündigungen eines »unkontrollierbaren Sturms«, Bilder von Menschen, denen man eine notwendige Behandlung versagen muss, damit jemand anderes, der vielleicht eine etwas bessere Überlebenschance hat, sie stattdessen bekommt; das Verhandeln von Tod oder Leben am Krankenbett angesichts von begrenzten Kapazitäten – das scheint wie die Hölle auf Erden. Und sie ist es wohl auch. Aber solche Entscheidungen treffen wir selbst, ein jeder von uns, täglich, aber eher versteckt und individuell, wenn wir uns etwa für einen bestimmten Lebensstil entscheiden. Die Frage nach Leben und Tod kann ebenso mit unserem individuellen Verhalten verknüpft sein: Welchen Risiken setzen wir uns und andere im Alltag aus? Wie mobil sind wir? Was nehmen wir zu uns, auf uns, wenn wir uns eine Zigarette anzünden, Motorrad fahren, Fast Food konsumieren …

Ein zentraler Unterschied ist hier die Dynamik, die Schnelligkeit, mit der die Konsequenzen sichtbar und spürbar werden. Und es sind eben die Bilder, die uns erreichen, die in unserem inneren Kopfkino entstehen und einen großen Unterschied ausmachen: der Marlboro-Mann am Lagerfeuer oder der Elendige auf einer Intensivstation in Norditalien?

Solche Bilder erzeugen Angst, Ohnmacht und Kontrollverlust. Und genau dieses Aufgeben der Kontrolle, dieses Ausgeliefertsein (dem Tod oder einem anderen unsichtbaren Feind) ist es, was uns in besonderer Weise besorgt, was Stress macht und letztlich Irrationalität in unserem Denken, Handeln und Reden erzeugt.

Weltweit töten nicht übertragbare Erkrankungen laut WHO jährlich fast fünfzig Millionen Menschen.[31] Töten meint hier: Verantwortlich sein für einen vorzeitigen Tod. Was immer das exakt heißt – wie will man im konkreten Fall genau wissen, wann der Tod *sonst* eingetreten wäre, was ein *angemessener* Zeitpunkt gewesen wäre? Dabei sind die nicht übertragbaren Erkrankungen überall auf dem Vormarsch, nicht nur in den industrialisierten Ländern. Erwartet wird ein weiterer globaler Anstieg um etwa 20 Prozent allein in den nächsten zehn Jahren. Egal wohin man schaut, es sind stets die kardiovaskulären Erkrankungen (Herz-Kreislauf-Leiden), Krebs- und Atemwegserkrankungen sowie Diabetes, welche die vorderen Plätze auch andernorts belegen. Bei den Atemwegsleiden wiederum ist es vor allem die chronisch obstruktive Lungenkrankheit (COPD), häufig in Verbindung mit dem Rauchen oder Asthma, die hier maßgeblich zu Buche schlägt. So ist es eine Mixtur aus Tabakkonsum, mangelnder Bewegung, schädlichem Gebrauch von Alkohol, einer ungesunden Ernährung sowie chronischem Stress, die das Risiko für den Tod durch nicht übertragbare Erkrankungen dramatisch erhöht. Und dazu möglicherweise den Tod im Zusammenhang mit Seuchenausbrüchen im Schlepptau wahrscheinlicher macht.

Nicht übertragbare Erkrankungen werden oft auch als chronische Krankheiten bezeichnet. Das liegt an ihrem meist langjährigen – eben chronischen – Verlauf und lebensbegleitenden Umständen ihrer Entstehung. Hier spielen neben den individuellen biologischen Faktoren (angeborene oder genetische Aspekte, zu denen im Lebensverlauf innerpersönliche hinzukommen, physiologische und psychologische) vor allem Motivation und Verhalten eine wesentliche Rolle. Nicht weniger wichtig sind die Verhältnisse, die Lebensumstände, die wiederum stark von der Kultur, dem Umfeld, den sozioökonomischen Einflüssen (Einkommen, Bildung) und den konkreten strukturellen Möglichkeiten (Chancen) bestimmt werden. All jenen Faktoren ist gemeinsam, dass sie größtenteils veränderbar, zumindest in ihren Konsequenzen modifizierbar erscheinen. Das individuelle Verhalten ist dabei der Dreh- und Angelpunkt. Nicht übertragbare Erkrankungen gelten daher heute als prinzipiell vermeidbar – nicht schicksalhaft. In der Regel.

Diese Erkrankungen werden von mächtigen Kräften gefördert. Hierzu gehören eine zunehmende, zum Teil chaotische Urbanisation (Verstädterung), ein Zusammenballen unnatürlicher Lebenswelten in den Großstädten und Metropolregionen dieser Welt. Eine weitere Kraft ist die Globalisierung nicht nur der wirtschaftlichen, sondern auch der ungünstigen strukturellen und persönlichen Umstände, die Verbreitung ungesunder Lebensstile. Und natürlich zählen dazu überalternde Bevölkerungen. Fehlende Bewegungsräume in den Städten und mangelnde Gelegenheiten zur körperlichen Aktivität, ein grassierender »sitzender Lebensstil« in vielen Schul- und Arbeitswelten sowie eine sich verbreitende ungesunde Ernährung wirken sich hier massiv aus. Eine solche Ernährung basiert auf einem unnatürlich erhöhten Konsum von Zucker und Salz, dazu einer mengenmäßig ungünstigen Zufuhr ungesunder Fette.

Derartige Lebensumstände können sich beim Menschen als erhöhter Blutdruck, erhöhte Blutzucker-, Blutfett- und Cholesterinwerte oder als Übergewicht auswirken. Ärzte sprechen in diesem Zusammenhang von metabolischen Risikofaktoren – wichtige Treiber für einen verfrühten Tod. Die entsprechenden Erkrankungen werden als Zivilisationskrankheiten oder »Lifestyle«-Erkrankungen bezeichnet, historisch auch als »Krankheiten der Reichen«. Doch das gilt seit Langem nicht mehr: Verstädterung, Bewegungsmangel, Fast Food, Alkohol- und Tabakkonsum – leider ist aus diesem Giftcocktail ein weltweiter Exportschlager geworden, »gerne« angenommen in Schwellenländern (und dorthin auch verkauft) oder in sozial benachteiligten Bevölkerungsschichten.

Bei den nicht übertragbaren Erkrankungen haben psychische Krankheiten und Stress als Ursache zuletzt ein rasantes Wachstum erkennen lassen – und so ein zunehmendes Problem offenbart, das uns in Zukunft immer stärker beschäftigen wird, aber auch schon jetzt viele Ressourcen bindet. Stress und generell ein ungesunder Lebensstil tragen weiterhin maßgeblich zu einer erhöhten Anfälligkeit für eine Reihe anderer Leiden bei. Ein Grund mehr, könnte man meinen, die chronischen Krankheiten endlich stärker ins Zentrum von Prävention und Gesundheitsförderung zu stellen: weniger Reparatur, mehr Vorbeugung! Nur ist der Wirtschaftszweig, der den Reparaturbetrieb in Gang gesetzt hat, gegenwärtig noch ungleich größer und einflussreicher als der Gesundheits- und Präventionsbetrieb. Doch das mag sich ändern. Denn eine gute Nachricht ist: Man kann etwas machen, sehr viel sogar. Gesundheit ist gestaltbar. In diesem Zusammenhang konnte 2002 eine weitere wichtige Frage des Harvard-Forschers und Ernährungswissenschaftlers Walter Willett geklärt werden: Es sind überwiegend nicht die Gene oder der Zufall, die Krankheiten wie Diabetes, die koronare Herzkrankheit oder den weit verbreiteten Darmkrebs verschulden.[32] Es ist tatsächlich der Mensch selbst, der dafür verantwortlich ist – sein Verhalten, sein Handeln, sein Lebensstil.

Wie wollen wir leben?

Lebensstilassoziierte Krankheiten sollen also den größten Teil aller Erkrankungen weltweit ausmachen. Auch der vorzeitige Tod soll in der Regel eine Konsequenz des individuellen Lebensstils sein. Und der Stress? Dieser sei, so wird behauptet, eines der zentralen Probleme der Menschheit in Bezug auf psychische Gesundheit und Lebensqualität – schon jetzt, aber noch mehr in den kommenden Jahrzehnten. Beide Konzepte – Lebensstil und Stress – sind es wert, im Folgenden noch einmal genauer betrachtet zu werden.

Lebensstil – auch: Lebensweise, Lebensart oder Lifestyle – ist ein etwas holpriger oder zumindest abstrakter Begriff. Letztlich geht es um die individuelle Lebensführung, ist Ausdruck dessen, wie *ich* leben *will*. An sich also eine reine Privatsache, könnte man meinen. Dennoch ist diese »Sache« von immenser Bedeutung für zentrale Bereiche des gesellschaftlichen Lebens und unserer Solidarsysteme, mehr noch, des gesamten sozialen Gefüges – weil der Einzelne immer Teil eines größeren Zusammenhangs ist. Ich sage nur: Corona & Co. In der Soziologie und der Psychologie sind daher verschiedene Lebensstilbegriffe entwickelt worden; genauso in der Medizin, wo es häufig um die gesundheitlichen Aspekte und Auswirkungen eines *ungesunden* Lebensstils geht.

Aus Sicht der Soziologie versteht man unter Lebensstil primär die Lebensführung und die Einstellungen, die eng miteinander verbunden sind. Sie bilden gewissermaßen den Rahmen, innerhalb dessen sich unser individuelles Leben abspielt. Einstellungen sind wiederkehrende Muster und kommen als Aktivitäten, Neigungen, Interessen und Meinungen zum Ausdruck. Der Soziologe, Ökonom und Philosoph Maximilian (»Max«) Weber hat diesen Begriff im ausgehenden 19. Jahrhundert in besonderer Weise geprägt. Verwendet man ihn auf seiner Basis, jedoch umgangssprachlicher und mit heutigem Blick, so würden wir mit Lebensstil zuallererst *Vorlieben* beschreiben, gerade was unser Freizeitverhalten betrifft, unsere Kleidung, Wohnung, Sprache oder Statussymbole – sichtbar für andere als kulturelle »Marker«, mit denen wir uns umgeben. Im Zentrum soziologischer Betrachtung ist »Lebensstil« daher vor allem mit dem persönlichen soziokulturellen Umfeld sowie den sozialen Milieus verbunden, in denen Menschen leben. Hier schließt auch die Freizeitforschung an: Freizeitstile sind spezifische Lebensstile, die sich in der Wechselwirkung von Lebenszielen, Informationsinteressen, Freizeitaktivitäten, Urlaubswünschen oder Konsumeinstellungen ergeben.[33] Der Lebensstil ist damit Ergebnis von individuellen Zielen, Wünschen und lustvollem, hedonistischem Handeln. Es geht um die Motive des Lebens: Was sind die persönlichen *Beweg*-Gründe?

Die Psychologie ist davon nicht weit entfernt. Sie definiert Lebensstil als für eine Person oder eine Personengruppe kennzeichnende Kombination von Verhaltensweisen. Nach Günter W. Maier, Arbeits- und Organisationspsychologe an der Universität Bielefeld, und Manfred Kirchgeorg, Management- und Marketing-Professor aus Leipzig, stellt jene Kombination ein spezifisches Muster dar (ein persönliches »Verhaltensarrangement«), das eine Person oder Personengruppe sichtbar von anderen unterscheidet. Ähnlich wie in der Soziologie repräsentiert der Lebensstil auch hier kulturelle oder subkulturelle Orientierungswerte. Dieses Konzept wird etwa in der Marktpsychologie aufgenommen, um mit seiner Hilfe besser zu verstehen, welche konkreten Verhaltensmuster mit welchen Konsumneigungen verknüpft sind. Von hier ist es nicht weit zur Individualpsychologie und zur Neurobiologie mit einem Fokus auf das individuelle Belohnungs- und Motivationssystem – das »Glückssystem«, das im Gehirn des Menschen sitzt und von dort sein Verhalten steuert.[34]

Analog dazu die Medizin: In ihr wird der Lebensstil einer Person ebenfalls definiert über ihre Vorlieben und individuell kennzeichnende – spezifische – Verhaltensweisen. Bei aller gegebenen Unschärfe beschreibt der Lebensstil in der Medizin das persönliche Handeln und Verhalten, welches wiederum auf individuellen Einstellungen und dem Denken, den *Denkmustern* fußt – auf kognitiven Prozessen. Das jedoch, was wir denken, was wir richtig oder falsch finden, gut oder schlecht, wie wir die Welt beurteilen und unser Handeln danach ausrichten – das hängt wesentlich von unseren Affekten und Emotionen ab. Also von unserem eigenen Belohnungssystem, das uns ständig durch Gefühle vermittelt, was wir mögen und wollen – und was nicht.[35] Hier spielen ganz unterschiedliche Anteile und Prägungen eine Rolle, von genetischen, angeborenen bis hin zu erlernten, erfahrenen oder auch »erkauften«. Wobei: Die veränderbaren, gestaltbaren Anteile unseres Handelns machen den größten Teil aus. Und so wird das Verständnis von Verhalten und Lebensstil innerhalb der Medizin, in Forschung und Praxis, auf Bereiche wie Prävention und Gesundheitsförderung übertragen, wo man den Menschen ein hohes Maß an Selbstverantwortung zutraut (und zumutet). In diesem Zusammenhang wird in Bezug auf den Einzelnen auch von einem »typischen« Verhalten oder von Lebensstilaktivitäten gesprochen, die man von außen untersuchen, messen und operationalisieren kann, um individuelle Risiken für Erkrankungen (Morbidität) oder das vorzeitige Versterben (Mortalität) zu berechnen, zu beurteilen und, wenn nötig (bei erhöhten Risiken), idealerweise zu reduzieren.[36]

Als Mediziner und als Neurowissenschaftler muss ich selbstkritisch anmerken: Obwohl die Bedeutung des Lebensstils und damit von Prävention und Gesundheitsförderung mittlerweile in den meisten Köpfen von Experten, Wissenschaftlern und Ärzten angekommen ist, ist ein wirkliches Verständnis der beschriebenen Prinzipien nur selten anzutreffen. Unabhängig von der Frage, wer im Gesundheitssystem denn eigentlich für eine Umsetzung von Prävention und Gesundheitsförderung in der Praxis zuständig sein soll.

Anders als ein Virus, welches sich rational und völlig emotionslos verhält, ist dies beim Menschen anders: Der Mensch handelt häufig irrational und emotional, sein Verhalten und sein Lernen basieren auf dem Prinzip eines Zugewinns von Vergnügen und Lust einerseits, unter Vermeidung von unangenehmen, wenig lohnenswert erscheinenden Gefühlen andererseits. Alles Erklären und theoretische Herleiten von vermeintlich sinnvollen, günstigen oder gesunden Verhaltensweisen vermag nicht annähernd die Wirkung zu entfalten, wie es starke Belohnungs- oder Abschreckungsimpulse vermögen. Dabei können Strafe oder Belohnung primär von außen gesteuert werden, sich also im Sinne einer einfachen Konditionierung (eines reinen »Abrichtens«) auswirken und somit klassisches Lernen induzieren (»Tu dies und nicht das«, »Wenn du dies tust, passiert das«). Oder aber im Sinne des operanten oder selbstgesteuerten Lernens (»Trial and Error«), das die Freude am Ausprobieren fördert und auf einem *inneren* Belohnungs- und Feedbackprozess beruht. Letzteres wird in der Medizin mitunter auch als Selbstwirksamkeit oder Selbstwirksamkeitserleben bezeichnet – und ist in der Praxis leider völlig unterrepräsentiert. Dabei ist aus der Grundlagenforschung bekannt, dass sich klassisches und operantes Lernen gegenseitig hemmen – von außen konditioniertes einfaches oder lineares Lernen einerseits gegenüber dem auf Ausprobieren basierenden, spielerischen Handlungslernen andererseits. Beide laufen selten Hand in Hand.[37]

Warum ist das alles wichtig in Bezug auf Verhalten und Lebensstil? Nun, Maßnahmen, wie sie angesichts der Bedrohung durch Seuchen von uns allen erwartet werden, wie etwa das Tragen einer Gesichtsmaske (die, seien wir mal ehrlich, nicht wirklich Freude macht!), lassen sich mit erstaunlicher Konformität umsetzen, wenn die Angst vor sozialer Ausgrenzung (man spricht vom Konformitätsdruck[38]) oder vor persönlicher Strafe (Krankheit, Tod, Ansteckung einer nahestehenden Person) groß ist und von außen – durch die Medien – permanent angeheizt wird. Jene Angst macht uns »gefügig« und zwingt uns enge, einfache Verhaltensmuster auf, mit wenigen Freiheitsgraden. Wie ein Korsett. Und so soll es ja auch sein! Ob man es nun »Nudging« nennt, was das Anschubsen von erwünschten Verhaltensweisen meint (das Auftreten dieser Verhaltensweisen wird durch geschicktes Manipulieren, durch Beeinflussen der äußeren Umstände wahrscheinlicher gemacht), oder andere Begriffe und Konzepte verwendet – immer geht es um das äußerlich kontrollierte Verändern von messbarem

Verhalten und den zu erwartenden Ergebnissen. Die Istwerte sollen sich den gewünschten Sollwerten annähern. Manchmal wird dafür auch der Hammer ausgepackt.

Solcherart Steuerung von sozialem Verhalten funktioniert meist recht effektiv, jedoch normalerweise nur über eine relativ kurze Zeit. Sie erschöpft sich, wenn der belohnende Charakter nicht mittelbar spürbar, das konkrete Verhalten nicht längerfristig als lohnenswert erlebt wird. Das war beim Befolgen der »Corona-Maßnahmen« in der Bevölkerung überall zu beobachten: Die Zuverlässigkeit sinkt, wenn der Erfolg nicht unmittelbar *spürbar* bleibt. Nimmt die Verhaltenstreue jedoch ab, wird in der Regel mit noch härteren Maßnahmen und zusätzlichen Strafandrohungen (oder Schreckensbildern) von außen gegengesteuert – das Spiel beginnt von Neuem. Und das ist die Krux mit dem Lebensstil. Denken wir an Nichtraucher- oder an Präventionskampagnen generell: Auswirkungen, zumal auf die Gesundheit, werden oft erst langfristig sichtbar, der unmittelbare Belohnungsaspekt aber erschließt sich meist nicht über die Vernunft, über die Ratio. Oder über ein geduldiges Abwarten. Es ist dagegen ein unmittelbares, häufig irrationales *Gefühl*, das uns lenkt. Hier wäre neben äußerlichen Strafen und Drohungen auch das innere Belohnungssystem gefragt; hier geht es um Vergnügen und Spaß. Hierfür braucht es ein unmittelbares, innerliches Feedback, eine Bestätigung, ein Sich-selbst-auf-die-Schulter-Klopfen. Das kann spielerisch gelingen.

Damit es aber gelingt, und das hat die Medizin bis heute kaum verstanden, sollte ein neues Verhalten, das aus gesundheitlichen oder medizinischen Gründen günstig erscheint und daher gelernt werden soll, mindestens so viel Freude machen – also ein adäquates Belohnungsgefühl auslösen –

wie das Verhalten, an dessen Stelle es treten soll. Sonst wird das neue Verhalten nicht beibehalten, zumindest nicht nachhaltig. So ist der Mensch. Ohne Freude, selbst bei grundsätzlich vorhandenem Verständnis für eine Sache, wird das Neue nicht zu einem integralen Teil von einem selbst, nicht zur *eigenen* Sache. Es bleibt ein Fremdkörper, wandert nicht in den Kern des persönlichen Verhaltenskanons ein – wird nicht *Kennzeichen* des individuellen Lebensstils. Wenn ich beispielsweise nicht mehr rauchen soll oder will, muss an die Stelle, wo bisher das Rauchen war, etwas anderes treten; etwas, das sich genauso lohnenswert anfühlt, letztlich genauso viel Freude macht (wie das Rauchen beziehungsweise wofür es stand). Mit Strafe oder äußerer Belohnung können zwar kurzfristige Verhaltensänderungen und nachgelagerte Gewöhnungseffekte erzwungen werden, aber das unbedingte Gefühl von »Ich hab's selbst gemacht!« wird sich nur schwerlich einstellen. Genau dieses Gefühl aber ist es, was Menschen nachhaltig reifen lässt und letztlich neue Lebensweisen ermöglicht.

Menschen müssen eingeladen werden, ermutigt und inspiriert, neue (vermeintlich gesunde) Verhaltensweisen selbst auszuprobieren. Sich Neues zutrauen – um sich dann die positive Erfahrung zu merken, sie im Gedächtnis abzuspeichern. Dieses passiert zusammen mit der positiven Emotion (dem guten Gefühl) und dem emotionalen Kontext der konkreten Situation (wo ist es passiert, mit wem, wie roch es, wie klang es ...?), damit die Situation und ihre »guten« Konsequenzen im Gedächtnis später schnell gefunden werden können. Die Idee dahinter: So kann das neu Erlernte beim nächsten Mal möglichst ohne Abkürzung – ohne groß nachzudenken – reproduziert werden, der Belohnungsimpuls kann direkt wirken. Das ist effektiv und spart Zeit sowie Energie.

Ganz nebenbei ist das Beschriebene auch die Definition des Placeboeffekts: Ein positiv erlebtes und entsprechend abgespeichertes Ereignis (basierend auf eigenem Verhalten oder einer kulturellen Überlieferung, einem erlebten Ritual oder Ähnlichem) führt bei passender Gelegenheit wieder zu einer positiven Erwartung – dass es erneut so sein wird, bitte *genau so* wieder eintreten möge. Dabei gilt die Kurzformel: *Positives Erlebnis + positive Erinnerung = positive Erwartung.*

Allein durch die Erwartung und das Fokussieren der Aufmerksamkeit auf das positive Ereignis, auf seinen vermuteten guten Ausgang, wird jener Ausgang auch wahrscheinlicher.[39] Wer suchet, der findet.

Halten wir fest: Mein Lebensstil ist Ausdruck meiner selbst. Er kennzeichnet mich und ist prinzipiell veränderbar – wenn ich es will. Damit ich es aber »will«, muss entweder äußerlicher Zwang ausgeübt oder mein Verhalten manipuliert werden. Oder ich tue es selbst: Ich ändere mein Verhalten, weil ich es von innen heraus plane, mir so vorgenommen habe. Weil es mir Freude macht.

In der Praxis jedoch passieren solche Verhaltensänderungen nicht oft – und oft nicht leicht. Lebensstile sind erstaunlich stabil. Denn: Warum sollte ich mich und mein Leben ändern wollen? »So wie es ist, ist es doch gut – das bin doch ich!?« Und selbst wenn ich mit meiner Lebensweise tatsächlich unzufrieden bin oder rational durchaus verstanden habe, dass ich zum Beispiel aus medizinischen Gründen etwas ändern soll oder muss, so ist die Unsicherheit über das, was kommt, über das Neue, möglicherweise etwas, das mich letztlich doch abhält.

»Wird es freudvoll sein? Oder wird es anstrengend, werde ich Mangel erleiden, depressiv und unzufrieden? Werde ich leiden?

Kann ich das überhaupt? Traue ich mir das Neue überhaupt zu?
Wird es glücken? Da bleibe ich doch lieber beim Altbekannten –
damit habe ich mich schließlich schon arrangiert. Und es passt ja
eigentlich doch ganz gut, unterm Strich.«
So oder so ähnlich könnte ein fiktives Selbstgespräch laufen. Wenn mein Lebensstil also Kennzeichen meiner Vorlieben ist, wird er sich nachhaltig nur dann ändern, wenn ich
mich selbst verändere, wenn meine Vorlieben beweglich
werden – und auch real bewegt werden. Eigenverantwortung
übernehmen, *Selbst*-Bewusstsein entwickeln: Einer muss den
ersten Schritt machen. Bin ich wirklich bereit dazu? Motivation (von italienisch »motivare« oder lateinisch »movere«
= verursachen, bewegen) ist eine Voraussetzung. Ein *Motiv*
haben und sich danach verhalten. Also: handeln, etwas tun.
Warum nicht auch mal etwas *anderes*? Sonst kann ich meinem
Belohnungssystem nichts wirklich Neues anbieten, etwas, das
es evaluieren und im positiven Fall auch wieder belohnen
kann.

Deswegen sind Lebensstile so schwer zu verändern: Von
nichts kommt nichts. Bei einem immer gleichen Alltag, bei
gleichen Sozialkontakten und Routinen wird kein attraktives
Alternativangebot gemacht. Passiert jedoch ein merklicher
Wechsel, *muss* ich mich selbst neu erfinden – etwa im Urlaub,
bei Verlust oder Wechsel des Arbeitsplatzes, bei einem Umzug
oder bei Trennungen, auch bei Krankheit oder unter Therapie (oder in Corona-Zeiten) –, kann ich, können Menschen
generell innerhalb kurzer Zeit erstaunliche Verhaltensänderungen produzieren. Die manchmal sogar durchaus nachhaltig sein können. Für solche Verhaltensänderungen benötigt es
jedoch Anreize (von außen oder innen) – und es müssen die
richtigen sein.

Die Medizin tut sich noch immer schwer mit dem Lebensstilkonzept. Weniger mit den Krankheiten, die aus einem ungesunden Lebensstil hervorgehen, wohl aber mit der Idee von Lebensstilfaktoren und einer Zuständigkeit des Arztes, wenn es um die konkrete Motivation oder Motivierung der Patienten geht. Darum, sie zu aktivieren, *selbst* Verantwortung – also Eigenverantwortung – zu übernehmen. Unabhängig davon, dass das Medizinstudium in der Regel das nötige Fachwissen rund um das hirneigene Motivations- und Belohnungssystem sowie die konkrete Umsetzung von Verhaltensmaßnahmen, von Lebensstiländerung und aktivierender Gesundheitsförderung oder Selbststeuerung nicht wirklich vermittelt – die Zuständigkeit, Bezahlung und Platzierung der dafür notwendigen Prozesse in den Abläufen der ärztlichen Praxis bleibt weitgehend ungeklärt. Es ist dem Patienten wortwörtlich *selbst* überlassen.

Dabei war schon zu Beginn der modernen Medizin, zu finden etwa bei Hippokrates und seiner Diaita, die Lebenskunst ein zentraler Anker von Gesundheit und Heilung. Hiermit waren unter anderem Tugendhaftigkeit und Selbstverantwortung gemeint, unter professioneller Führung eines Lehrers, Arztes oder Heilers. Später bei Galen oder Paracelsus taucht dieses Konzept unter dem Begriff des »inneren Arztes« (Archaeus) wieder auf. Hiermit ist die Fähigkeit, aber auch die Verantwortung zur Selbstheilung und zur Selbstfürsorge gemeint. Innerer und äußerer Arzt (Medicus) haben tunlichst zusammenzuarbeiten. Nur so kann eine ganzheitliche und nachhaltige Gesundheit entstehen, ein Heilungsprozess wirksam verlaufen. Dabei war die Medizin zu jener Zeit in Teilen ein Reparaturbetrieb, aber die Bekämpfung von systemischen Ursachen für Erkrankungen sowie das Herstellen von Gleichgewichten für eine gesunde Lebensführung und Lebenskunst waren immanenter und zentraler Bestandteil jedweden Heilungsgeschehens. Ich verwende für dieses Bild gerne den »dreibeinigen Stuhl«.

Dieser geht zurück auf meinen Mentor an der Harvard Medical School, Herbert Benson, der für eine ganzheitliche und tatsächlich ressourcenorientierte Medizin forderte, dass neben wirksamen Medikamenten (den Dingen, die ein Arzt oder Therapeut seinen Patienten gibt) und wirksamen medizinischen Prozeduren (das, was ein Arzt oder Therapeut mit seinen Patienten macht) auch eine wirksame Selbstfürsorge – möglichst unter professioneller Anleitung – eines der tragenden Stuhlbeine sein müsse. Fehlt eines dieser Beine, fällt der Stuhl um.

Die Medizin der letzten 200 Jahre hat leider jenes dritte Stuhlbein sträflich vernachlässigt, es aus der Obhut der Mediziner weitgehend in die Privatsphäre der Patienten entlassen. Jenseits eines Placeboeffekts wurde das Potenzial für Selbstheilung und Selbstfürsorge – beziehungsweise für den persönlichen oder menschlichen Faktor in der Medizin – weitgehend ignoriert. Als Placeboeffekt durfte dieser Faktor allerdings existieren. Hier musste man ihn letztlich auch anerkennen, denn er ließ sich nicht leugnen, nicht ganz wegrechnen. Im Gewand des Placeboeffekts konnte man ihn vermessen, experimentell bestimmen – und weitgehend kontrollieren. Damit war er akzeptabel.

Weil aber das Bedürfnis nach genau diesen Aspekten – dem individuellen und menschlichen Faktor, dem inneren Arzt und seiner Aktivierung – aufseiten der Patienten immer fortbestand, wanderte ein großer Teil dieses Themas, genauer: die Nachfrage der Kunden, vom ersten in den zweiten Gesundheitsmarkt ab. Und so finden wir heute im zweiten Gesundheitsmarkt unzählige Techniken, denen man vorwirft, sie seien »nicht wirksamer als Placebo« beziehungsweise »reine Placebotherapien«. Das ist sachlich gar nicht einmal falsch und eigentlich auch wunderbar: Die Selbstheilung wird schließlich anerkannt!

Wenn da nicht das Problem mit der Bezahlung und tatsächlichen – auch fachlichen – Anerkennung im System wäre. Beides fehlt noch weitgehend. Schließlich entscheidet der erste Markt darüber, was etwa von den Krankenkassen als Therapie anerkannt, auf Qualität und Standardisierung geprüft und letztlich erstattet wird. Und noch etwas kann einem hier wirklich Bauchschmerzen bereiten: Die Medizin ist besonders spezialisiert auf das Kranke. Will sagen: Die Medizin behandelt, beseitigt oder erkennt möglichst früh krankhafte Zustände und Risiken für das Auftreten von Erkrankungen. Diese Sichtweise wird pathogenetische Perspektive genannt. Sie ist Grundlage und zugleich Motivator ärztlichen Handelns. Es geht um das Verstehen und Vermeiden – oder Beseitigen – von pathogenen, krankheitsauslösenden Faktoren. So weit, so gut. Keiner von uns will diese Expertise im Ernstfall missen. Jedoch waren auch in den frühen Zeiten unserer Medizin der innere Arzt, die Selbstheilung und das Gesunde – die salutogenen Faktoren (von lateinisch »salus« = Heil), das sind die Gesundheitsschutz- oder Resilienzfaktoren, die Widerstandskräfte – wichtige Bestandteile der Heilkunst. Aber das Gesunde kommt nun einmal vor dem Kranken, oder es läuft parallel dazu, unabhängig von der Krankheit oder dem konkreten Therapie- und Krankheitsgeschehen. Ein auf das Kranke spezialisierter Arzt aber, der Medicus, fühlt sich hier möglicherweise ausgegrenzt oder strukturell fehl am Platz, eben nicht zuständig.

Und so kommt es, dass die nicht übertragbaren, zumeist lebensstilassoziierten chronischen Krankheiten dramatisch auf dem Vormarsch sind. Dass sie die Medizin heute, trotz Corona, mehr als alles andere beschäftigen und damit zur wichtigsten Domäne unseres Gesundheitswesens geworden sind. Ihre Entstehung wurde offenbar lange übersehen, ein frühes Eingreifen vernachlässigt. Die auslösenden Faktoren, die Lebensstilfaktoren, werden weitgehend außerhalb des ersten Marktes gesehen und nicht als zentraler Bestandteil der Medizin behandelt. Das schlägt sich ebenso in der Tatsache nieder, dass Prävention und Gesundheitsförderung weiterhin ein Mauerblümchendasein im Gesundheitswesen führen. Mehr noch: Beide werden gemeinsam in einen Topf geschmissen, obwohl sie doch grundverschieden sind. Denn die Prävention (von lateinisch »praevenire« = dazwischen- oder zuvorkommen) hat stets das Kranke im Blick, das es möglichst früh zu erkennen oder zu vermeiden gilt. Die Gesundheitsförderung dagegen schaut auf die gesunden Anteile, die auch unabhängig von einer Krankheit existieren können – oder während einer Erkrankung das Potenzial auf Hoffnung und Heilung beinhalten: Selbstheilung & Co.

Der US-amerikanische Molekularbiologe Jon Kabat-Zinn, eines meiner Vorbilder, sagt dazu: »Solange du noch atmest, ist an dir mehr gesund als krank!« Was dieser Satz wohl meint, ist, dass auch unabhängig von einer schweren Erkrankung immer auch gesunde Anteile vorhanden sind und ihrerseits gefördert, gesehen und adressiert werden wollen. Und genau das hat die Medizin nicht nur lange vernachlässigt, sondern vielfach aus paradigmatischen Gründen nicht »auf dem Schirm« gehabt – sie war ja für das Kranke, nicht das Gesunde zuständig.

Auch aus diesem Grund hatten es lebensstilassoziierte Krankheiten lange leicht, unter dem Radar der Medizin zu fliegen, sich unsichtbar (aber nur für die Medizin) und doch explosionsartig auszubreiten – und wie eine Pandemie alle Grenzen zu sprengen. Als Konsequenz ist sogar das Paradigma gefallen, wonach die moderne Medizin dafür sorgt, dass überall, wo sie vorherrscht und wächst, auch die Lebenserwartung der Menschen automatisch weiter zunimmt. In den USA beispielsweise *sinkt* seit 2015 kontinuierlich die Lebenserwartung, die allgemeine Mortalität steigt.[40] Überproportional betroffen sind hiervon die Männer, die weniger Gebildeten sowie die Ärmeren. Wie in nahezu allen anderen Ländern der Welt können reichere, sozial bessergestellte Personen mit einer bis zu zehn Jahre höheren Lebenserwartung gegenüber den Ärmsten beziehungsweise sozial Benachteiligten rechnen.

Die Liste der Todesursachen liest sich in den USA wie überall (Herz-Kreislauf-Erkrankungen, Krebs, Diabetes, Fettleibigkeit, Stoffwechselerkrankungen, Süchte, Atemwegserkrankungen und Infekte; hinzu kommen nicht beabsichtigte Verletzungen, Unfälle und Selbstmorde). Die weniger gut bekannte Liste ist die der Lebensstilfaktoren – das sind die Ursachen und Auslöser jener Erkrankungen, die dem Tod so häufig vorausgehen. Sie ist ebenfalls eine »universelle Hitliste«: Stress sowie ungesunde Denk- und Verhaltensmuster, Bewegungs- und Entspannungsmangel, ungenügender sowie schlechter Schlaf, Fehlernährung und schließlich Süchte (vor allem das Rauchen) sind die Todbringer. Oder die Gesunderhalter, je nach Perspektive und konkreter Ausprägung.

Ich fasse diese Liste gerne unter dem Label »BERN« zusammen.[41] BERN steht dabei für (englisch) »Behavior« (Verhalten), »Exercise« (Bewegung), »Relaxation« (Entspannung) und »Nutrition« (Ernährung). Ein eigentlich sehr einfaches Framework, ein einfacher Rahmen zum Verstehen und Kommunizieren von Lebensstil und Lebensstilfaktoren (oder von Lebensstiländerungen) – könnte man meinen. Dennoch: Aufgrund von fehlender Fachlichkeit und einer Verantwortungsschieberei hat sich dieses einfache Konzept der Gesundheitsförderung – beziehungsweise der effektiven Angriffspunkte einer professionellen Lebensstiländerung – bislang nicht in der Medizin durchgesetzt. Weiterhin werden falsche Anreize gesetzt, falsche Faktoren oder ungesunde Aktivitäten gefördert, gesundes Verhalten dagegen als Privatsache abgetan. Stress, schlechte Bildung, Armut und verminderte Teilhabe töten. Soziale Distanz ebenfalls. Gute und liebevolle Beziehungen dagegen, eine positive Lebensgestaltung, Motivation und Bewegung, Spiel und Freude, innere Einkehr und Entspannungsräume, Meditation und Achtsamkeit, Spiritualität und Glaube, gesunde und genussvolle Ernährung (in Maßen), ein positives Selbstbild und Vertrauen – sowie das Nichtrauchen – retten Leben. Und sie alle können ebenfalls ansteckend sein. So »einfach« ist das.

Voll der Stress

Stress macht krank. Stress kann töten. Stress ist ein Lifestyle-Faktor. Stress ist normal. Stress ist gesund. »Gift ist Dosis«, sagte Paracelsus.[42]

Was denn nun?

Gehören Sie auch zu denen, die der Meinung sind, dass das ganze Stressthema reichlich aufgebauscht wird? Denen das Thema zu viel Beachtung bekommt, gar auf die Nerven geht? Denken Sie, dass es Stress schon immer gegeben hat, mehr noch, dass das Leben früher viel stressiger war und die Menschen heute viel zu weich und empfindlich geworden sind, sich einfach nicht mehr zusammenreißen können? Dass Stress eine Mode ist (für einige vielleicht sogar schick), die erst durch erhöhte Aufmerksamkeit in den Fokus geraten ist und nun alles andere, viel Wichtigeres überdeckt?

Oder sind Sie davon überzeugt, dass Stress gut ist, möglicherweise gesund, weil er uns anstachelt, zu Höchstleistungen bringt? Dass ein stressbedingter Adrenalinkick wie der Kaffee am Morgen eine Voraussetzung ist, um überhaupt »in die Puschen« zu kommen? Dass eine maximale Fokussierung auf ein Thema, eine Aufgabe erst unter besonderer Anspannung im »Tunnel«, in der »Zone« möglich ist? Dass »Flow« erst unter Stress entsteht? Wozu es maximale Energie braucht, die erst der Stress freisetzt?

Oder zählen Sie sich zu denen, die weder ein noch aus wissen, die unter Stress und einem Zuviel allerorten, einer allgemeinen Beschleunigung des Lebens leiden? Die vielleicht sogar ein Burn-out erlitten haben – oder kurz davor sind? Einfach nicht mehr können? Die brennen, ausbrennen – oder gar verbrannt sind?

Keine Frage, Stress polarisiert. Sind wir alle Hypochonder oder Weicheier? Oder befindet sich die Welt tatsächlich auf der Überholspur, und viele von uns werden gegenwärtig vom bloßen Fahrtwind aus den Halterungen ihres Lebens gerissen?

An allen diesen Aspekten ist etwas Wahres dran. Daher noch mal von vorn: Was ist überhaupt Stress?

Erste Stresskonzepte beginnen, wie so vieles in unserer »westlichen« Kultur, in der griechisch-römischen Antike, wo Medizin zunächst als säkulare Aktivität unabhängig von der

Religion entstand. Hippokrates und seine Anhänger kombinierten die Handwerkskunst mit Wissenschaft und Philosophie, um so die ersten systematischen Erklärungen für Reaktionen des menschlichen Körpers bei Krankheit und Gesundheit zu entwickeln. Zunächst wurden dafür seine festen und flüssigen Bestandteile auf versteckte Mechanismen im Hinblick auf die Krankheitsentstehung untersucht.[43] Es wurde zudem der erste Versuch unternommen, Emotionen als mentale Phänomene aufzufassen. Krankheiten entsprachen pathologischen »Unordnungszuständen«, auch im Geist.[44]

Frühe westliche Ärzte sahen durchaus die Bedeutung von Emotionen und »geistiger Unordnung« für die Gesundheit, jedoch arrangierte man sich mit einem deutlichen Übergewicht auf der körperlichen Seite einer angenommenen Geist-Körper-Achse. Die vorherrschende Theorie zur Entstehung von Krankheiten beruhte auf der Lehre von den vier Säften: schwarze und gelbe Galle, Schleim und Blut. Waren diese Säfte im Gleichgewicht, so nahm man an, würde Gesundheit vorherrschen. Außerhalb der Balance entstünde Krankheit. Das Ziel der persönlichen »Hygiene« war es, mit einem großen Maß an Eigenverantwortung das Säftegleichgewicht sicherzustellen, wobei medizinische Hilfe, Diät, Bewegung und das Beachten der körperlichen Ausscheidungen (Blut, Urin, Stuhl, Schweiß, Speichel ...) Teil dieser Verantwortung waren.

Galen übertrug dann die Idee des Gleichgewichts von der Säftelehre auf nicht materielle oder »übernatürliche« (weniger körperliche) Zustände – darunter die »Leidenschaften und Störungen der Seele«.[45] Der Patient hatte sich nun, neben der anzustrebenden Balance der körperlichen Erscheinungen, ebenso um das Gleichgewicht seiner mentalen Zustände zu bemühen. Diese Vorstellung sollte fortan im mittelalterlichen medizinischen Denken eine große Rolle spielen. So schrieb Moses Maimonides, Arzt und Philosoph im 12. Jahrhundert: »Es ist bekannt ... dass die Passionen der Psyche Veränderungen im Körper produzieren, welche groß, augenscheinlich und offenbar für alle sind. Daher ... sollen die Bewegungen der Psyche ... im Gleichgewicht gehalten werden ... und keiner anderen Lebensweise sollte der Vorrang gegeben werden.«[46]

Im 17. und 18. Jahrhundert waren Intellektuelle und Laien gleichermaßen von der Idee fasziniert, dass etwas, das außerhalb der sichtbaren körperlichen Domäne passierte, für Krankheitszustände mit verantwortlich sein könnte. In dieser Umbruchzeit entstanden auch die ersten Definitionen des Begriffs »Stress«: Im *Oxford English Dictionary* jener Zeit finden sich Verweise, welche nahe an unser heutiges Verständnis von Stress heranreichen (in Anlehnung an das lateinische Wort »strictus« = Einengung, Bedrängnis).[47] Ende des 18. Jahrhunderts begann die wissenschaftliche Revolution in den biologisch-medizinischen Wissenschaften. Außen und Innen, Emotionen und Krankheiten, Geist und Körper wurden mehr und mehr getrennt. Erst im 20. Jahrhundert – jetzt wesentlich beeinflusst von der aufkommenden Stressforschung – erfolgte wieder eine langsame Annäherung: Hieran hatten auch die fundamentalen Arbeiten des Harvard-Physiologen Walter B. Cannon aus dem ersten Drittel des 20. Jahrhunderts großen Anteil.

Cannons wesentliches Anliegen war es zu zeigen, dass biologische Organismen über eine angeborene »Weisheit des Körpers« verfügten, welche es ihnen ermöglichte, in Situationen einer realen oder angenommenen Bedrohung automatisch ihre schützenden physiologischen und biochemischen Ressourcen zu mobilisieren. Als ein Beispiel einer solchen »defensiven Mobilisation« (im Sinne einer »Selbstrettung«) nannte er die Antwort von Organismen auf Furcht und Gefahr, welche im Sinne einer Kampf-oder-Flucht-Reaktion alle Energie speichernden Mechanismen augenblicklich anhielt und stattdessen auf eine vermehrte Freisetzung von Energieträgern im Körper umschaltete. Diese Kampf-oder-Flucht-Reaktion wird heute auch als Synonym für die physiologische Stressreaktion (SOS-Antwort, Stressantwort oder kurz Stress) verwendet. In direkter Anlehnung an das Modell Walter Cannons stellte der US-amerikanische Neurologe Harold G. Wolff in den Vierzigerjahren einen Zusammenhang zwischen Krankheit und Stress her, indem er Krankheit als die unpassende Version eines sonst geeigneten protektiven Reaktionsmusters darstellte, welches dem menschlichen Organismus normalerweise erlauben würde, sich gegen herausfordernde Situationen und Ereignisse zur Wehr zu setzen.[48] Diese Interpretation erinnert stark an Rudolf Virchow, der hundert Jahre zuvor in Deutschland davon gesprochen hatte, dass Krankheit Ausdruck einer Überforderung der körpereigenen Selbstregulation sei.

Eine größere Aufmerksamkeit, auch im Bereich breiterer Bevölkerungsgruppen, erhielt das Thema Stress schließlich ab den Fünfzigerjahren, als sich der in Wien geborene und in Montreal arbeitende Arzt und Biochemiker Hans Selye intensiv dem Gebiet zuwandte. Im Jahr 1950 veröffentlichte er sein umfangreiches Werk *The Physiology and Pathology of Exposure to Stress,* in dem er Ideen näher darlegte, die er seit 1936 entwickelt hatte und die sich mit dem von ihm beschriebenen »Generellen Adaptations-Syndrom« (GAS) beschäftigten.[49] Selyes Theorie beruhte auf der Ansicht, dass verschiedene »Stressoren« (Herausforderungen, Umweltfaktoren) in der Lage seien, eine generalisierte, gleichartige Reaktion in biologischen Organismen zu erzeugen, mit dem Ziel, adaptive Funktionen (Anpassungsreaktionen) erfolgreich zu aktivieren, damit das Überleben gesichert und schnell wieder zur Normalität zurückgekehrt werden konnte. Dieses »Stress-Syndrom« wurde besonders populär in den Sechzigerjahren, auch bedingt durch die Tatsache, dass Stress nun als modern galt und wissenschaftliche Konzepte zum Stressgeschehen die Möglichkeit eröffneten, vermeintlich veraltete Denkmuster und Therapieansätze (zum Beispiel psychoanalysebasierte Theoriemodelle) zu erweitern oder zu verlassen.[50]

Ab den Siebzigerjahren entstand allmählich ein breiter Konsens in der medizinischen und psychologischen Wissenschaft darüber, dass eine Beziehung existiere zwischen mangelhafter sozialer Unterstützung und »Lebensstress« einerseits sowie dem Auftreten von bestimmten, stressassoziierten Erkrankungen andererseits.[51] So war es bald eine etablierte Vorstellung, dass der Stress (die Stressoren) des modernen Lebens – Spannungen und Anspannungen, Ängste und Verlusterfahrungen, auch eine allgemein wahrgenommene Beschleunigung – Gesundheitseinbußen erzeugen konnte.[52] Stress wurde zum Bestseller. Bis heute.

Zusätzlich begannen Wissenschaftler in den Siebzigerjahren damit, Interventionsstrategien gegen Stress beziehungsweise seine Folgen und unterstützende Selbsthilfestrategien zu erarbeiten. Hier sei an prominenter Stelle der Kardiologe und Medizin-Professor Herbert Benson genannt, der als Erster den physiologischen Gegenspieler der Stressantwort beschrieb, namentlich die »Entspannungsantwort«. Hier handelt es sich um eine automatische Schutzreaktion auf ein akutes Stressereignis, um einen biologischen Mechanismus, der dazu dient, aktivierte Stressmechanismen wieder zu beenden und zum (gesunden) Ausgangspunkt zurückzukehren. Normalerweise verlaufen solche Prozesse automatisch, ohne eine willentliche Initiierung oder ein bewusstes Erleben. Benson entdeckte jedoch, dass die Entspannungsantwort auch aktiv und willentlich ausgelöst werden konnte, etwa wenn eine Person gezielt eine repetitive mentale Handlung vollzog (also meditierte) oder eine fokussierende, konzentrative körperliche Übung durchführte (Yoga, Lauftraining) – und dabei Ablenkungen oder zerstreuende Gedanken »einfach« ignorierte.[53] Benson begründete in den USA die moderne Meditationsforschung und das Gebiet der Mind-Body-Medizin.

Parallel zur Stress- und Meditationsforschung fand im ausgehenden 20. Jahrhundert eine andere bemerkenswerte Entwicklung auf dem Gebiet der Neurowissenschaften statt: Hier konnten komplexe Verbindungen zwischen Emotionen und Gedanken sowie den Funktionen des endokrinen Systems (Hormonsystem) und des Immunsystems nachgewiesen werden. Spektakuläre Entdeckungen und Errungenschaften auf dem Gebiet der Labormedizin sowie im Bereich der bildgebenden Techniken haben diese Forschungen maßgeblich beschleunigt. Neue Begriffe und integrierende Teildisziplinen, die heute zu den meistrespektierten im Kontext der wissenschaftlichen Medizin gehören, wurden geschaffen, jeweils mit einem engen Bezug zum Stresskonzept: Psychoneuroimmunologie, Neuroimmunomodulation und Psychoneuroendokrinologie hatten die Bühne betreten.

Ende der Achtziger trafen Stressforschung und Psychoneuroimmunologie direkt zusammen, als in beiden Bereichen an wesentlicher Stelle adaptive Prozesse und Reaktionen auf

»beanspruchende Ereignisse« untersucht wurden. 1987 stellte der US-amerikanische Psychologe Robert Ader heraus, dass nach seiner Ansicht der Versuch, Immunität als einen Prozess darzustellen, welcher unabhängig von anderen integrativen Prozessen sei und welcher isoliert von anderen Ereignissen studiert werden könne, ein rückwärtsgewandtes Paradigma repräsentiere.[54] Der integrative Charakter und multidisziplinäre Ansatz der Untersuchung von Interaktionen zwischen dem Nerven- und Immunsystem sowie dem endokrinen System und weiteren Faktoren wurde auf verschiedenen großen Konferenzen und Symposien in den Neunzigerjahren herausgestellt, an denen Neurowissenschaftler, Psychoneuroimmunologen, Endokrinologen sowie Stressforscher gleichermaßen teilnahmen – so auf dem »Hans Selye Symposium on Neuroendocrinology and Stress« 1986 in Montreal, wo festgestellt wurde, dass das Verhalten (und in diesem Zusammenhang Stress) einen wesentlichen Einfluss auf die Immunantwort und die Entstehung von Krankheiten hat.[55]

Heute ist aufgrund der komplexen historischen Entwicklungen und durch eine Verknüpfung mit unterschiedlichen Gebieten und medizinischen Teildisziplinen (als Folge der »Stressepidemie« der letzten Jahrzehnte vor allem in den Industrienationen) ein buntes Durch- und Miteinander in der Stressforschung entstanden. Fest steht jedoch, dass Stress ein erfolgreich konserviertes Prinzip der biologischen Evolution darstellt, mit dem das unmittelbare Überleben eines Organismus bei akuten Bedrohungen gesichert werden soll: Stress ist ein uralter, relativ grober Mechanismus (eher Hammer als Feinbesteck) zur Beantwortung einer Lage, in der ein Individuum gefährdet ist und ohne Reaktion auf diese vermeintlich Schaden nehmen oder sogar sterben würde. Es wird daher eine möglichst starke physiologische Antwort initiiert, der sich andere Prozesse unterzuordnen haben. Damit der Organismus aber unter diesen Stressreaktionen selbst keinen Schaden nimmt, muss Stress wieder gestoppt werden können, das heißt, er darf nicht chronisch verlaufen: Stress muss immer ein definiertes Ende haben. Die Idee von chronischem, zumal »selbst zugefügtem« Stress, im Geist ersonnen und durch innere Bilder stets neu genährt, ist biologisch nicht vorgesehen.

Für den Menschen konnte gezeigt werden, dass eine gewisse Menge Stress (eine situative Herausforderung), auch unabhängig von einer Sicherung des Überlebens, dem primären Ziel der Stressreaktion, zusätzlich positive Effekte haben kann; hilfreich etwa für eine optimale Leistungsfähigkeit und somit gut nicht nur für den Körper, sondern ebenso für den Geist. Stress wirkt sich weiterhin psychologisch aus, er macht uns mental fokussierter und setzt »Stressenergie« frei. Eine alte Regel, das Yerkes-Dodson-Gesetz, stellt seit rund hundert Jahren einen Zusammenhang zwischen der Leistungsfähigkeit und dem Stress beziehungsweise einer geistigen Beanspruchung her.[56] Demnach benötigt es für eine optimale »Performance« ein gutes Mittelmaß zwischen Entspannung und Sicherheit einerseits sowie Anspannung und Herausforderung andererseits: Ein umgekehrtes U als Grundlage dieser Annahme legt nahe, dass bei zu geringem Ansporn auf der einen Seite wie bei zu starker Beanspruchung auf der anderen die Performance einbricht. Bei einem guten Mittel jedoch kann ein Optimum an Leistungsfähigkeit erwartet werden. Übrigens findet das heute viel zitierte Flow-Erleben genau in jenem Mittelbereich statt, im »Optimum Performance Space« zwischen Über- und Unterforderung (auch »The

Zone« genannt).[57] Stressphysiologisch ist dieser Zusammenhang sicher komplexer. Was das Yerkes-Dodson-Gesetz aber zum Ausdruck bringen soll, ist, dass ebenso für den Stress gilt: Wenn eine Aktivierung im Sinne einer *optimalen* Reaktion gefordert ist, dann wäre zu viel eben zu viel und zu wenig zu wenig.

In den letzten Jahren hat sich für die Medizin durchgesetzt, Stress als einen Sammel-, als einen Oberbegriff anzusehen, der Effekte verschiedener psychosozialer (innerer oder zwischenmenschlicher) und environmentaler Faktoren (Umweltfaktoren) auf das körperliche, mentale oder emotionale Wohlbefinden zusammenfasst. Festzuhalten ist: Stress ist ursprünglich ein Überlebensmechanismus. Als solcher ist er wichtig und sinnvoll. Am richtigen Ort und zur richtigen Zeit ist er mehr als hilfreich, ja *notwendig*. Es geht beim Stress darum, in herausfordernden, belastenden oder tatsächlich bedrohlichen Situationen kurzfristig reagieren zu können, einen Ausweg zu finden, der die eigene Existenz unmittelbar sichert und den Auslöser beseitigt – den verursachenden Stress (die Stressoren) somit schnell wieder beendet. Stress als solcher ist nicht krank. Die auslösenden Herausforderungen sowie die Stressreaktionen selbst können jedoch sehr wohl Krankheiten zur Konsequenz haben. Dieses ist aber im Verhältnis zur ursprünglichen Alarmsituation zu sehen (»Lieber krank als tot«).

Das Überleben und der Fortbestand des Einzelnen und seiner Art (Familie, Sippe), wenn real bedroht, sind es allemal wert. Die Biologie nimmt einen Preis in Kauf, wenn sie mit massiver Reaktion auf eine prinzipiell lebensbedrohliche Situation antworten will: Stress und Anpassungsprozesse gibt es nicht umsonst. Diesen Preis, den der US-amerikanische Neuroendokrinologe Bruce McEwen die »allostatische Last«

nennt, müssen wir bereit sein zu zahlen – für unser Leben.[58] Allerdings ist bei uns Menschen in der Realität das Leben oft nicht *wirklich* bedroht, wenn wir Stress haben (oder ihn uns »machen«). Den Preis zahlen wir dennoch: Die allostatische Last äußert sich beim Menschen in Form von chronischen Entzündungen, Schmerzen, Stoffwechsel- und Schlafproblemen, Depressionen oder Bluthochdruck. Es gibt auch in Biologie und Medizin nichts umsonst.[59]

Stress kann objektiv oder subjektiv sein. Objektiv meint hier, dass Leib und Leben tatsächlich bedroht sind und jeder notwendige Schritt zur Bekämpfung des Übels (oder zum Entkommen) mehr als gerechtfertigt ist. Objektiv meint weiterhin, dass es sichtbare und messbare körperliche beziehungsweise physiologische Reaktionen gibt: Die Stresshormone in Blut und Speichel sind erhöht, der Hautleitwiderstand verringert, der Puls beschleunigt. Subjektiver Stress dagegen wäre solcher, den das Individuum selbst zwar deutlich wahrnimmt, ihn *empfindet*, emotional oder mental, der jedoch nicht zwingend von außen messbar ist: Objektive Parameter werden nicht immer sichtbar beeinflusst. Dennoch kann subjektiver Stress für den, der ihn hat, mehr als real sein. Das Stressgeschehen findet eher im Inneren statt – in der Regel im Kopf, in Gedanken und Gefühlen, im inneren Erleben, psychisch eben. Und schließlich kann subjektiver Stress auch solcher sein, der überhaupt keine reale Entsprechung hat, nicht einmal ansatzweise. Wo keinerlei Bedrohung vorliegt. Allenfalls ein inneres Bild, eine Vorstellung von einer Bedrohung, eine *Befürchtung*, die aber völlig »aus der Luft gegriffen« oder eben »erdacht« ist. Das macht es, dass diese Art von Stress so schwer zu erkennen und zu behandeln ist: Wo ist der Feind? Wer ist der Feind? Wo fängt er an, wo hört er auf?

Leider ist es genau der subjektive Stress, der sich epidemisch, ja, pandemisch gerade über die Welt ausbreitet. Subjektiver Stress ist besonders gemein.

Und dann gibt es noch den perfiden kleinen Bruder (oder die Schwester?) des subjektiven Stresses: Stress, der zwar objektiv messbar ist (wenn man genau nachschaut), der aber subjektiv *nicht* als solcher wahrgenommen und empfunden wird. Obwohl in den allermeisten Fällen tatsächlich gilt, dass man »hohen Stress«, wenn man ihn als solchen empfindet, auch *nachweislich* hat, so ist der umgekehrte Fall weniger eindeutig. Das betrifft dann Menschen, die felsenfest von sich behaupten, wenig oder keinen Stress zu haben – aber bei objektiven Messungen der Stresshormone, des Hautleitwiderstands, der Herzfrequenzvariabilität, bei Untersuchungen von Augenhintergrund, Entzündungsparametern im Blut oder bei den allgemeinen Stresswarnsignalen deutliche Auffälligkeiten aufweisen. Solche Menschen können an Stress erkranken (und sogar sterben), ohne es zu merken.

Spätestens an dieser Stelle bricht dann auch das für eine Weile vorherrschende Paradigma zusammen, wonach Stress erst entstünde, wenn es ein individuell erlebtes Ungleichgewicht zwischen der objektiven Anforderung einer Situation und der subjektiven Bewertung ebenjener Situation beziehungsweise der eigenen Bewältigungskompetenzen in diesem Moment gäbe. Objektiver Stress wurde in diesem Paradigma weitgehend verneint, stand hier doch immer das persönliche Erleben und Bewerten im Mittelpunkt. Das Transaktionale Stressmodell aus den Achtzigern (nach Richard Lazarus und Susan Folkman) war für Teile der psychologischen Stressforschung lange bestimmend.[60] Es ist heute in die beschriebenen übergeordneten Modelle der Stressreaktion eingeflossen (zusammengefasst als »Stress Response«) – und dort letztlich aufgegangen.[61] Das Besondere: Man kann tatsächlich objektiv gestresst sein, *ohne* es zu wissen oder sich selbst als gestresst zu erleben. Das ist dann wie bei der Verbreitung einer ansteckenden Krankheit: Am gefährlichsten sind die vermeintlich symptomlosen, stillen Überträger – sie können Infektionsherde unbemerkt zum Aufflammen bringen und kaum kontrollierbare Flächenbrände auslösen.

Das Hauptproblem von Stress, objektiv wie subjektiv, sind aber Dosis und Dauer. Gemeint sind die individuell zu verarbeitende Menge, der zeitliche Verlauf des Stresses sowie seine Kontrollierbarkeit. Wie leicht lässt er sich nicht nur an-, sondern auch wieder abschalten? Oder wie schwer? Wie gesagt: Gift ist die Dosis. Zu viel oder zu wenig Stress können sich jeweils negativ auswirken. In der Regel ist es jedoch das »Zuviel«, das krank macht. Stress, der überfordert oder nicht steuerbar ist. Bleibt Stress länger unerkannt und unkontrolliert, wird er chronisch. Dieser Stress kann sich massiv negativ auswirken. Wie ein pandemisches Virus.

In diesem Zusammenhang gilt eine weitere weit verbreitete Vorstellung mittlerweile als überholt: die Idee von gutem und schlechtem Stress, von *Eu-* und *Disstress*. Viele von uns haben das noch so gelernt: Es gibt den positiven Stress, der gut für uns ist, und den negativen, der sich schädlich auswirkt. Vom guten Stress, so wurde propagiert, könne man nicht genug bekommen, den schlechten aber solle man unbedingt meiden. Was Freude mache und sich aufregend anfühle, positiv oder anspornend auswirke, sei Eustress, was uns überfordere und uns »schlecht drauf« sein lasse, Disstress. Die gute Nachricht (weil auch mal etwas einfacher wird): Die Trennung von Eu- und Disstress können Sie getrost vergessen. Stress ist

Stress. Stress ist zunächst weder gut noch schlecht, es ist die Dosis, die den Unterschied macht.

Stellen Sie sich vor, Sie würden ständig verliebt sein oder jedes Jahr heiraten (und sich jährlich wieder scheiden lassen), mehrfach hintereinander in ferne Länder reisen (in den Abenteuerurlaub), jedes zweite Wochenende Familienfeste feiern (wie Weihnachten), oder Sie würden ständig auf Festivals gehen (wie in den Sommermonaten). Oder Sie würden ein spannendes berufliches Projekt nach dem anderen auf den Tisch bekommen, neue Funktionen in der Firma übernehmen, den ersehnten Job bekommen – einen direkt nach dem anderen. Die meisten von uns würden am Ende mit Bluthochdruck, Schlafproblemen oder einer anderen stressassoziierten Erkrankung im Gesundheitswesen aufschlagen. Das ist wissenschaftlich gut belegt.

Glauben Sie nicht?

Eine besonders eindrucksvolle Studie untersuchte das Auftreten von Herzinfarkten und anderen herzbedingten Notfällen während der Fußballweltmeisterschaft 2006 im Großraum München.[62] Die meisten von uns würden sicher unterschreiben, dass es sich bei Fußball – wie auch bei den anderen eben genannten Ereignissen – eher um positive Erlebnisse handelt. Aber: Spielte die deutsche Mannschaft, so war das Risiko für einen Herz-Notfall in und um München insgesamt um das Dreifache erhöht. Männer hatten dabei ein gegenüber den Frauen höheres Risiko (die absoluten Fallzahlen der Männer waren etwa dreieinhalbmal so hoch, die der Frauen etwa zweimal, verglichen jeweils mit Kontrollzeiträumen ohne Fußball). Die konkreten Zahlen – die »kardialen Ereignisse« im genannten Zeitraum – wurden mit der Zeit unmittelbar vor und nach der Weltmeisterschaft im selben Jahr sowie mit den analogen Zeiträumen der Vorjahre ins Verhältnis gesetzt. Die Unterschiede erwiesen sich dabei als »hochsignifikant«, als statistisch eindeutig und höchst relevant. Es ging sogar so weit, dass man die Erhöhung des Risikos mit konkreten Spielsituationen – wie Verlängerungen, Elfmeterschießen – messbar in Verbindung bringen konnte. Hätten wir die Männer, die kurze Zeit später im Notarztwagen um ihr Leben kämpften, nur wenige Minuten vorher zu ihrem Befinden befragt, hätten die meisten wohl von einem »spannenden Spiel«, von »positivem Stress« gesprochen. So schnell kann es gehen. (Übrigens führte die Studie auch zur Empfehlung, dass Männer mit vorbestehend erhöhtem Herz-Kreislauf-Risiko – das sind, wenn man es genau nimmt, zwei Drittel der Achtzehn- bis Neunundsiebzigjährigen in Deutschland[63] – Spiele ihrer Lieblingsmannschaft nicht mehr live sehen sollten. Doch welcher Fußballfan will in einer solchen Welt leben?)

Oder denken Sie an den ehemaligen jamaikanischen Sprinterstar Usain Bolt, achtfacher Olympiasieger, elffacher Weltmeister und mehrfacher Weltrekordhalter. Viele von uns können sich noch gut an seine »Eskapaden« unmittelbar vor dem Start und nach dem Zieleinlauf insbesondere bei wichtigen Rennen erinnern. Die sportbegeisterten Fernsehzuschauer konnten dann einen Mann beobachten, dem das Adrenalin geradezu aus den Augen quoll, dem der Stress bis in die Haarspitzen reichte – und darüber hinaus. Ein ganzes Stadion und die Sportwelt an den Bildschirmen wurden Zeuge und unmittelbar in den Bann dieses Ausnahmeathleten gezogen. Wie elektrisiert.

Dieser Stress, den wir in solchen Momenten hautnah miterleben können, hat jedoch einen deutlich definierten Anfang (die unmittelbare Zeit vor dem Rennen, den Startschuss) und ein klares Ende (die Ziellinie, Ehrenrunde). Im Sinne der geforderten Kontrollierbarkeit von Stress ist das eine optimale Situation: Die maximale Aktivierung von Energie, Leistungsfähigkeit und »Stressressourcen«, gesteuert durch den Verlauf und die Terminierung des Rennens. Eine Start-Ziel-Situation, zumal erfolgreich abgeschlossen. Ideal natürlich in erster Linie für den Sportler selbst. Er hat ja als Einziger die Ziellinie wirklich überschritten, das Ende »gemacht« und dabei die Stressenergie optimal umgesetzt, sie vollständig abgebaut. Am richtigen Ort, zur richtigen Zeit: Glücksgefühl! Das würden wir uns wohl alle für den eigenen Stress im Leben, in unserem Alltag wünschen.

Hier kann man wieder von objektivem beziehungsweise körperlichem Stress sprechen: Obwohl Sportler generell von mentalem Training reden in Vorbereitung etwa auf ein Rennen und in Bezug auf eine notwendige mentale Fokussierung, hin zum Start, so ist das eigentliche Rennen, das Objekt dieser Fokussierung, eher körperlich. Es geht um die maximale Leistungsfähigkeit, damit beispielsweise ein Hundert-Meter-Lauf *bestmöglich* gelingt. Alles auf einen Punkt, alles an den Start bringen, in den »Tunnel« hinein.

Vergleichbar ist eine solche Situation mit dem Lampenfieber, das wir vielleicht kennen, wenn wir versuchen, für eine Rede, einen Auftritt, eine Projektvorstellung oder Ähnliches optimal vorbereitet und besonders leistungsfähig zu sein. Aber Achtung: Überfordern wir uns in diesem Moment, bricht die Leistungsfähigkeit wieder ein. Ein solcher Einbruch kann, wenn er eher chronisch passiert, wie ein Burn-out aussehen: Es handelt sich um einen schleichenden Leistungsabfall bei gleichzeitig zunehmender Erschöpfung und dem Gefühl, »neben sich« zu sein. Passiert der Leistungseinbruch dagegen plötzlich und überraschend, so erleben wir den berühmten Blackout: Alles, was wir eben noch wussten, dachten, konnten, ist plötzlich wie weggeblasen. Der maximale Stress bedingt jetzt, dass wir »im Boden versinken« wollen, uns wie »tot stellen«. Kämpfen, fliehen oder *erstarren* (»fight, flight or *freeze*«).

Begrenzter objektiver oder körperlicher Stress wie etwa beim Sport ist etwas völlig anderes als eine schwelende Stresssituation, ein andauernder Konflikt am Arbeitsplatz, Mobbing, vielleicht ein langjähriger Streit in der Familie, eine Trennungssituation. Oder als ein kreisendes, inneres Grübeln, als Zaudern und Hadern: subjektiver Stress! Dieser ist schwer zu kontrollieren, weil er kein klares Ende findet, vielleicht noch nicht mal einen bestimmbaren Anfang hat. Wer soll denn, wenn es keinen Startschuss und keine Ziellinie gibt, den Stress im Kopf beenden? Das kann letztlich nur ich selbst sein. Doch ich selbst bin der, der den inneren Film produziert, Regie führt, Drehbuch und Darsteller ausgewählt hat – und nun das Produkt in einer Endlosschleife auf die Leinwand des Lebens projiziert. Das kann sehr ermüdend sein – und sehr uneffektiv.

Beim Stress kommt es auf Schnelligkeit und Präzision an; in jedem Fall aber auf Energiesparen und Effizienz. Beides gilt nur für *diesen Moment* (in dem mein Leben bedroht ist, dem alles andere untergeordnet wird). Das heißt: Auch die Energie wird dort eingespart, wo Dinge gerade warten können, wo sie weniger dringlich sind (Verdauung, Fortpflanzung, Vokabeln lernen) als das Kämpfen oder Fliehen (Aktivierung der großen Muskeln, Steigerung der Herz-Kreislauf-Aktivität).

Zu diesem Zweck greifen wir unter Stress auf Automatismen und Bekanntes zurück, auf verfügbare Routinen. Das spart Kraft und Zeit. Ziel ist dabei, die maximale Energie für den Task – die Bekämpfung des Stressors (Aggressors) – zur Verfügung zu haben. Selbst das Nachdenken stört nur. Genauso wie Kreativität, Entspannung oder Schlaf. Dagegen rufen Blase oder Darm nach Entleerung, um Ballast für eine mögliche Flucht abzuwerfen. Durst haben wir kaum, um keinen neuen Ballast anzusammeln, und sofern wir Hunger haben, dann vor allem auf hochkalorische, verdichtete Energie – ballaststoffarmes »Fast Food«. Auch wenn wir die Energie eigentlich gar nicht benötigen, weil wir den Stress nicht im realen Leben, sondern in unserem Kopfkino oder vor dem häuslichen Bildschirm erleben, auf dem Sofa. Das Blut wird »dicker« gemacht und die Gerinnungsfähigkeit erhöht, damit im Falle einer Verletzung (im Kampf) möglichst kein Verbluten eintritt. Zur Not nehmen wir dafür sogar ein erhöhtes Risiko für Herzinfarkte und Schlaganfälle in Kauf – die würden sich ja erst später auswirken. Die Atmung wird schnell und flach, damit die Sauerstoffversorgung hochgefahren wird, ebenfalls für Kampf und Flucht. Eine flache Atmung ermöglicht zugleich eine feste Muskulatur von Bauch und Rumpf, was zusammen mit angespannten Muskeln von Schultern und Nacken eine optimale Schutzfunktion und Kampfbereitschaft erzeugt: Entspanntes Zwerchfellatmen ist jetzt nicht angesagt. Und der Gesichtsausdruck soll möglichst verbissen aussehen, auch für den Gegner: »Mit mir ist heute nicht gut Kirschen essen!« Zusätzlich schiene ich durch das Zusammenbeißen der Zähne meinen eigenen Kauapparat – und schütze ihn so bei Schlägen. Nächtliches Zähneknirschen oder eine Aufbissschiene werden als Folge in Kauf genommen. Der Abstand zwischen Schädel und Schultern wird verkürzt, um das Genick bei Schlägen ebenso zu schützen. Und das Immunsystem wird auf Entzündung und Abwehr gepusht, damit etwa bei einem Biss des Gegners oder dem Erleiden einer kontaminierten Wunde keine plötzliche Infektion entsteht.

Ich könnte diese Liste weiter fortführen, aber das Prinzip ist hoffentlich deutlich geworden: An geeigneter Stelle sind die Stressreaktionen sinnvoll und lebensnotwendig. Alles in Maßen, alles zu seiner Zeit. Chronischer Stress jedoch, Stress am falschen Ort, zur falschen Zeit (oder im Übermaß) erzeugt Stresswarnsignale, Stresssymptome und schließlich Stresskrankheiten. Neben den genannten Herzinfarkten und Schlaganfällen oder dem Bluthochdruck sind das etwa chronische Verdauungsbeschwerden, Stoffwechselstörungen, Diabetes, chronische Verspannungen und Schmerzen, chronische Entzündungen und Allergien, Schlafprobleme, Über- und Untergewicht, Heißhungerattacken und Appetitlosigkeit, Durstlosigkeit, hormonelle Probleme, Konzentrationsschwierigkeiten und Vergesslichkeit, Depressionen und Ängste, Erschöpfung und Burn-out, sexuelle Störungen (Libidoverlust, Erektionsprobleme, unerfüllter Kinderwunsch) und so weiter.

Kommt Ihnen diese Aufzählung bekannt vor? Erinnern Sie sich noch an die lebensstilassoziierten oder nicht übertragbaren Krankheiten? Es gibt große Überschneidungen. Nicht ohne Grund.

Stress führt sehr unmittelbar zu einem bestimmten Verhalten; über längere Zeit auch zu einem bestimmten Lebensstil. Ein typischer stressassoziierter Lebensstil wäre einer, der andere Aktivitäten – seien sie noch so gesund oder sinnvoll – im Anblick der angenommenen Gefahr allmählich verdrängt. Das Momentum entsteht aus der Krise. Aber der krisenhafte Augenblick kann sich verselbstständigen und chronisch lang werden: *lebenslang.*

Das gilt übrigens auch im umgekehrten Fall: Über eine aktive Lebensstilmodifikation und geplante Verhaltensänderungen kann es oftmals gelingen, Stress über die Zeit wieder einzudämmen oder zu reduzieren, ihn in den Zaum zu bekommen. Denken wir hier an ein medizinisches »Stressmanagement«. Solche Programme sind meist Lebensstil- oder Verhaltenstrainings. Aber so etwas ist echte Arbeit und passiert in der Regel nicht von allein. Zusätzlich braucht es meist eine professionelle Begleitung, einen Therapeuten, Coach oder Trainer: Wie leicht passiert es uns doch, dass wir wieder im Gedankenkarussell festhängen oder ins Grübeln geraten, etwa über Vergangenes, oder voller Angst in die Zukunft starren – nur nicht im gegenwärtigen Moment sind. Aber nur hier finden Verhalten und seine Änderung statt! Und wie schnell passiert es uns, dass wir zu alten, ungesunden Routinen zurückkehren, in die altbekannten Stressfallen geraten. Wie oft sind wir in unserem Kopf gefangen. In unserer subjektiven Welt.

Nüchtern betrachtet, handelt es sich beim Stress lediglich um eine Änderung (Erhöhung) unseres basalen Erregungsniveaus: das kurzfristige Verlassen des »Standardmodus«, raus aus der Normalität und Intensität eines gleichförmigen Alltags. Ursache – oder Folge – ist jeweils eine Unterbrechung der gewohnten Abläufe, eine »Disruption« des Verhaltens, was auch ein Verlassen der persönlichen Komfortzone bedingt. Deswegen wird Stress häufig als unangenehm erlebt, aber nicht immer. Die Abkehr vom Grundniveau der Erregung kann freiwillig passieren (Auslöser: Fußball gucken, Rede halten, Urlaub, Heirat) oder erzwungen sein (Prüfung, Streit, Krankheit, Scheidung). In jedem Fall aber verlangt Stress von uns, sofort zu reagieren, unmittelbar zu handeln. Ohne Reaktion auf den Auslöser drohen uns sonst vermeintlich negative Konsequenzen, ebenso eine Verminderung unserer Leistungsbereitschaft oder der konkreten Performance. Vor allem aber ist unser Leben in Gefahr: *jetzt!* Das Gute ist jedoch: In den überwiegenden Fällen sind wir im Hier und Jetzt gar nicht leibhaftig bedroht. Wir *meinen* das nur. Die meiste Zeit sind wir sicher, zumindest physisch. Die Chancen, dass wir diesen und den nächsten Moment überleben, stehen gut! Und daher ist die einfachste und manchmal wirksamste Methode zur Stressreduktion schlicht und ergreifend das Hinwenden der Aufmerksamkeit zum gegenwärtigen Moment. Zum *Jetzt*. Dort soll es uns gut gehen. Wir nennen es Achtsamkeit oder Gegenwärtigkeit. Wir realisieren dann, dass wir gerade jetzt, hier, sicher sind. Dieses Vergegenwärtigen ist lernbar. Aber es leuchtet auch so ein – und gelingt uns mitunter von allein, manchmal spielerisch, wenn uns ein Fokus aus der Gegenwart zurückholt ins Jetzt, in seinen Bann zieht. Ein Klang, Wort, Bild, Eindruck oder Gedanke. Wenn wir sinnlich sind, aufmerksam – wenn wir zur »Besinnung« kommen.

Wenn wir dann wirklich *hier* sind, nicht grübelnd in der Vergangenheit oder ängstlich in der Zukunft, sinkt unser Erregungsniveau häufig schnell und messbar ab, ganz objektiv. Und auch subjektiv: Denn wir realisieren, dass es uns gerade nicht an den Kragen geht. *Kein Grund zur Panik.* Die Muskulatur kann jetzt entspannen, die Schultern können sinken, die Atmung kann wieder tiefer werden und langsamer, Zwerchfell und Bauch dürfen sich daran beteiligen, der Blutdruck und das Blut selbst können sich wieder beruhigen – insgesamt schalten Geist und Körper auf Erholung und Entspannung. Das genau ist ja Sinn und Zweck der natürlichen Entspannungsantwort: des angeborenen Gegenspielers vom Stress.

Anspannung und Entspannung, Aktivierung des sympathischen und des parasympathischen Nervensystems folgen in der Natur normalerweise direkt aufeinander. Probleme entstehen immer nur dann, wenn sich diese biologischen Prozesse nicht so entfalten können, wie sie von Natur aus gedacht sind. Da die Achtsamkeit so einfach und gleichzeitig so wirksam ist, ist sie fester Bestandteil vieler medizinischer Programme zur Stressbewältigung geworden. Einer ihrer Begründer, Jon Kabat-Zinn, der mit seinem Programm »Achtsamkeitsbasierte Stressreduktion« zunächst in den USA und danach weltweit große Bekanntheit erlangt hat, meint, dass die Achtsamkeit – und die Arbeit mit Stress generell – zugleich einfach und tief gehalten werden soll (»Keep it deep and simple!«).

In diesem Kontext steht auch das schon erwähnte und von mir entwickelte alltagsnahe BERN-Prinzip. Innerhalb der vier BERN-Säulen – Verhalten, Bewegung, Entspannung und bewusste Ernährung – ist die Achtsamkeit sowohl *formal* (etwa in der »R«-Säule = Entspannungssäule) als auch *informell* enthalten (implizit, in allen vier Säulen).[64]

Manchmal wird das medizinische Gebiet, in dem solche Programme verankert sind, auch als Verhaltensmedizin oder Mind-Body-Medizin bezeichnet.[65] Diese Begriffe bringen zum Ausdruck, dass es sich im Wesentlichen um Formen des mentalen oder Verhaltenstrainings handelt, die aber unmittelbar mit dem Körper und mit messbaren medizinischen Veränderungen (Outcomes) im Zusammenhang stehen. Pionier der Mind-Body-Medizin ist jener zuvor erwähnte Herbert Benson. (Es ist sicher kein Zufall, dass Benson und Kabat-Zinn in den Siebzigerjahren morgens gemeinsam zur Arbeit an der Harvard Medical School und dem Massachusetts Institute of Technology gefahren sind.)

»Lauf, als wenn dein Leben davon abhängt!« Denn das tut es. Gerade in diesen stressigen Zeiten. »Entspann dich! Genieße, iss gesund!« Und: »Denk auch an die schönen Dinge im Leben!« Eine optimistische Einstellung ist erwiesenermaßen gesund.[66] »Sonst erwischt es dich früher statt später!« Menschen, die so denken und diese Dinge berücksichtigen – weil sie sie neu erlernt haben oder von vornherein so gedacht und danach gehandelt haben –, leben nachweislich länger.[67] Und besser, wobei mit »besser« eine vergleichsweise hohe Lebenszufriedenheit gemeint ist.[68] Solche Menschen haben nicht selten eine hohe Gesundheitskompetenz, wissentlich oder unwissentlich. Sie sind robust, ein »Fels in der Brandung«, zugleich aber »elastisch«, das heißt, sie sind in der Lage, flexibel auf die wechselnden Anforderungen und unvermeidbaren Wogen des Lebens zu reagieren. Mehr noch, solche Menschen vermögen häufig, auf genau jenen Wogen zu »surfen«, ihre Energie zu nutzen und sich nicht überwältigen zu lassen. Einschläge und Abwürfe nehmen sie wahr, aber sie kommen stets auf ihr »Surfbrett« zurück – wie ein Stehaufmännchen (oder -weibchen). Sie setzen immer wieder neu an. Diese Fähigkeit nennen wir Resilienz (lateinisch »resilire« = zurückspringen): Nach einem Ausweichmanöver geht es wieder zurück auf die ursprüngliche Bahn. Diese Fähigkeit ist in Teilen angeboren, aber sie ist ebenso trainierbar. Achtsamkeit spielt eine Rolle. Sie reduziert Stress – und ist außerordentlich gesund. Mehr davon!?

Zum Schluss meiner Betrachtungen zum Stress stelle ich die Gretchenfrage: »Nun sag, Medizin, wie hältst du es mit dem Stress?«

Wird Stress wirklich mehr, oder bilden wir uns das nur ein? Wie schon angedeutet – die unbefriedigende, »faustische«

Antwort muss hier wohl lauten: sowohl als auch! Herbert Benson spricht davon, dass 60 bis 90 Prozent der Beratungsanlässe, wegen derer Menschen zu ihren Hausärzten gehen, mutmaßlich mit Stress im Zusammenhang stehen.[69] Dabei kann Stress in der Praxis von den Patienten explizit angesprochen werden oder aber im Hintergrund eine Rolle spielen. Die häufigsten Krankheiten und Gründe für einen Besuch beim Hausarzt sind genannt. Nun mag der Nachweis im Einzelnen, ob Stress hier jeweils Auslöser, Verschlimmerer oder in irgendeiner anderen Weise beteiligt ist, schwierig sein. Dennoch überschneiden sich die Listen der wichtigsten Beratungsanlässe in den Arztpraxen und der nicht übertragbaren sowie lebensstilassoziierten Erkrankungen in bemerkenswerter Weise mit den stressassoziierten Symptomen und Leiden. Und diese Erkrankungen nehmen ja dramatisch zu. Das kann als ein weiteres Indiz dafür gewertet werden, dass der Stress, allemal aber seine Auswirkungen – der »Impact« auf das Gesundheitswesen –, tatsächlich zunehmen.

Ein großes Problem in diesem Zusammenhang ist die Chronifizierung: Stress scheint nicht nur akut, unmittelbar fühlbar, sondern vor allem schleichend zuzunehmen und sich in viele Bereiche unseres täglichen Lebens allmählich vorzuschieben, sich unterschwellig hineinzudrängen. Burnout und seine kontinuierliche Zunahme über die letzten zehn Jahre kann als Beispiel angeführt werden. Viele Umfragen zeigen, dass die Menschen einen »grassierenden Stress«, allgemeinen Zeitdruck, ein »Gehetzt-Sein« sowie ständiges Hinterherlaufen beklagen.[70]

Der grundsätzliche Nachweis eines Zusammenhangs zwischen Stress auf der einen Seite und Bluthochdruck, der koronaren Herzerkrankung und Herzinfarkt, chronischen Entzündungen, Allergien und weiteren Immunerkrankungen, chronischen Schmerzerkrankungen, diversen psychischen, neurologischen und neurodegenerativen Erkrankungen wie Schlafstörungen, Depressionen, Angsterkrankungen, Multipler Sklerose, Alzheimer, Parkinson sowie vielen Stoffwechselerkrankungen auf der anderen Seite ist bereits erbracht.[71] In der Tat können wir heute im Zusammenhang mit Stress (wie bei den lebensstilassoziierten Erkrankungen) von Volkskrankheiten sprechen.

Stress ist aber, ich erwähnte es, auch in Mode. Man spricht darüber. Ständig. Jeder hat ihn, jeder kennt ihn, manch einer schmückt sich mit seinem Gestresst-Sein – als Zeichen von Wichtigkeit oder als Hinweis auf die eigene Geschäftigkeit. In der Wissenschaft liegen mittlerweile Modelle aus der Grundlagenforschung für die Stresswirkungen auf den Organismus, auf Psyche, Geist und Seele und auf den Körper vor. Wir kennen zellulären, oxidativen Stress, aber genauso mentalen Stress – und die angeschlossenen Stresssyndrome. Und wir kennen Burn-out und messen ihn.

Überhaupt: Wir können Stress messen, in der einzelnen Zelle, sogar im Zellkern und im Genom, aber ebenso auf der Ebene der ganzen Person. Sogar im Kontext großer Kollektive und Gesellschaften. Durch immer ausgefeiltere Fragebögen und Messmethoden, die zudem populärer und leichter zugänglich werden (viele Menschen messen inzwischen selbstständig ihren Stresslevel in Echtzeit über Smartphone, Smartwatch oder andere Gadgets), ist das Erfassen von Stress zu einer Alltagsroutine in Wissenschaft und Gesellschaft geworden. Stress und seine Erhebung haben es sogar in die Tarifvereinbarungen zwischen den Vertragsparteien auf dem Arbeitsmarkt geschafft (denken wir etwa an die heute vorgeschriebenen psychosozialen Gefährdungsanalysen am Arbeitsplatz.)[72] Stress ist, in Teilen, mittlerweile einfach zu operationalisieren. Und dies ist nun einmal eine wichtige Voraussetzung für seine Verbreitung. Man kann schließlich nur »haben«, nur an etwas erkranken und eine »sichere« Diagnose bekommen, wenn man es auch messen und benennen kann. So ist das nun einmal in der Medizin, leider. Ob jedoch eine solche Diagnose im Zusammenhang von Stress, wenn sie schon gestellt wird, automatisch eine sichere, gut zugängliche und effektive Behandlung mit sich bringt, sei allenfalls dahingestellt. Zum gegenwärtigen Zeitpunkt seien Zweifel erlaubt.

Und noch etwas ist festzustellen: Alles wird irgendwie schneller – oder kürzer. Nicht nur empfinden es viele Menschen so, es gibt Belege dafür. Die Zyklen von Beschäftigungen, von Projekten und von Beziehungen werden nachweislich immer kürzer.[73] Alles ist nur noch »auf Zeit« angelegt. Selbst der Schlaf wird kollektiv kürzer (was man unter anderem aus den gesammelten Daten von Smartwatch-Trägern ableiten kann, die zentral ausgewertet werden und die Bewegungsausmaße, Ruhe- und Schlafzeiten enthalten). Die Welt wirkt wie beschleunigt – einzelne Prozesse überlagern sich zunehmend, sie überholen sich teilweise selbst. Alles passiert gleichzeitig, sofort und auf direktem Wege. Wie soll man da noch mitkommen? Auch scheint sich die menschliche Aufmerksamkeitsspanne in den vergangenen beiden Jahrzehnten verkürzt zu haben: Wir können uns schlechter konzentrieren (nur noch für acht statt zwölf Sekunden pro Aufmerksamkeitsobjekt, kürzer als ein Goldfisch!), können nicht mehr bei *einer* Sache bleiben.[74] Und wir werden ständig unterbrochen: Die fortwährenden Arbeitsunterbrechungen durch E-Mails oder andere (digitale) Prozesse treiben den Stress noch auf die Spitze. Und sie sind gefährlich, gerade für die Gesundheit.[75] Und schließlich ist das Märchen vom Multitasking inzwischen widerlegt: Ja, wir Menschen können es, irgendwie, aber es tut uns nicht gut. Es macht unglaublich viel Stress.[76] Es gibt also ein zunehmendes Missverhältnis zwischen den Anforderungen einerseits und den individuellen Kompetenzen und Ressourcen zur Bewältigung ebendieser Anforderungen andererseits. So werden aus Anforderungen Belastungen. Wir fühlen uns von ihnen immer mehr erdrückt und getrieben, kommen nicht mehr hinterher. Purer Stress. Und die Kontrollierbarkeit des Stresses erscheint uns sehr begrenzt. Eine solche Ohnmacht und fehlende Kontrolle (auch: »erlernte Hilflosigkeit«) können dramatische Folgen haben. Unter anderem steigt das Herzinfarktrisiko deutlich an.[77]

Social Media tut sein Übriges: Die digitale Kommunikation wird von vielen Menschen als systemisch entgrenzt und persönlich einengend erlebt. Obwohl das Gegenteil doch versprochen wurde. Natürlich ist das nicht die Schuld der digitalen Medien, und man kann sie auch sehr sinnvoll und gewinnbringend, ja sogar stressreduzierend einsetzen.[78] Aber dafür braucht es Kompetenzen. Und die müssen wir lernen, ob in Kita, Schule oder andernorts – im gegenseitigen Miteinander. Bei der Erschaffung des Menschen waren diese Kompetenzen noch nicht gefordert, das Smartphone war von Gott nicht vorgesehen und ebenso wenig in der Biologie. Es liegt uns Menschen nicht, auch nicht in der Wiege.

Die Katze ist aus dem Sack. Wir haben Mephisto geschaffen und in unser Leben geholt. Jetzt müssen wir damit umgehen. Neben Risiken und Nebenwirkungen gibt es dennoch Chancen, keine Frage. Den Stress jedoch werden wir nicht mehr los. Und die Medizin steht mittendrin.

Die Menschen hinter den Masken

Die Medizin wächst weiter. Dieses betrifft sowohl das medizinische Angebot als auch die Nachfrage. Die Menschen werden älter und älter. Nicht überall (siehe USA), aber *fast* überall. Und die Menschen werden mehr. Damit nehmen in Folge die Krankheiten in der Gesamtheit zu.

Insbesondere die nicht übertragbaren sowie die lebensstilassoziierten Erkrankungen haben einen rasanten Zuwachs. Dann kommt noch der ganze Stress des modernen Daseins hinzu – die vielen Stresskrankheiten sind ebenfalls Kinder unserer Zeit. Und sie vermehren sich schnell. Selbst wenn es Stress immer gegeben hat, so ist heute doch eindeutig festzustellen, dass stressassoziierte Leiden massiv auf dem Vormarsch sind. In allen Ecken unseres Lebens.

Doch wie geht es den Menschen, die mit dieser Welle an Leid und Krankheit konfrontiert werden? Wie gehen diejenigen, die im Gesundheitswesen arbeiten, mit Stress und erhöhten persönlichen Risiken um? Menschen, die seit Corona dauerhaft verhüllt und hinter Masken arbeiten müssen.

Der Weltärztebund warnte bereits 2018 vor einer »Burn-out-Pandemie« unter Ärzten.[79] Schicken wir voraus: Für Ärzte (und für Gesundheitsprofis generell) besteht ein erhöhtes Risiko insbesondere für psychische Erkrankungen – Depressionen, Ängste, Substanzmissbrauch – sowie für Burn-out. Und auch das Suizidrisiko ist erhöht. Die Arbeit im Gesundheitswesen ist eben nicht nur »strahlend weiß«, sondern sie hat ihre dunklen Seiten.

Bei den Risiken für die Gesundheitsberufe geht es nicht nur um Stress und Belastungen, sondern ebenso um Ressourcen und ihre Verteilung sowie um »Glück« und Zufriedenheit.

Mein eigenes Institut an der Universität Witten/Herdecke, wo wir Gesundheitsforschung, Neurobiologie und Medizin zusammenbringen, hat hierzu die bisher größte systematische Erhebung unter deutschen Allgemeinärzten gestartet: »GAP – Glück in der Arztpraxis«.[80] Dieses Thema wird uns selbst und die Ärzteschaft insgesamt noch lange begleiten.

Die Menschen im Gesundheitswesen – also diejenigen, die für die Gesundheit professionell einstehen, sie »verkaufen« müssen – tragen ihre eigene Marke im Gesicht (nicht nur Masken). Sie sind ihr eigener Werbeträger. Wer Gesundheit vertreibt, muss auch gesund sein, könnte man meinen: Sonst taugt die angebotene Leistung nicht! Da können sich erheblich Rollenerwartung und Erwartungsdruck aufbauen, was dann zu dem Stress und der Verantwortung – der medizinisch-therapeutischen wie der wirtschaftlichen (inklusive der volkswirtschaftlichen und gesellschaftlichen) – noch obendrein hinzukommt.

Ärzte, Therapeuten, das Pflegepersonal und die medizinischen Fachangestellten haben viel Stress. Nicht nur den eigenen: Sie begegnen in ihrer Arbeit mit voller Wucht den Missständen und Härten der Gesellschaft. Und dem Leid an sich, den Krankheiten, der Trauer, dem Tod. Das prallt nicht an ihnen ab. Nicht alles. Zu der oftmals erlebten Hilflosigkeit reihen sich dann noch die Gesundheitspolitik und die Systemfrage ein: »Welches Gesundheitssystem hätten Sie denn gerne?« Das Gesundheitssystem steht im Fokus und ist Gegenstand öffentlicher und politischer Debatten. Nicht nur in Fachkreisen. Ständig wird an ihm herumgedoktert. Corona hat all diese Aspekte in pointierter Form noch einmal besonders deutlich gemacht.

Und so kommt es zu einer Lage, in der einerseits eine Menge schädlicher oder belastender Faktoren (Stressoren) auf das Gesundheitspersonal niederprasselt, denen aber auf der anderen Seite die gleichzeitig vorhandenen systemischen und individuellen Schutzfaktoren und Widerstandsressourcen (Resilienzfaktoren) gegenüberstehen. Solche positiven Faktoren können nicht nur die »Arbeit mit Menschen« allgemein sein oder die angesehene soziale Stellung, die damit oft einhergeht, auch eine meist gute Absicherung, sondern speziell das Erleben von Wertschätzung und Anerkennung. Welche fraglos vorhanden sind, wie wir wieder allerorten erfahren können, quer durch Europa: Die Gesundheitsberufe werden gefeiert!

Im individuellen Fall wird dann Bilanz gezogen, bewusst oder unbewusst. Lohnt es sich? Wie hoch ist der Preis, was kommt am Ende dabei herum? Reichen die eigenen Bewältigungsstrategien aus? Wer oder was *hilft mir*?

Was, wenn es nicht reicht?

»Sind gestresste Ärzte die depressiven Patienten von morgen?« So fragte das *Deutsche Ärzteblatt* 2010.[81] Schauen wir uns das mit dem »Ärzte-Stress« noch etwas genauer an: Über 90 Prozent der deutschen Mediziner berichten, mit dem Krankenhaus vor allem Stress zu verbinden.[82] Über 80 Prozent empfinden die Arbeit in den Praxen als nicht weniger stressig.[83] Im Januar 2020 wurde von einem »Aufschrei junger Ärzte« berichtet: Hohe Belastungen, keine Zeit, kein Personal – für die Patienten könne das unter Umständen tödlich enden.[84]

Der Stress macht schon die jungen Ärzte krank. Aber nicht nur die: Personal im Dauerstress, ständige Überlastung, deutliche persönliche Gesundheitseinbußen – so sieht es häufig in deutschen Krankenhäusern aus. Und es betrifft nicht nur die Ärzte. Auf europäischer Ebene wird das Ausmaß ebenfalls deutlich, der Stress im Gesundheitswesen ist überall festzustellen: Über 90 Prozent der Personen mit Leitungs- oder Arbeitsschutzfunktionen im Gesundheitswesen gaben 2010 in einer offiziellen europaweiten Erhebung an, dass der arbeitsbedingte Stress in ihrem Bereich als sehr akut anzusehen sei.[85] Der Gesundheitsbereich war damit einsamer Spitzenreiter. Und die Ärzte innerhalb dieses Sektors waren vielleicht nur die besonders gut sichtbare Spitze eines großen Eisbergs. Aber gerade wegen ihrer Sichtbarkeit und ihrer Bedeutung bleibe ich für einen Moment noch bei ihnen.

Ärzte, die infolge der beschriebenen Merkmale und einer hohen Stressbelastung eine verminderte Empathiefähigkeit haben, sind nicht nur vermeintlich weniger »gute« Ärzte.[86] Vor allem aber sind sie selbst auch weniger glücklich und können aus ihrem Beruf nicht die gleiche Zufriedenheit und Befriedigung schöpfen wie ihre weniger gestressten, nicht depressiven Kollegen. Damit bricht eine wichtige Ressource für sie weg. Und das hat Konsequenzen. Eine weit beachtete Fachpublikation hat bereits 2009 hervorgehoben, dass nicht nur die vielerorts erhobene Patientenzufriedenheit, sondern gerade die Ärztezufriedenheit ein wichtiger Indikator für die Versorgungsqualität und Performance im Gesundheitswesen ist: Die konkreten medizinischen Ergebnisse hängen ebenso vom Wohlbefinden der Leistungserbringer ab.[87] In diesem Zusammenhang wird von »Ärzte-Wellness« (»Physician Wellness«[88]) als neuem Qualitätsindikator gesprochen: Unzufriedene und gestresste Ärzte führen zu einer unbefriedigenden Versorgung. Depressive Ärzte verschreiben beispielsweise sechsmal so häufig falsche Medikamente wie ihre gesunden Kollegen.[89] Daher sollte die Ärztegesundheit verstärkt in den Mittelpunkt der Aktivitäten im Gesundheitswesen geraten. Was *zum Glück* nun auch passiert.

Es ist bekannt, dass Berufe, die mit einer hohen Verantwortung einhergehen und den Umgang mit ethischen Konflikten sowie mit menschlichem Leid in hoher Intensität einschließen, individuell sehr belastend sein können. Und sehr beglückend zugleich. Dabei entscheiden nicht die äußeren Umstände allein über das persönliche Wohlergehen oder Glück, sondern jeder Einzelne anhand seiner eigenen Kompetenz und Selbsthilfe- beziehungsweise Selbstheilungsfähigkeit, dem Widerstandsvermögen – einem guten Zusammenspiel zwischen Außen und Innen.[90] Dazu gehören Robustheit (»Hardiness«) und Resilienz: eine gute Standfestigkeit und »Härte«, gekoppelt mit einer gewissen Elastizität und Flexibilität.[91] Wie bei einem jungen Baum, kräftig und biegsam zugleich – beides zusammen erscheint ideal. Solche Eigenschaften beschreiben die »salutogenen Gesundheitsressourcen«.

Die Tatsache, Helfer in der Not zu sein und daran gekoppelte Erwartungen erfüllen zu wollen (an sich selbst, aber ebenso von außen), kann sowohl mit Omnipotenz- als auch mit Ohnmachtsgefühlen einhergehen. Erinnern wir uns an das Yerkes-Dodson-Gesetz: Beide extremen Gefühlslagen sind weder der Gesundheit noch dem Glückserleben und vor allem nicht der Leistungsfähigkeit im Beruf zuträglich. In der Mitte liegt die Kraft. Der überforderte und leistungsineffiziente Arzt (»impaired physician«) ist nicht ohne Grund ein Begriff, der bei der Ärztegesundheit gerade die Runde macht, zudem auf berufspolitischer Ebene.

Apropos Standesvertretung: Mit der revidierten Fassung des Genfer Gelöbnisses verpflichten sich die ungefähr 400 000 in Deutschland tätigen Ärztinnen und Ärzte neuerdings zu folgendem Grundsatz: »Ich werde auf meine eigene Gesundheit, mein Wohlergehen und meine Fähigkeiten achten, um eine

Behandlung auf höchstem Niveau leisten zu können.«[92] Nur ein gesunder und ausreichend zufriedener Arzt kann letztlich wirklich gute Arbeit leisten. Bereits 2007 beauftragte die Bundesärztekammer eine Übersichtsarbeit zum Thema »Physician Factor«, welche die Arbeitszufriedenheit von Ärzten und Konsequenzen für die Gesundheitsversorgung beleuchtete.[93] Stress liegt als Einflussfaktor ganz weit vorne. Der Deutsche Ärztetag 2019 in Münster befasste sich ebenfalls mit der Ärztegesundheit und setzte damit ein Signal für die Wichtigkeit des Themas im deutschen Versorgungssystem. Es ist auf der Agenda.

In regelmäßigen Untersuchungen dokumentieren die Interessenvertretungen der Ärzteschaft die Situation »an der Front«.[94] Gerade im stationären Sektor zeigt sich eine große Unzufriedenheit: Über 30 Prozent der Ärzte geben an, dass sie mit den aktuellen Arbeitsbedingungen »unzufrieden« oder »sehr unzufrieden« sind.[95] Knapp 60 Prozent der Ärzte bestätigen, »eher nicht« oder »ganz und gar nicht« genug Zeit für die Behandlung ihrer Patienten zu haben. Ein Viertel erklärt, mehr als drei Stunden täglich für nicht ärztliche, administrative Tätigkeiten aufzubringen. Das Problem: Werden bestimmte Aufgaben dauerhaft als unvereinbar mit der eigenen professionellen Rolle verstanden, so können sich diese aufgrund der fehlenden »Legitimität« (= Gefährdung der Rollenidentität) erheblich stressverstärkend auswirken.[96] Hierarchische Strukturen in Krankenhaus und Arztpraxis, schlechte Führungsqualitäten der Vorgesetzten und Konflikte mit Kollegen oder Mitarbeitern können als zusätzliche Stressoren wirksam sein.[97]

Weitere wichtige Aspekte im Zusammenhang von Stress und Arbeitszufriedenheit sind Arbeitsumfang und Arbeitsdichte: Die ärztliche Tätigkeit geht häufig mit einer hohen

Wochenarbeitszeit und regelmäßigen Überstunden sowie Nacht-, Bereitschafts- und Notdiensten einher. In einer Umfrage unter Assistenzärzten gaben 2018 knapp 60 Prozent der Teilnehmenden an, durchschnittlich mehr als fünfzig Stunden pro Woche zu arbeiten.[98] 70 Prozent aller Ärzte machen regelmäßig Überstunden, wobei im Schnitt (nach aktuellen Zahlen aus 2020) elf bis fünfzehn Stunden extra pro Woche gearbeitet werden.[99] Aufgrund des vergleichsweise hohen Arbeitsumfangs bleibt weniger Zeit für Familie, Freunde und Freizeit. Die Dienstbelastung und damit verbunden eine eingeschränkte Planbarkeit und »unruhige« Struktur etwa von Wochenenden oder Feiertagen wirken sich hier ebenfalls negativ aus. Dieses ist umso folgenreicher, als das private Umfeld eine wichtige Ressource im Umgang mit Stress und Belastungen darstellt. Ein Mangel in diesem Bereich mindert den Puffer gegen berufliche Überforderung.

Ärzte stehen in Bezug auf die Patientenbehandlung unter einem enormen Qualitätsdruck. Patienten formulieren vermehrt und zunehmend selbstbewusst ihre individuellen Bedürfnisse. Zugleich beinhaltet der Arztberuf im Allgemeinen auch einen großen Handlungsspielraum. Wird dieser jedoch aufgrund von Mengenvorgaben (ökonomischer Druck), Regressansprüchen oder konträren Interessen von Organisationen (Krankenhäuser, Krankenkassen, Abrechnungsstellen) oder von »fordernden« Patienten limitiert, kann ein Ungleichgewicht gegenüber den Anforderungen entstehen. Dieses Ungleichgewicht zwischen individueller Beanspruchung und ihrer empfundenen Kontrollierbarkeit hat ja für sich allein ein stark gesundheitsgefährdendes Potenzial.[100] Ohnmacht ist ungesund. Gleiches gilt für ein Missverhältnis zwischen persönlichem Einsatz und erlebter Belohnung.[101]

»Time is money« – und Qualität: 70 Prozent der deutschen Ärzte beklagen einen Zeitdruck im Job, etwa die gleiche Prozentzahl *erhöht* nach eigenen Aussagen parallel das Arbeitstempo, um die tägliche Arbeit und die geforderten Outcomes doch noch irgendwie zu schaffen.[102] Dabei sagen 60 Prozent, dass sie die Qualität ihrer Arbeit bewusst reduzieren müssten, um über die Runden zu kommen: Qualitätsreduktion (und Temposteigerung) zur Stressreduktion. So weit ist es schon gekommen. Diese Ärzte müssen mit weniger zufrieden sein, als es der eigene Anspruch normalerweise erwarten lassen würde – ein großes Frustrationspotenzial!

Ich selbst erinnere mich noch gut an ärztliche Vorgesetzte, die mich zu Beginn meiner Laufbahn mehrfach ermahnten, nicht mit dem Anspruch (an mich selbst, an das Krankenhaus, die Praxis), hier eine gute oder sogar sehr gute Arbeit leisten zu können, Medizin zu praktizieren: »Herr Esch, ausreichend reicht völlig aus!« Statt der *bestmöglichen* Medizin nur eine ausreichende? Das war nicht meine Welt. Ein Jobwechsel stand an.

Anerkennung und Wertschätzung sind wichtige Faktoren, die mit der Arbeitszufriedenheit auch von Ärzten im Zusammenhang stehen. 2018 bewerteten etwa 30 Prozent der Ärzte die Anerkennung im Beruf als »eher nicht« oder »ganz und gar nicht« angemessen.[103] Andererseits muss festgestellt werden, dass der ärztliche Beruf auf vielfältige Art und Weise eine sinnstiftende Tätigkeit darstellen kann. Sinnhaftigkeit ist eine wirksame Ressource, auch für die Bewältigung von Druck, und kann zugleich eine Tätigkeit enorm aufwerten.[104] In der Medizin etwa gilt, dass sinnstiftende Beziehungen zu Patienten stark positiv mit Glück und Zufriedenheit zusammenhängen und die ärztliche Arbeit erfüllend machen.[105] Ärzte stimmten 2018 in einer repräsentativen Umfrage zu 99 Prozent der Aussage zu, dass ihre Arbeit sinnvoll und nützlich sei.[106] Allerdings ist das Sinnerleben durch Kürzungen von Zeiten im direkten Patientenkontakt – durch ökonomischen Druck, Arbeitsverdichtung und zunehmenden bürokratischen Aufwand – potenziell bedroht.[107] Hierbei wird von einer anwachsenden »Illegitimität« der ärztlichen Aufgaben gesprochen.

Die Gesundheitsberufe sind heute vielen Stressoren ausgesetzt, die nicht primär aus dem Umgang mit dem Patienten und seinem Leid herrühren. Wie schon bemerkt: Ein eingeschränktes Belohnungs- oder »Gratifikationsgefühl« bei gleichzeitig hohen Anforderungen und einem generell geminderten Einfluss auf die konkrete Gestaltung der Arbeitsabläufe (»Was getan werden muss, muss getan werden!«) führt potenziell zu einer reduzierten Arbeits- und Lebenszufriedenheit und stellt einen erheblichen Risikofaktor für gesundheitliche Beeinträchtigungen sowohl auf körperlicher als insbesondere auch auf psychischer Ebene dar.[108] Und so sind es gerade die psychischen Erkrankungen, die sich in den Vordergrund schieben.

Burn-out, als gefühlte Erschöpfung, erhöhte psychische Distanz zum eigenen Job (Zynismus, »Depersonalisation«), einhergehend mit tatsächlich reduzierter Leistungsfähigkeit, ist ein immer stärker diskutiertes Thema, wenn es um die Ärztegesundheit geht. Verschiedene Schätzungen sehen zwei Drittel der Ärzteschaft weltweit von Burn-out betroffen.[109] In Deutschland geben nach aktuellen Zahlen etwa ein Drittel bis 40 Prozent der Ärzte entsprechende Symptome an.[110] Auch depressive Erkrankungen sind in der Ärzteschaft verbreitet und etwa drei- bis viermal so häufig wie in der sonstigen Bevölkerung.[111] Das entspricht sicher nicht dem Bild, das die Allgemeinbevölkerung von den Ärzten hat. Dort wären jene psychisch stabil, stets zur Stelle und hilfsbereit, weil sie Partner zu Hause haben, die sie lieben und Heim und Familie zu einem Ort der Harmonie und Erholung machen, damit sie, wie gewohnt, jeder beruflichen Anforderung standhalten können.

Ärzte sind zudem vergleichsweise stark von Suchterkrankungen wie Alkohol-, Drogen- und Medikamentenmissbrauch betroffen.[112] Auch die Suizidrate ist in der Ärzteschaft im Vergleich zur Allgemeinbevölkerung messbar erhöht: Analysen kommen zu einer 1,4-fach höheren Wahrscheinlichkeit für Suizide bei Ärzten und einer 2,3-fach höheren Wahrscheinlichkeit bei Ärztinnen im Vergleich zur Gesamtbevölkerung.[113] Was treibt Ärzte zu so einer Tat? Seit den Siebzigerjahren wird darüber wissenschaftlich diskutiert. »Überanstrengung« hieß es damals (Burn-out kannte man noch nicht). »Nervenzusammenbruch« oder »Anpassungsstörung« sind verwandte Begriffe. Heute würden wir von Stress als Oberbegriff und von Burn-out als Syndrom reden. Nicht zu vergessen das bereits erwähnte gehäufte Vorkommen von Depressionen.

Wir können heute von etwa fünf Prozent suchterkrankten Ärzten unter den berufstätigen Kollegen in Deutschland ausgehen, was etwa 20 000 Ärzten entspräche. Eine beträchtliche Dunkelziffer kann ebenfalls angenommen werden. Ob das viel oder wenig ist, mag dahingestellt sein. Aus Sicht der Patienten ist es sicher zu viel. In Deutschland ist neben dem Alkohol vor allem der Medikamentenmissbrauch bei Ärzten ein Thema. Dabei finden Sucht und Suizidalität meist streng abgeschirmt von der Öffentlichkeit und nicht selten in völliger Unkenntnis selbst der eigenen Familie statt. Aufgrund der häufig langen Verläufe, geschuldet nicht zuletzt der besonderen Stellung des Arztes in der Gesellschaft und seiner hohen Verantwortung, steht am Ende der Suizidversuch oft als eine Art Offenbarung dar. Die Sinnkrise soll vorher nicht nach außen dringen, da es ja gerade Rolle und Aufgabe des Arztes ist, Sinn zu finden und zu stiften. Ohnehin scheinen verzerrtes Selbstbild, erlernte Hilflosigkeit und belastende Berufsbedingungen Hauptgründe für Fehlentwicklungen zu sein, die in der Entscheidung zur Tat Ausdruck finden. Neben den ganz persönlichen Faktoren und konkreten Bedingungen im individuellen Einzelfall.

Erklärbar ist die erhöhte Suizidrate auch damit, dass Ärzte einen vereinfachten Zugang zu Medikamenten haben sowie über Fachwissen zu pharmakologischen Wirkmechanismen verfügen. Sie wissen, wie man sich »am besten« umbringt. Erschwerend kommt hinzu, dass eine Behandlung von psychischen Erkrankungen und Süchten bei Ärzten häufig gar nicht oder häufig erst sehr spät erfolgt.[114] Viele Ärzte behandeln sich selbst und verzichten lange auf die Inanspruchnahme fremder Hilfe – eine Besonderheit der betrachteten Berufsgruppe.[115] Das gilt generell: Ein Drittel der Ärzte sagt von sich, dass sie oft bis sehr oft krank zur Arbeit käme.[116] Und so kann eine Lebensmüdigkeit unterhalb der Sichtbarkeitsschwelle langsam heranreifen.

Sucht und Suizidalität sind extreme Zeichen, aber es gibt auch eine Reihe anderer relevanter Stresswarnsignale im Vorfeld. Mehr als 80 Prozent der substanzabhängigen Mediziner klagen über Schlafstörungen, insbesondere Durchschlafstörungen.[117] Die gleiche Prozentzahl der Befragten gibt an, arbeitsbedingte Belastungen und Anspannungen eher mit sich selbst auszutragen. Dabei zeigt sich die Lebensqualität der abhängigen Ärzte im Vergleich zu den vermeintlich

»gesunden« schon früh deutlich eingeschränkt. Erstere greifen bei Anspannungen häufig zu Ersatzmitteln: Entspannung durch Alkohol, Medikamente oder das übermäßige Rauchen beziehungsweise den Konsum illegaler Drogen. Ganz anders die nicht abhängigen Ärzte: Jene pflegen eher kollegiale Kontakte und persönliche Gespräche, treiben Sport. Das gilt im Übrigen genauso für die Gesamtbevölkerung: Ärzte sind auch nur Menschen!

Es wird deutlich, dass psychische Erkrankungen und Süchte von Ärzten eine hohe gesellschaftliche Relevanz haben. Mediziner haben einen spezifischen Umgang mit diesen Erkrankungen und deren Therapie. Belastende Arbeitssituationen in der ärztlichen Praxis und eine eingeschränkte Arbeitszufriedenheit wirken sich dabei nicht nur auf den einzelnen Arzt aus, sondern das Gesundheitssystem insgesamt wird in Mitleidenschaft gezogen. Eine unzureichende Stressregulation und Unzufriedenheit können etwa zu gehäufter Arbeitsunfähigkeit[118] und zum vorzeitigen Verlassen des Arbeitsplatzes führen.[119] Das System selbst gerät unter Druck. Ärzte fehlen durch Krankheit (oder sie fehlen eben nicht, sind aber trotzdem krank), eingeschränkte Leistungsfähigkeit, Kündigung – oder weil sie nach dem Studium gar nicht erst in die Patientenversorgung einsteigen. Die Aussichten sind nicht gut.

Auf der anderen Seite kann im Zusammenhang mit gesundheitlichen Beeinträchtigungen und einer eingeschränkten Arbeitszufriedenheit von Ärzten die Patientensicherheit gefährdet werden. Hier sind unter anderem vermehrte Behandlungsfehler und eine höhere Wahrscheinlichkeit für Überversorgung durch unnötige Diagnostik zu nennen: Verunsicherte und unzufriedene Ärzte verschreiben nicht nur mehr falsche, sondern ganz allgemein mehr Medikamente und Untersuchungen.[120] Nicht alles davon macht Sinn und ist wirklich indiziert. Gerade in der Medizin gilt: *Viel hilft nicht immer viel!* Manchmal hilft das Viele gar nicht oder verschlechtert sogar die Lage. Das wirkt sich dann negativ auch auf die Versorgungsqualität aus. Zugleich führt ein beeinträchtigtes Wohlbefinden der Ärzte zu einer messbaren Abnahme der Patientenzufriedenheit.[121] Das eine hängt mit dem anderen zusammen. Nicht nur die Ärzte leiden, ebenso die Patienten. Und so schließt sich ein Kreis: zu wenig Zeit, zu wenig Personal, zu wenig Beziehung, zu wenig Zufriedenheit. Es besteht Handlungsbedarf!

Und was ist mit der Pflege?
In der Pflege sieht es grundsätzlich nicht besser aus. Ganz und gar nicht. Auch die Pflegekräfte beklagen, zu wenig Zeit für Patienten zu haben, zu wenig Wertschätzung für ihre Arbeit zu erfahren sowie zu viel Stress zu erleiden.[122] Schwestern und Pfleger sind frustriert.

Das Statistische Bundesamt errechnet für das Jahr 2025 in Deutschland einen Mangel im Bereich der Pflege von über 100 000 Vollzeitangestellten.[123] Basierend auf diesen Zahlen und Prognosen könnten laut dem Institut der deutschen Wirtschaft in der stationären Versorgung bis zum Jahr 2035 rund 300 000 Pflegekräfte fehlen. Die Versorgungslücke im Pflegebereich insgesamt (stationär und ambulant zusammen) könnte sich bis auf 500 000 Fachkräfte vergrößern.[124] Dabei stellt der wachsende Fachkräftemangel im Pflegebereich nicht nur ein organisationales und strukturelles Problem dar, sondern vor allem ein kulturelles. Das haben wir schon bei den Ärzten vernommen, jetzt trifft es genauso für die Pflege zu – die Berufsgruppen sitzen schließlich im gleichen Boot.

Auch für die Pflege gilt, dass die personellen Engpässe eine allgemeine Unzufriedenheit nur noch verstärken. Das verbliebene Personal muss den Mangel kompensieren, ihn »ausbaden«. Für die, die noch an Bord sind, dreht sich das Hamsterrad umso schneller. Neben einer als zu gering empfundenen Entlohnung ist die chronische Unterbesetzung ein wichtiger Treiber weg aus dem Beruf und ein weiterer Grund für das zurzeit negative Berufsbild der Pflege: Nur etwa ein Drittel der Pflegekräfte würde den Beruf weiterempfehlen, nur die Hälfte ist mit dem eigenen Arbeitsplatz zufrieden, 60 Prozent äußern eine Unzufriedenheit in Bezug auf Stellenwert und Anerkennung der Pflege sowie den Arbeitsstress.[125]

Pflegekräfte fühlen sich psychisch wie physisch stark belastet und ausgelaugt. Zusätzlich bemängeln mehr als zwei Drittel von ihnen, dass die Zeit zur Erledigung der Aufgaben nicht ausreiche, insbesondere die für den Patienten.[126] Die anfallende Arbeit sei im vorgesehenen Zeitraum generell nicht mehr zu schaffen – ein Gefühl der Ohnmacht und des ständigen »Hinterherlaufens« stelle sich ein. Dieses Gefühl bestärkt die negativen Zukunftserwartungen: Mehr als zwei Drittel der Pflegekräfte glaubt von sich selbst, den Job ab einem Alter von fünfundfünfzig Jahren nicht mehr leisten zu können.

Auf der anderen Seite wird die Berufswahl »Pflegekraft« noch immer mehrheitlich positiv bewertet. Es gibt eine starke Diskrepanz zwischen der selbst erlebten Hilflosigkeit und den individuellen Belastungen einerseits sowie dem zugeschriebenen, grundsätzlich positiven Potenzial des Berufs andererseits. Abhilfe könnte neben der Überprüfung (und Anpassung) der Einkommenssituation vor allem eine Diskussion und Verbesserung der sozialen Aspekte des Berufsalltags bringen.

Dazu gehört auch eine angemessene Standesvertretung. Nur wenige deutsche Bundesländer besitzen bisher eine eigene Pflegekammer – etwas, das für die Ärzte lange eine Selbstverständlichkeit ist und zugleich Ausdruck der sozialen Stellung und Anerkennung. Jene Faktoren sind in besonderer Weise mit der Arbeitsplatzzufriedenheit verbunden.

Schließlich ist, wie bei den Ärzten, die subjektiv empfundene Illegitimität der Aufgaben (ein Großteil der Arbeit ist nicht direkt mit dem Patienten oder der eigentlichen Pflege verbunden) ein wichtiger Grund für Unzufriedenheit und Frustration im Beruf. Und ein zentraler Hebel für die Verbesserung der Situation: Werden Pflegekräfte in diesem Bereich entlastet und erhalten wieder mehr originär pflegerische Aufgaben, so kann eine deutliche Steigerung der Arbeitszufriedenheit erwartet werden. Gleiches gilt für einen Zuwachs an »Gratifikationsbeweisen«: Hier würde allein die bessere Vereinbarkeit von Beruf und Familie einen großen Teil ausmachen.[127] Wertschätzung kann sich manchmal ganz praktisch zeigen. Allerdings ist diese Erkenntnis nicht wirklich neu.

Noch einmal zu den Arztpraxen: Wie geht es eigentlich den Medizinischen Fachangestellten (bis 2006: »Arzthelferinnen und Arzthelfern«)? Hierzu wird seit einigen Jahren geforscht.

Man kann es auf einen einfachen Nenner bringen: Der Dreiklang aus zu viel Arbeit, zu wenig Zeit (mit dem Patienten) und zu geringer Wertschätzung findet sich auch hier. Gerade ein als zu gering empfundenes Einkommen belastet die Arbeitszufriedenheit sehr.[128]

Die Mehrheit der Medizinischen Fachangestellten sieht ein Problem ebenso bei den hohen Arbeitsbelastungen angesichts einer Verschlechterung der Patientenversorgung: Die Qualität des Kontakts zum Patienten sinke aufgrund der Arbeitsmenge. So seien etwa »Flüchtigkeitsfehler« an der Tagesordnung.[129] Auch dieser Zustand nährt eine Zunahme von Erschöpfung, Burn-out und allgemeiner Frustration. Auf der Ressourcenseite wiederum wird das Arbeitsfeld als solches, die Sinnhaftigkeit des eigenen Tuns sowie der Kontakt mit den Kollegen als große Unterstützung angegeben. Die Gemeinschaft – das Soziale im Sozialen – ist der immer gleiche »Köder«: Beziehungen ziehen und flicken das Gesundheitssystem zusammen.

Fazit: Laut Statistischem Bundesamt, laut Berichterstattung des Bundesgesundheitsministeriums und der Bundesärztekammer arbeiten etwa fünf Millionen Menschen im deutschen Gesundheitssystem, knapp eine Million davon in der Pflege, eine halbe Million als Medizinische Fachangestellte. Damit ist das Gesundheitswesen der größte Arbeitgeber Deutschlands. Tendenz weiter steigend. Viele von diesen Menschen sind gerade ziemlich unzufrieden mit ihrer Arbeit. Dabei stehen Anerkennung und konkrete Gestaltungsmöglichkeiten im Beruf offenbar im Missverhältnis zu den Anforderungen und Belastungen, auch zum erlebten Stress. Das betrifft praktisch alle Gesundheitsberufe, wobei der definierte Arbeitslohn bei einigen Berufsgruppen als Negativfaktor (weil subjektiv zu niedrig) stark ins Gewicht fällt. Der Aufwand ist zu groß, die Belohnung oft zu gering – das ist wahres Gift.

Die Dosis der schlechten Nachrichten ist hoch. Die Gesundheitsbranche pfeift in einigen Bereichen personell bereits aus dem letzten Loch. Das war vor Corona so, hat sich mit der Pandemie aber nochmals verstärkt: Corona könnte das Fass vielerorts zum Überlaufen gebracht haben. Der gravierende Fachkräftemangel gefährdet stellenweise schon jetzt eine flächendeckend hochqualitative Gesundheitsversorgung. Die möglicherweise verheerenden Auswirkungen der Pandemie in diesem Zusammenhang werden wir erst in einigen Jahren genauer sehen, wenn wir die »Abschlussrechnung« für Corona präsentiert bekommen. Dann jedoch könnte es für eine Heilung des langjährigen Grundproblems beim Gesundheitspersonal – oder für ein schnelles Nachfassen und Korrigieren (»quick fix«) – bereits zu spät sein.

Reicht es für alle?

Das Gesundheitssystem wächst unaufhörlich weiter. Corona gießt nur weiteres Öl ins Feuer. So entsteht ein in Teilen überhitzter Markt, der seine eigenen »Kinder« verbrennt, die Gesundheitsspezialisten. Doch welche Rolle spielen die Patienten in diesem Szenario?

Ohne Frage: Es gibt eine Reihe von Besonderheiten, gerade im deutschen Gesundheitswesen. Vom Zusammenspiel zwischen Angebot und Nachfrage habe ich zuvor ausführlich geschrieben. Auch die Frage diskutiert, wer eigentlich die Treiber für den wachsenden Markt sind. Hierbei habe ich erörtert, ob die Nachfrage (die Patienten, die Indikationen, die Behandlungen, die Medikamente) wirklich dem »eigentlichen« Bedarf folgt, wie man es normalerweise annehmen würde. Oder ob nicht doch das Angebot (die Ärzte und Leistungserbringer, die Konzerne und Institutionen) die tatsächliche Nachfrage erst nach sich zieht, zumindest stellenweise. Festgestellt habe ich, dass eine Mischung zwischen beiden Vorstellungen – einer Angebots- und einer Nachfrageorientierung – wohl am ehesten das reale Geschehen abbildet. Mit vielfältigen Verzerrungen auf lokaler, regionaler, nationaler und internationaler Ebene, ebenso bei den Indikationen, den sozialen und sonstigen Merkmalen des Patienten (wie etwa Geschlecht und Alter). Die Postleitzahl des Wohnorts allein hat einen wesentlichen Einfluss auf Angebot *und* Nachfrage. Und neben dem Wohnort kommt noch der konkreten Kultur (in der Familie, der Peergroup, im unmittelbaren sozialen Bezugsrahmen, in der eigenen »Tradition«) eine entscheidende Rolle zu. Ganz zentral sind auch die vielen Fragen von persönlichem Lebensstil, von individueller Motivation und Belohnung, basierend auf neurobiologischen Prozessen, die im Gehirn ihren Ausgang nehmen: »Mind matters most!«

Und so ist das, was ein Patient meint, über sich, seine Beschwerden und Ursachen dafür, eine entscheidende Größe im konkreten Räderwerk des Gesundheitssystems. Im Übrigen auch ein Grund dafür, dass wir in unserer Wittener Universitätsambulanz bei allen Patienten, die neu zu uns kommen, zuerst nach den genauen *eigenen* Vorstellungen fragen – *bevor* wir die medizinische Brille aufsetzen. Was ist aus Sicht der Patienten, in ihrem individuellen Narrativ, die Ursache oder der konkrete Auslöser ihres Problems? Wie würden sie das Problem selbst nennen? Auch fragen wir nach ihren eigenen Einschätzungen, ob das Problem (die Beschwerden, der eigentliche Beratungsanlass) eher ernst oder weniger ernst ist; ob »es« aus ihrer Sicht jemals wieder ganz verschwinden wird und, falls ja, ob das schnell oder langsam gehen wird. Und was denn aus ihrer Sicht einen Behandlungserfolg ausmachen würde. Schließlich: Was gibt es für Sorgen in Bezug auf den jetzigen Arztbesuch, auf Symptome, eine angenommene Krankheit, auf von ihnen erwartete Untersuchungen oder die ihrer Meinung nach erforderlichen oder gewünschten Behandlungen und Nebenwirkungen? Uns interessiert also, warum der Patient *wirklich* gekommen ist und was sein persönliches Ziel der Konsultation ist: Was bringt er mit? Was hält er zurück? Wovor hat er Angst? Wir machen das nicht zum Spaß. Wir tun das, um eine vernünftige Beziehung zum Patienten aufzubauen, was immer der Schlüssel für eine gelingende Behandlung ist. Aber noch mehr steht hinter diesem Ansatz die Erkenntnis, dass es am Ende der Patient selbst ist, der durch *seine* Vorstellungen eine Behandlung und damit das Anlaufen der medizinischen Maschinerie wesentlich steuert. Dafür müssen wir ihn in seiner Welt, in seinem Konzept, seinem »Kopf« unmittelbar abholen.

Um hier keinen Zweifel aufkommen zu lassen: Die Vorstellungen der Patienten sind natürlich keinesfalls nur »selbstbestimmt«, sondern stark durch äußere Einflüsse geprägt. Sei es durch Werbung, Kampagnen, Gespräche in der Nachbarschaft oder die Verfügbarkeit und Sichtbarkeit eines medizinischen Angebots vor Ort. Aber am Ende ist es der Patient selbst, der sich morgens vor dem Spiegel in die Augen schaut und darüber entscheidet, ob er an diesem Tag zur Arbeit geht oder nicht, ob er aus seiner Sicht krank ist, zum Arzt »muss«, eine bestimmte Untersuchung benötigt, einen »gelben Schein« etc. – oder eben nicht.

Es ist dies eine Besonderheit unseres deutschen Gesundheitssystems: In vielen anderen Ländern kann der Patient nicht ohne Weiteres über die genannten Dinge selbst entscheiden. Es braucht meist eine recht komplexe Verkettung, auch der formalen Ebenen, um Abläufe in Richtung etwa einer Krankschreibung zu lenken. Anders hierzulande: Hier wird am Ende des Tages der Patient, Angebotssteuerung hin oder her – wenn er von sich aus meint, dass er beispielsweise eine bestimmte Untersuchung benötigt (eine Kernspinuntersuchung des Knies, einen Rachenabstrich) oder eine bestimmte Therapie (eine Arthroskopie, ein Antibiotikum) –, den tatsächlichen »Behandlungsfall« auslösen. Und das mehr als einmal: In Deutschland kann ich als Patient aus der einen Arztpraxis hinausgehen, vielleicht ohne die gewünschte Überweisung oder das gewünschte Rezept in der Hand, um gleich beim nächsten Arzt wieder in die Praxis hineinzugehen. Ich kann erneut meine Chipkarte einlesen lassen, ohne über den gerade stattgefundenen Arztbesuch und das Ergebnis der vorherigen Konsultation Auskunft geben zu müssen, kann einen weiteren Versuch unternehmen, mein primäres Ziel zu verwirklichen – dass meinem eigenen Wunsch entsprochen werde!

Corona macht's möglich: Während des ersten Gipfels der Neuinfektionen im Frühjahr 2020 (und ehrlicherweise noch lange danach) konnte man wegen »Corona-Verdacht« (oder einer Erkältung) eine mehrwöchige Krankschreibung erwirken, ohne zuvor eine ärztliche Untersuchung gehabt zu haben; man konnte den »gelben Schein« beim Arzt per Telefon quasi bestellen. Sicher: Besondere Umstände erfordern besondere Wege und Lösungen. Aber dieser Vorgang spiegelte als sichtbarer Gipfel ein Prinzip wider, dessen Grund viel tiefer liegt: Bei systemisch weitgehend fehlender Steuerung von außen – weder über das Kostenargument (der Kassenpatient zahlt die von ihm ausgelösten Kosten ja nicht selbst, er bekommt in der Regel auch keine Rechnung zu sehen) noch über eine Transparenz in der Dokumentation, auch nicht durch einen gegenseitigen Austausch von Daten zwischen den einzelnen Leistungserbringern (oder direkt mit dem Patienten) oder über andere allgemeinverbindliche Qualitätsindikatoren – ist der Patient sein eigener Verbündeter, sein »eigener Herr«. Das reicht bei uns. Und so erhält er meistens sein »Recht«, das heißt, er kriegt, *was er will*. Nur muss das für alle Seiten nicht automatisch das Beste sein.

Jetzt könnte man sagen: Der Kunde ist König. Und: Endlich wird die Allmacht der Ärzte gebrochen. Das ist wahrer Verbraucherschutz, der Patient ist schließlich im Zentrum des Gesundheitssystems angekommen – Vorfahrt für den Patienten! Doch Vorsicht, der Eindruck trügt. Das »Ärztehopping« stärkt zwar die Patientenperspektive und seine Stellung im System, zweifellos. Aber in Verbindung mit einer »Vollkaskomentalität« (und -realität!) lädt eine solche Struktur auch zur Selbstbedienung ein. Übrigens nicht nur aufseiten der Patienten. Denken wir hier an die Privatpatienten und die Tatsache, dass diese nicht selten als »Melkkühe« im System dienen, um empfundene Einschränkungen und finanzielle Defizite an anderer Stelle aus Sicht der Leistungserbringer wieder auszubügeln: Der Privatpatient bekommt, was er möchte, und noch viel mehr. Schließlich zahlt es die Kasse – im Fall der Privatpatienten mit einem erhöhten Satz. Das mag über manch fehlende Indikation oder eine mitunter dünne fachliche Begründung hinweghelfen. Es kontrolliert ja meist keiner – die medizinische Qualität wird kaum hinterfragt, mit der Approbation hat der Arzt schließlich das Recht zur Behandlung und Verschreibung erworben, die Lizenz, Medikamente, Untersuchungen und »gelbe Scheine« zu verordnen. Und so treffen sich Patient und Arzt in dieser spezifischen Gemengelage in ihrer gegenseitigen »Selbstherrlichkeit«. Ein Win-win auf Augenhöhe?

Nicht nur für Privatpatienten mag diese »Komplizenschaft« mitunter teuer enden, jenseits eines vielleicht individuell als wertvoll erlebten Service (»Man kümmert sich wirklich um mich und meine persönlichen Wünsche, ich kriege immer, was ich will«). Der Gesundheit mag es ebenfalls abträglich sein, im Einzelfall »teuer erkauft«: Ich will in diesem Zusammenhang nicht nur an die medizinisch fragwürdigen Hüft-, Knie- und Herzkathetereingriffe erinnern, sondern generell zu bedenken geben, dass in der Medizin jedwede prinzipiell wirksame Medikation oder Behandlung mit einem Risiko von Nebenwirkungen daherkommt. Alles hat seinen Preis, gerade in der Medizin – und je mehr ich unternehme, desto höher wird die Rechnung. Auch können andere, eventuell indizierte und sinnvolle Untersuchungen oder Behandlungen vielleicht unterbleiben, weil »vor lauter Bäumen« der eigentliche »Wald« nicht mehr gesehen wird: die Tatsache, dass der Patient aus medizinischer Sicht möglicherweise etwas anderes bräuchte als das, was dieser sich primär vorgestellt hat (und das vom Arzt bedient wird). Darüber hinaus mag es im Einzelfall aufgetreten sein, dass eine vom Arzt bevorzugt empfohlene Maßnahme finanziell für ihn lukrativer war als die möglicherweise primär sachlich begründete medizinische »Alternative«.

Reine Spekulation.

Wenn ich mich fachlich mit internationalen Kollegen austausche, die über Performance und Funktionen von Gesundheitssystemen in verschiedenen Ländern forschen und diese miteinander vergleichen, bemerke ich immer wieder das leichte Kopfschütteln, wenn es um Deutschland geht – manchmal auch einen ungläubigen Neid. Das deutsche System hat, anders als viele Gesundheitssysteme weltweit, kaum ein strukturelles, kaum ein *systemisches* Kostenproblem. Reicht in unserem Gesundheitssystem das Geld nicht, wird politisch der

Beitragssatz erhöht, und plötzlich passt alles wieder. Es wird weniger aus qualitativen oder systemimmanenten Aspekten heraus argumentiert, weniger primär medizinisch oder fachlich; auch wird das international führende Argument des »Werts« einer medizinischen Leistung (in der Fachliteratur als »Value« bezeichnet) bei uns kaum diskutiert, wobei der hier – international – gemeinte Wert das medizinische Ergebnis einer Maßnahme im Verhältnis zu den Ausgaben einschätzt: Die konkreten Kosten einer Maßnahme, in all ihren Facetten, werden dem objektiv messbaren Ergebnis gegenübergestellt. Man könnte auch von einem Kosten-Nutzen-Wert sprechen. Ob die nüchterne Verwendung des Wertbegriffs in diesem Zusammenhang glücklich ist, sei dahingestellt. Darüber kann man trefflich streiten und fraglos eine andere Meinung haben. Aber »Value« ist mittlerweile international zu einem zentralen Maßstab und Performance-Indikator geworden: zur Beurteilung der Leistungsfähigkeit eines Gesundheitssystems.

Nicht bei uns. Ein zugeschriebener Wert im hiesigen System ist vor allem subjektiv begründet, das heißt mehr oder weniger befreit von rein ökonomischen Kennzahlen oder der primär evidenzbasierten (fachlichen) Beurteilung des erzielten medizinischen Ergebnisses. Weil jeder Einzelfall anders liegt, ein »Über-den-Kamm-Scheren« mögen wir nicht. Und wenn es um die gesellschaftlichen oder volkswirtschaftlichen Kosten geht, wird bei uns allenfalls anhand von Registern oder übergeordneten Outcomes einer *allgemeinen* Gesundheitsfürsorge (Public Health) argumentiert. Die Frage jedoch, wie viel Geld für welches konkrete Ergebnis in die Hand genommen werden sollte und muss – darin enthalten auch die nach der Effizienz und Steuerung von Maßnahmen –, spielt bei uns keine wesentliche Rolle. Hierzulande kommen allein die Überlegungen, beispielsweise eines Politikers, was etwa Gesundheit kosten darf (speziell im Verhältnis zu anderen Aufgaben und Leistungen des Staates), wie hoch etwa ein ökonomischer Schaden im Verhältnis zu einem medizinischen Nutzen ausfallen darf oder ob zukünftig medizinische Maßnahmen zugunsten anderer Aufgaben rationiert werden müssen, einem politischen Selbstmord gleich. Ganz anders in anderen Ländern. Hier ist das Kostenargument meist das wichtigste (neben den objektiven Qualitätsindikatoren), wenn es um einen fachlichen Austausch im Vergleich der einzelnen Gesundheitssysteme untereinander geht.

Haben wir also in Deutschland ein Ausgabeproblem? Haben wir ein Einnahmeproblem? Haben wir ein Kostenproblem? Haben wir ein Qualitätsproblem? Seien Sie ehrlich, wüssten Sie auf diese Fragen eine begründete und klare Antwort? Nein? Ist das nicht erstaunlich, wenn man die Bedeutung der Gesundheit, auch der Gesundheitswirtschaft, in der öffentlichen Diskussion anschaut? Wenn man, wie gut sichtbar im Corona-Fahrwasser, die herausragende Stellung betrachtet, die Medizin und Gesundheit in den Medien, in der Politik, in den Talkshows einnehmen? Ist es da nicht paradox, dass wir uns mit den harten Fakten und Faktoren, den Determinanten, Indikatoren und zentralen Stellschrauben, die ein funktionierendes Gesundheitssystem ausmachen und es konkret beschreiben, mit dem Räderwerk und den gegenseitigen Abhängigkeiten *so wenig auskennen?* Dazu gehören auch die Kosten und der »Mehrwert« der eingesetzten Mittel. Wer von uns kann das beurteilen? Wie gesagt: Das ist eine Besonderheit unseres deutschen Systems, in vielen anderen Ländern ist das nicht so. In den USA etwa kennen viele Bürger die relevanten Kennzahlen sehr genau. Nicht nur im Wahlkampf.

Das alles geht nur gut, solange die Qualität noch irgendwie stimmt, das gefühlte Ergebnis passt – und solange noch immer genug für alle da ist. Wobei dieses Argument trügt: Die rein mengenmäßige Verfügbarkeit bedeutet nicht automatisch, dass alles gut ist. Viel hilft eben nicht zwangsläufig viel. Wo etwa viel arthroskopiert wird, um dieses einfache Beispiel noch einmal aufzunehmen, werden auch viele Gelenke künstlich ersetzt – ohne zugleich in jedem Fall einen medizinischen Nutzen erkennen zu lassen. Doch wo es keine eindeutigen und fachlich begründeten Benchmarks zum Vergleich gibt, zumal offen und transparent und für jeden leicht einsehbar, wird einfach so weitergemacht wie bisher – das heißt: Es wird gemacht, was geht. International wird das »Fee for service« genannt: Was angeboten wird, wird bezahlt. Und was schließlich durchgeführt wird, legen Arzt und Patient bilateral fest. Oder manchmal sogar der Patient allein. Aber letztlich nicht das System oder ein Gesamtbedarf oder rein qualitative Überlegungen. Bisher.

Doch ist wirklich genug für alle da? Und wird es auch so bleiben?

Eine Ahnung davon, was passiert, wenn die Nachfrage nach einer medizinischen Leistung das vorhandene Angebot übersteigt, bekamen wir bereits während des ersten Gipfels der Corona-Krise bei uns. Von März bis Mai 2020 geisterte erstmals ein Wort vermehrt durch die Medien, das uns in Angst und Schrecken versetzen sollte: die Notwendigkeit einer Triage. Gemeint war, dass Ärzte – vor allem in Norditalien, in New York, teilweise auch in Frankreich, Spanien oder Großbritannien – nicht allen Menschen, die mit schweren Corona-Symptomen in Krankenhäuser eingeliefert wurden, die bestmögliche Behandlung anbieten konnten. Anhand der Verfügbarkeit von Beatmungsplätzen, Intensivbetten, von Personal und Ausrüstung, das heißt, anhand der medizinischen Kapazitäten vor Ort, wurden Patienten gemäß einer individuell vermuteten Prognose, der im Einzelfall verbleibenden – geschätzten – Lebenserwartung oder anderer Bewertungskriterien, »aussortiert« und von einer Behandlung ausgeschlossen. Eine Triage orientiert sich dabei immer am Defizit, an dem, was gerade (noch) geht, nicht an dem, was unter normalen Umständen gehen *müsste*.

Triage kommt vom französischen »trier« (= sortieren) und bezeichnet ein nicht gesetzlich vorgegebenes oder methodisch näher spezifiziertes Verfahren zur Priorisierung medizinischer Hilfeleistung, insbesondere bei unerwartet hohem Aufkommen an Patienten und objektiv unzureichenden Ressourcen. Das Triagieren passiert meist reichlich hemdsärmelig – und es ist für *alle* Beteiligten scheußlich. Bei Corona ging es so weit, dass beispielsweise in Norditalien bereits beatmeten Patienten das Beatmungsgerät wieder weggenommen wurde, um es anderen, möglicherweise jüngeren Menschen an deren statt zur Verfügung zu stellen. Mit der Konsequenz, dass der extubierte, nicht mehr beatmete Patient möglicherweise verstarb.

Zusammen mit den Bildern von anonymen Massenbegräbnissen aus Brasilien, aus Teilen der USA und anderen Ländern oder von Staus auf den norditalienischen Straßen rund um Krankenhäuser und Friedhöfe – mit Lastwagen, die Särge von Corona-Toten transportierten – brannten sich schnell furchterweckende Szenarien in das kollektive Bewusstsein ein. Bei uns in Deutschland rechtfertigten diese Bilder nahezu jede noch so drastische Maßnahme zur Eindämmung der Corona-Welle, in Vorbereitung auf den beständig angekündigten »großen Sturm«, der glücklicherweise ausblieb.

Lokale Engpässe wie in New York, in der Region Bergamo oder in Teilen Sachsens müssen von systemischen Engpässen und einem generellen Missverhältnis zwischen Angebot und Nachfrage im Gesundheitssystem unterschieden werden. In Deutschland etwa war das Angebot an Intensivbetten zu jedem Zeitpunkt, auch geschuldet den schnell ergriffenen gesundheitspolitischen Maßnahmen, um ein Vielfaches höher als der Bedarf, selbst bei Prognosen und Projektionen einer substanziell wachsenden Zunahme selbst schwerster Verläufe. Die Dramatik war dennoch überall spürbar. Niemand wollte einen Fehler machen oder am Ende schuld sein, wenn sich Norditalien bei uns wiederholte.

Weniger dramatisch, aber ebenfalls ein deutlicher Hinweis auf eine gewisse staatliche »Ohnmacht« und die Notwendigkeit zur Rationierung von medizinischen Mitteln im Gesundheitswesen war hierzulande der sichtbare Engpass im Bereich der medizinischen Schutzausrüstung. Der Mund-Nase-Schutz, die Atemschutzmasken, Schutzkittel, Handschuhe oder Desinfektionsmittel wurden schnell knapp. Und auch hier wurden die begrenzten Mittel und Lagerbestände anhand von vermeintlichen Dringlichkeitskriterien verteilt. Hier wurden konkret nicht nur Patienten, sondern ebenso das medizinische Personal – stellenweise – einem erhöhten Risiko ausgesetzt. Das geschah nicht ganz zufällig. Aus Spanien hörte man Berichte, wonach Patienten und Bewohner aus Alten- und Pflegeheimen, wenn sie Corona-Symptome zeigten, auf Anweisung der Behörden explizit *nicht* in Kliniken eingewiesen wurden, um für das dortige Personal und die anderen Patienten keine zusätzlichen Risiken heraufzubeschwören. Mit der Konsequenz, dass – möglicherweise – viel mehr Bewohner, als es sonst der Fall gewesen wäre, in den

Altenheimen verstarben. Und das Personal in diesen Einrichtungen wurde genauso einem höheren Risiko ausgesetzt – bei zugleich offenbar schlechteren Schutzvorkehrungen.

Hat es so etwas bei uns auch gegeben? Auf jeden Fall war es für die Pflege- und Altenheime bei uns deutlich schwerer, an Schutzausrüstung für das Personal heranzukommen, als es für andere Einrichtungen der Akutversorgung gewesen war – zumindest während der »heißen Phase« der Pandemie. Vieles, was zu dieser Zeit in den Heimen passierte, mutete von außen unmenschlich an. Jedenfalls konnte man *medial* einen solchen Eindruck bekommen, Heime selbst betreten durfte man ja nicht. Diese wurden – wortwörtlich und mehr als ohnehin schon – zu Orten, die es unbedingt zu meiden galt.

Ein Argument, das ebenfalls bei uns in der öffentlichen Debatte vermehrt zu hören war, waren die vermeintlichen Engpässe bei den Laborkapazitäten. Das traf keinesfalls nur die Fußballer einer »geisterspielenden« Bundesliga. Abstriche zur Probengewinnung wurden selbst in der medizinischen Primär- und Regelversorgung mit dem Hinweis auf begrenzte Kapazitäten nicht ohne Weiteres durchgeführt – beziehungsweise der Prozess von Probenentnahme und anhängigem »Papierkram«, darin auch Abrechnungsfragen, wurde so verkompliziert, dass Ärzte faktisch davon abgehalten wurden, ein an sich gebotenes Maß an Testungen auf Corona vorzunehmen. Die oft unbewegliche Bürokratie sowie ein hinter dem Meldegeschehen und Seuchenschutz aufgebautes Administrationsgestrüpp – mit lokal häufig ungeklärten Zuständigkeiten und zum Teil nebulösen oder längst überholten Prozessen – führten in der Konsequenz vielerorts dazu, dass die Ärzte froh waren, wenn sich Patienten mit möglichem Corona-Verdacht möglichst weit von ihren Praxen fernhielten. Wobei die daraufhin an manchen Orten aufgebauten »Drive-in-Kioske«, wo Patienten außerhalb der sonst im Gesundheitssystem üblichen Strukturen und Wege zur Probenentnahme direkt vorfahren konnten, ausgesprochen pfiffige Lösungen waren: aus der Not geboren, nur leider nicht flächendeckend verfügbar. Solche »Notlösungen« und das gleichzeitige Abwiegeln der Ärzte in den eigenen Praxen hatten mit wirtschaftlichen Sorgen und Ängsten etwa vor Praxisschließungen zu tun. Bei einem »positiven« Fall in der Praxis drohten Quarantäne für das Personal oder komplizierte, oft gefürchtete Schließungs-, Säuberungs- und Dokumentationsmaßnahmen.

Schließlich wurden die Patienten ganz explizit und flächendeckend aufgefordert, die reguläre Gesundheitsversorgung »bitte nicht« mehr in Anspruch zu nehmen – solange es noch irgendwie ging. Bei aller Notwendigkeit und Sinnhaftigkeit dieser Alarmiertheit und einer räumlichen Abtrennung von Verdachtsfällen oder Infizierten von den »Nicht-Corona-Patienten« – sowie dem Bemühen, Kapazitäten im Gesundheitswesen zu schaffen und vorbereitet zu sein auf den erwarteten Ansturm von Corona-Patienten –, diese Vorgänge führten im Ergebnis nicht selten zu irrationalen und lange noch nachwirkenden Verwerfungen. Zu diesen gehört auch die Tatsache, dass in deutschen Arztpraxen zum Teil dramatische Einbrüche bei den Patientenzahlen festzustellen waren. Nicht nur die »regulären« Patienten kamen nicht mehr, auch die angekündigten Corona-Patienten blieben weitgehend aus. Eine normale Gesundheitsversorgung fand vielerorts nicht mehr statt, was unter anderem zur Folge hatte, dass die Arbeitslosigkeit im Bereich der medizinischen Gesundheitsberufe im Mai 2020 im Vergleich zum Vorjahresmonat um über 30 Prozent anstieg.[130]

*Der Gesundheitssektor war dabei trotz seiner zentralen Rolle
bei der Bewältigung der Corona-Krise überdurchschnittlich von
den Auswirkungen der Pandemie betroffen.*

Ende April hatten rund 15 000 Praxisinhaber für über 100 000 Mitarbeiter Kurzarbeit beantragt. Und all dies, wo doch eigentlich das ambulante Gesundheitswesen in Deutschland der Dreh- und Angelpunkt für die Corona-Krise sein sollte, ihr »Hauptverbandsplatz«. Und vielerorts ja auch tatsächlich war! Das war dann oft wahres »Heldentum«, basierend auf lokal engagierten und wahrlich unerschrockenen Ärzten. Für die Patienten war das ein Segen und ein Beweis an Verlässlichkeit im System. Und gar nicht so selten. Wo andernorts eher Formalismen herrschten, auch eine diffuse Angst, gingen diese Ärzte beherzt und pragmatisch zur Sache, unter Inkaufnahme von erhöhten eigenen Risiken. Das Gleiche gilt für das Praxispersonal. Aber die Prozesse blieben lange kompliziert, auch für sie: Im Zweifelsfall sollte ein Verdacht weiterhin beim Gesundheitsamt telefonisch angemeldet werden – theoretisch würde das Amt dann aktiv werden. Über Wochen bis Monate klappte dieses Vorgehen nicht, nicht *wirklich;* die Gesundheitsämter waren hoffnungslos überfordert. Man musste teilweise – als Patient beziehungsweise möglicher Verdachtsfall – über Tage (bis Wochen) auf eine Testung warten. Und dann auf das Ergebnis. Und dann wieder auf Nachtestungen. Viele Menschen verzweifelten an den Hotlines der Ämter oder der vermeintlich zuständigen Stellen. Dabei wären Laborkapazitäten in ausreichendem Maß vorhanden gewesen, man hätte die Testungen viel großzügiger und ohne viel Bürokratie direkt in den Praxen *flächendeckend* vornehmen können.

Hinterher ist man immer schlauer.

In der Konsequenz hat es lange gedauert, bis ein vernünftiges Bild des Infektionsgeschehens in Deutschland sichtbar wurde. Dieses jedoch, das sei unbedingt betont, war überwiegend günstig und ermutigend! Deutschland ist dann doch nicht Italien, Berlin ist nicht New York. Und das Robert Koch-Institut und die angeschlossenen Einrichtungen nahmen ab Sommer 2020 Meldungen nicht mehr nur per Fax entgegen: Es wirkte befremdlich, dass man noch auf dem ersten Gipfel der Pandemie in deutschen Gesundheitsämtern freitags ab 12:00 Uhr niemanden mehr erreichen konnte, wenn man etwa einen positiven Befund aus der Praxis mitzuteilen hatte. Im Amt lief dann vielleicht der Anrufbeantworter, und es wurde mitgeteilt, dass man erst zum Wochenbeginn für eine Bearbeitung wieder zur Verfügung stehen würde. Der reguläre Melde- und Bearbeitungsweg war zudem meist das Telefax, allerdings wurde dieses in der Regel ebenfalls nicht am Wochenende gelesen. Die gute Nachricht: Hier hat es mittlerweile einen starken Zuwachs an Modernität und Innovation gegeben, angeschubst durch das Virus, durch die von ihm ausgelöste Disruption und Krise. Gut so! (Man hätte sich gewünscht, dass das deutsche Schulwesen davon zumindest einen Hauch abbekommen hätte, auf jeden Fall viel früher – *Anmerkung eines Vaters.*)

Wie wird die Entwicklung künftig weitergehen, wenn es um weitere marktreife Therapien oder eine generelle Verfügbarkeit von Impfstoffen geht? Um Medikamente zur weiteren Eindämmung oder effektiven Behandlung von Covid-19? Die baldige Ausrottung von SARS-CoV-2 in einigen Ländern? Es ist zu befürchten, dass die gleiche Thematik einer Verfügbarkeit und Rationalisierung von Neuem beginnt, verschärft nun durch einen internationalen Konkurrenzkampf und begleitet von nationalen Alleingängen. Jeder will der Erste und Beste sein und die Profite für sich selbst verbuchen. Wir sehen: Selbst inmitten der Corona-Krise bleibt das Gesundheitssystem ein Markt, zumal ein globaler und umkämpfter. Und wir können uns nicht darauf verlassen, dass allein die Nachfrage zu einem ausreichenden Angebot überall führen wird, selbst bei theoretischer Verfügbarkeit und auch unabhängig von einem attraktiven Preis, den man zu zahlen sicher fast überall bereit wäre. Hier spielen politische und gesellschaftliche Faktoren eine große Rolle.

Das Auseinanderklaffen zwischen Angebot und Nachfrage, wie Corona es besonders offenbarte, finden wir noch an vielen weiteren Stellen im Gesundheitswesen. Exemplarisch sei an das gerade in den letzten Jahren wieder heiß diskutierte Thema Organspende erinnert. Hier sehen wir, dass der Bedarf an Spenderorganen nicht mit der Zahl der vorhandenen, der neu eintreffenden Organe übereinstimmt. Es versterben Menschen auf Wartelisten, weil sie nicht rechtzeitig ein lebensnotwendiges Spenderorgan erhalten. Und auch an diesem Beispiel wird deutlich, dass die Details meist komplizierter sind als die einfache Idee eines automatischen Interessenausgleichs über den Gesundheitsmarkt: Der Preis oder die »Attraktivität« einer Maßnahme regelt eben nicht alles. Was bekommt etwa ein Organspender als Gegenleistung für seine Spende? Ohne auf die wohltuenden und enorm gesundheitsförderlichen Wirkungen von Altruismus und Selbstlosigkeit an dieser Stelle eingehen zu wollen, soll dies hier lediglich verdeutlichen, wie schwierig es ist, das Gesundheitssystem rein marktwirtschaftlich zu betrachten und zu organisieren. Oft sind es die Prozesse vor Ort, die eine schnelle und bedarfsgerechte Zuführung von Organen erschweren. Um aber Prozesse effektiv zu organisieren und zu verbessern, müssen Mehrwerte erkannt und definiert werden, Ressourcen für Planung und Konzeption vorhanden sein, der Blick für »das Ganze« existieren – und es müssen mitunter auch politische Entscheidungen getroffen werden. Hierfür ist notwendig, dass gesellschaftlich diskutiert und »ausgefochten« wird, was gewollt ist: Wird das Gesundheitssystem dagegen nur über einen Mangel definiert, den es jeweils zu beheben gilt – und die jeweilige Lösung ist dann immer ein Gegensteuern im Sinne einer Verbreiterung und Erhöhung des Angebots –, wird oft nicht an den Wurzeln angesetzt, und wichtige Gestaltungschancen werden vergeben.

Denken wir in diesem Zusammenhang auch an die bereits erwähnten megateuren neuen Medikamente. Kostet eine Spritze für die Behandlung beispielsweise eines genetischen Leidens pro Injektion über eine Million Euro,[131] in einem anderen Fall eine Einmal-Infusion sogar zwei Millionen Euro,[132] wovon jeweils eine einzige Person profitiert (wie man hofft), dann müssen Fragen der Verhältnismäßigkeit gestellt werden dürfen. Denn das Gesundheitssystem basiert nun einmal in seinem größten Teil auf einem Solidarprinzip. Alle kommen füreinander auf. Wie viel darf dann *ein* Menschenleben beziehungsweise ein Lebensjahr, ein Monat, eine Woche Lebensverlängerung kosten? Wie viel Einschränkungen für uns alle im öffentlichen Leben sind wir bereit zu ertragen, wie viele Restriktionen wäre ich selbst bereit in Kauf zu nehmen oder anderen meinerseits zuzumuten, um, wie es ein Kollege exemplarisch angesichts der Corona-Maßnahmen auf den Punkt brachte, das Leben der *eigenen Mutter* zu schützen?

Was darf ich allen anderen zumuten?

Das sind unangenehme Fragen. Aber wir müssen sie stellen. Wenn Patente von Pharmafirmen, etwa für HIV-Medikamente, dazu führen, dass bestimmte Bevölkerungsgruppen, ja sogar Länder keinen Zugang mehr zu notwendigen Therapien bekommen, wenn die Preisgestaltung ganze Bevölkerungsgruppen oder Nationen von einer erlösenden Therapie ausschließt, finden wir eine neue Form der Apartheid vor, wo das Gerechtigkeitsargument noch einmal in besonderer Weise deutlich wird. Wir werden uns diesen Verteilungs- und Verfügbarkeitsfragen nicht mehr lange entziehen können.

Bisher war es komfortabel, aufgrund der Besonderheit im deutschen Gesundheitswesen, dass bei einem Mangel über die politische Gestaltung der Ressourcen (und der Preise) mehr Geld ins System gepumpt wurde (das heißt mehr Wasser auf die Saat gegeben wurde, sodass mehr Pflanzen sprießen konnten), sodass der festgestellte Mangel – optimalerweise – gleich wieder behoben werden konnte. Nur setzt dieses Szenario voraus, dass man die technischen Möglichkeiten, das Know-how sowie die Zeit hat, um diesen Prozess von der Saat bis zum fertigen Produkt zu gestalten – bis zur Marktreife und realen Versorgung der Bevölkerung. Doch Patente, Fachkräftemangel, die Komplexität der Probleme in Gesundheitswesen und Medizin, politische Hürden und eine allgemeine Bürokratie, ebenso Revanchismen und Nationalismen, machen heute mehr als deutlich, dass die globale Welt unserer Tage auch im medizinischen Bereich kaum mehr so kleinteilig zu steuern ist.

Und schließlich wird Geld nicht permanent und in unbegrenzter Menge zur Verfügung stehen. Es sei denn, man ist Bundesfinanzminister und kann jederzeit eine »Bazooka« aus der Tasche ziehen oder einen gigantischen »Wumms« erzeugen. Oder man ist Präsident der Europäischen Zentralbank und kann tun, »was immer es braucht« (mittlerweile bekannt als

Draghi-Effekt).[133] Wird schlicht mehr und mehr Geld ins System gepumpt, entstehen Blasen, die zu platzen drohen, was wir in der Vergangenheit ebenfalls erlebt haben. Selbst in der Medizinwirtschaft. Viel hilft nicht immer viel – und das viele kommt auch nicht immer bei allen an, die es vielleicht benötigen. Und das hilft dann niemandem, führt nicht selten zu wiederholten Benachteiligungen pauschaler Gruppen, oft solchen, die ohnehin mit verminderten Ressourcen zu kämpfen haben. Die Frage der Rationalisierung und in der Folge Rationierungen von Gesundheitsleistungen werden uns in Zukunft wohl mehr beschäftigen, als uns allen lieb ist. Seien wir darauf vorbereitet!

Wo sind die gewichtigen Stimmen in dieser Zeit, die uns Leitschnur und Richtung geben? Manch eine wichtige Stimme war in der Corona-Zeit kaum zu hören. Dafür hörte man bestimmte (wenige) Stimmen mehr, einige würden sagen, zu viel. Eine seltsame Eindimensionalität machte sich breit. Manchmal konnte man das Gefühl bekommen, es gäbe nur noch eine Handvoll von Experten, Personen, die einen vermeintlichen Durchblick zu haben schienen oder denen man medial (und politisch) das Recht und die Autorität einräumte, über die zu treffenden Maßnahmen – und damit unser aller Schicksal – zu bestimmen.

In Zukunft wird es elementarer sein, rechtzeitig einen Pluralismus und eine Vielstimmigkeit in der Debatte zu ermöglichen. Und jene auch zu wollen. Hierzu müssen ganz wesentlich auch Fragen der Ethik, insbesondere der Medizinethik, mit einbezogen werden. So, wie wir es etwa bei der jüngsten Sterbehilfe-Diskussion erlebt haben. Natürlich ist diese Diskussion noch nicht zu Ende, wie könnte sie es sein, aber nicht die Medizin allein entscheidet faktisch mehr über derartige Fragen, wie wir neu gelernt haben. Der Tod ist aus Sicht der

Medizin ein GAU, der »schlimmste Unfall« und Zeichen des eigenen Versagens, der eigenen Ohnmacht. Ihn gilt es unbedingt zu verhindern. Dabei ist der Tod normal, unvermeidlich – und in dem Sinne prinzipiell noch nicht einmal krank. Es ist stets eine Frage der Perspektive und des »Über-den-Tellerrand-Schauens«. Haben wir mehr Mut für Vielfalt und Dissonanz. Auch in der Medizin.

Wir brauchen einen gesellschaftlichen Konsens in vielen grundsätzlichen Fragen, einen Kompromiss, keinesfalls aber eine erzwungene oder vorgegaukelte Einstimmigkeit oder stromlinienförmige Linearität als Voraussetzung unserer politischen und medizinischen Handlungsfähigkeit. Selbst wenn die Themen komplex und alles andere als linear sind (und das werden sie bleiben), so wird es immer wieder und immer mehr von Bedeutung sein, auch in öffentlichen Debatten – die wir uns gemeinsam mehr zumuten müssen, die wir aber aushalten können – *gemeinsame* Vereinbarungen zu treffen. Auch diese müssen nicht in Stein gemeißelt sein, dürfen auch pragmatisch sein. So wird dann die Medizin insgesamt, ebenso wie die Virologen, Epidemiologen und Ärzte darin, stärker in eine gesamtgesellschaftliche Debatte und pragmatische Politik eingebettet: Wie wollen wir leben? Was ist das Ziel? Was für eine Gesellschaft wollen wir sein? Was kann der Staat leisten, was wir alle nur gemeinsam, was wäre mein eigener Beitrag, was ist mein persönliches Ziel?

Was wollen *wir,* alle? Und wie kommen wir dahin? Diese Fragen beschreiben ein ständiges Aushandeln. Es gibt keine *eine* Wahrheit. Das Aushandeln und Aushalten machen erst eine starke Gesellschaft, eine zukunftsfähige Gemeinschaft aus. Das ist wie in einer Wohngemeinschaft. Nur eines ist jetzt schon sicher: *Es wird nicht immer für alle reichen!* Nicht *alles.*

Wenn wir nur die Gießkanne auspacken, wird auch viel Unkraut wachsen. Es braucht generell mehr Kreativität, mehr Intelligenz in den zugrunde liegenden Prozessen. Die Diskussionen rund um die Corona-App haben das selbst dem letzten Bürger hierzulande deutlich gemacht. Die Digitalisierung, nur als ein Beispiel, ist an uns als Gesellschaft bisher sträflich vorbeigegangen, insbesondere am deutschen Bildungswesen. Manche sprechen hier sogar vom Totalversagen. Aber auch in der Medizin gibt es noch viel aufzuräumen und nachzuholen. Natürlich kommen mit Neuerungen, Innovationen und Disruptionen viele Unsicherheiten, Risiken und Nebenwirkungen daher – jedoch einfach so weiterzumachen wie bisher und ständig mehr vom Gleichen zu produzieren scheint keine gute Lösung. Wie sagte einst mein amerikanischer Freund Jon Goddard: »Wenn wir immer tun, was wir immer getan haben, werden wir immer bekommen, was wir immer bekommen haben.«[134] Man erntet, was man sät. Darum müssen wir uns mehr um die Saat kümmern, dabei das Gießen aber nicht vergessen. Und neben einer intelligenten Kreativität braucht es mehr Gerechtigkeit! Denn das Wasser, neben dem Saatgut, wird jetzt bald knapp werden. Jeder weiß es, keiner spricht darüber. Und spätestens dann hilft uns vielleicht nur noch Gott oder der Glaube … oder …

Was ist das Ziel?

Zurück geht es auf eine pragmatischere Ebene, ich komme im *Hier und Jetzt* an. Bevor ich im nächsten Teil einen noch radikaleren Gegenentwurf zur bestehenden Sichtweise auf Medizin und Gesundheit versuchen werde.

Worum geht es eigentlich heute in Medizin und Gesundheitswesen?

Wir haben es unter der Überschrift »Erfolgsgeschichten« subsumiert: Um das ewige Leben geht es wahrscheinlich nicht. Für einige vielleicht, auch davon wird noch zu reden sein, aber für die meisten von uns wohl eher nicht. Natürlich träumt so mancher von einem Jungbrunnen, von anhaltender Unversehrtheit und einem Leben ohne Schmerz, Falten, körperliche Einschränkungen, bei uneingeschränkter geistiger Brillanz. Und der eine oder andere mag sogar davon träumen, den Menschen über sein biologisches Maß hinaus zu optimieren, möglicherweise mithilfe von Technik und Maschinen, ihn in noch höhere Sphären zu schrauben, zu »mehr« zu machen, als was die Natur für ihn vorgesehen hat (so etwas denken die Transhumanisten). Aber das ist alles Zukunft und nicht Alltag; Fantasie und nicht Pragmatik.

Seien wir realistisch: Ein angemesseneres Ziel der Medizin könnte sein, wie erklärt, dass möglichst viele Menschen Zugang zu einem »besseren Leben« bekommen. Indes, ist diese Sichtweise wirklich vernünftig und genügend wirklichkeitsnah? Wie soll man dieses Vorhaben *konkret* ermöglichen, welche genauen Schritte sind dafür nötig?

Ziele sollten – zumindest in pragmatischen Zusammenhängen – prinzipiell erreichbar sein, ihre Erfüllung messbar; auch damit man weiß (und objektiv überprüfen kann), dass ein Ziel schließlich erreicht wurde. Die Medizin lebt nun einmal davon, dass wir einen »Haken« an einen Befund machen können, dass wir ein überprüfbares, möglichst evidentes Ergebnis erhalten. Was wäre hierbei dann ein *messbar* besseres Leben? Und welche Mengeneinheit wären »viele«, von denen eben die Rede war und denen man das genannte Ziel eines besseren Lebens ermöglichen möchte? Offenbar wohl nicht alle?

Um abschätzen zu können, was ein besseres Leben sein könnte, muss man erst einmal definieren, was denn ein gutes Leben ist. Das hat schon etwas von einem Koan, einem nicht rational und mit Logik allein auflösbaren Frage-Antwort-Konstrukt aus dem Zen. Und da sind wir beim Hauptproblem: »Gut leben« beziehungsweise ein »gutes Leben« sind Bewertungen, die von außen zwar möglicherweise abschätzbar oder »sekundär interpretierbar«, aber letztlich nur von jedem Einzelnen selbst vorzunehmen sind. Die individuelle Sicht entscheidet dabei. In der einschlägigen Wissenschaft, in Erkenntnistheorie und Philosophie, wird in diesem Zusammenhang von der Erste-Person-Perspektive gesprochen.[135] Hier kommen erneut Fragen des Belohnungssystems, des subjektiven inneren Wertesystems und eines Vergleiches mit weniger lohnenswert erscheinenden Zuständen zum Tragen – was *fühlt* sich besser oder schlechter an? Es ist ein ständiges inneres Spiel: Um zu wissen, was gut ist, oder sogar besser, muss man zunächst ein Gefühl dafür haben, was nicht gut ist, also das Gegenteil von gut. Was also wäre dann *gut – nicht gut*? Und nun in Bezug auf die Medizin: Wäre Gesundheit ein Indikator oder eine Voraussetzung für ein gutes Leben?

Fast ein jeder von uns wird die eingängige Alltagsweisheit kennen (allgemein Arthur Schopenhauer zugeschrieben, aber auch bei anderen Autoren zu finden): »Gesundheit ist nicht alles, aber ohne Gesundheit ist alles nichts.«[136] Dieses vermeintliche Zitat werde ich später noch genauer anschauen, denn es hat viele Tücken und weitreichende Implikationen. Befragt man aber Menschen auf der Straße, ganz spontan, so unterschreibt doch die große Mehrheit diesen Spruch. Der

Gesundheit kommt eine besondere Bedeutung in Bezug auf unser Wohlbefinden und »alles andere« zu. Fast scheint es, als wenn kaum etwas anderes an die Gesundheit heranreicht. Doch was ist eigentlich Gesundheit? Und wer legt das fest? Und wenn sie fehlt, ist dann kein gutes Leben mehr möglich?

Das ist die Krux mit einer rein medizinischen Sicht auf die Gesundheit: Die Medizin ist spezialisiert darauf, krankhafte Zustände zu erkennen, einzudämmen oder zu beseitigen; beziehungsweise darauf, die Krankheitsentstehung (Pathogenese) genau zu verstehen und Krankheiten individuell wie kollektiv zu verhindern. Dabei kämpft sie in erster Linie gegen Defizite: Aus Sicht des Mediziners geht es für den Patienten darum, *keinen* Schmerz, *kein* Fieber, *keine* Luftnot, *keinen* Bluthochdruck, *keinen* erhöhten Blutzucker oder Krebs zu haben. Der Erfolg wird an Untersuchungsergebnissen oder Laborwerten abgelesen (und deren »Besserung«). Dafür müsste man den Patienten noch nicht einmal befragen, nur untersuchen. Die subjektiven »inneren Werte« des Patienten sind zunächst von untergeordneter Bedeutung. Ebenso ein mögliches Bedürfnis nach Wachstum und Beziehung.

Jon Kabat-Zinn sagt dazu: »Gesundheit ist unabhängig vom Alter, vielleicht sogar unabhängig von Krankheit. Die echte Pandemie ist vielleicht die Pandemie der Ignoranz – auch dessen, was wir Menschen zu tun und zu ertragen imstande sind. Auch füreinander: Liebe, Güte, Resonanz und Gemeinschaft.«[137]

Gesundheit ist bedeutsam. Manche würden sagen, sie ist essenziell. Sie hat einen großen Wert. Aber *was* ist die Gesundheit wert? Um diese Frage beantworten zu können, müssen wir nicht nur auf einen vermeintlich objektiven Marktwert der Gesundheit schauen, sondern vor allem fragen, was *uns* die Gesundheit – individuell oder subjektiv – wert ist. Und was überhaupt einen Wert, ganz generell, begründet.

Diese Fragen sind allein deswegen wichtig, weil individuelle Entscheidungen, basierend auf der subjektiven Bewertung von Situationen, in der Summe das Geschehen auf dem Markt bedingen – und damit im Gesundheitssystem allgemein. Das Verhalten der einzelnen Subjekte zusammen prägt die Gesundheitswirtschaft. Und die Medizin. Dort werden Angebot und Nachfrage anhand von Bewertungen ausgehandelt. Wissen fließt hier ein, selbstverständlich, dieses jedoch hat seinerseits wiederum objektive und subjektive Anteile. Die subjektiven Anteile – man könnte von Erfahrung sprechen – bedingen ebenso unsere Bewertungen und Vorlieben wie die Empfehlungen von außen. Über all dies verhandeln schließlich Arzt und Patient, explizit oder implizit, im gegenseitigen Miteinander. Nicht immer finden dabei Übereinstimmungen statt, was wiederum an unterschiedlichen Wertvorstellungen, aber nicht minder an abweichenden Prioritäten, Ressourcen und Belastungen liegt. Auch untereinander, das heißt, zwischen den ärztlichen Kollegen wie zwischen den Patienten können unterschiedliche Bewertungen resultieren. Die persönliche Bewertung ist gleichwohl zentral. Für den Einzelnen und das System.

Bevor ich also erneut dem nachgehe, was uns die Gesundheit wert ist, müssen wir noch grundsätzlicher und »systemisch« fragen: Was sind die Bewertungsgrundlagen, was die möglichen Maßstäbe, was die Benchmarks? *Was ist Gesundheit?*

Antworten auf all diese Fragen werden von Person zu Person verschieden lauten. Auch über die individuelle Lebenszeit werden sie unterschiedlich ausfallen. Was der Jugendliche unter Gesundheit versteht, was sie ihm wert ist, unterscheidet sich deutlich vom alten Menschen.[138] Alles ist im Fluss, selbst die Gesundheit, ihre subjektive Einschätzung, Bedeutung und Definition. Niemand hat hier eine alleinige und allgemeingültige Deutungshoheit. Das macht es kompliziert – und spannend zugleich. Und doch gar nicht so kompliziert, wenn man die Perspektiven ändert. Ich werde darauf zurückkommen.

Gesundheit ist abstrakt. Oft nehmen Komplexität und Abstraktheit einer Sache jedoch ab, wenn man sich ihr nähert (oder sie aus besonders weiter Ferne betrachtet), wenn man von verschiedenen Seiten guckt. Am Ende zählt das Wenige, Klare, Essenzielle: Vielleicht gelingt es sogar, das Wenige und zugleich Bedeutsame im Einfachen besser zu erkennen, die Tiefe und Bedeutung wertzuschätzen, die der Einfachheit zugrunde liegt.

Weniger ist mehr?

Eines der Leitmotive meines Lehrers Jon Kabat-Zinn lautet: »Keep it deep and simple!« Einfachheit und Tiefe schließen sich nicht aus.

Darf's ein bisschen weniger sein?

Bevor ich dieses umfassende Kapitel schließe – die Erfolgsgeschichte einer mittlerweile in Teilen ausufernden oder gar aus dem Ruder laufenden Medizin –, sei darauf hingewiesen, dass selbst ohne diesen expliziten Perspektivenwechsel längst unüberhörbare Stimmen im bestehenden System existieren, die eine Kurskorrektur fordern. Auch finden sich sichtbare Indikatoren für den zunehmenden Wert etwa der Einfachheit an vielen Orten. Die Notwendigkeit einer systematischen Begrenzung unseres Tuns wird von immer mehr Experten und Institutionen anerkannt.

Es sei festgestellt, dass die folgende Gegenrede weniger eine theoretische Überlegung darstellt, sondern vielmehr auf der Beobachtung beruht, dass unter dem Radar der institutionellen Medizin, beziehungsweise an den Rändern (oder in der Tiefe) des medizinischen Establishments, eine vermeintlich neue Sichtweise längst Einzug gehalten hat. In der Lebenspraxis vieler Menschen ist sie bereits Realität. Mehr noch, die zentrale These dieses Buchs ist, dass sich jenseits der oberflächlichen oder sichtbaren »Maximierungs-Tendenzen« in unserer Gesellschaft, von der die Medizin nur ein Teil ist, eine Gegenbewegung formiert hat und sich zu etablieren beginnt: Jenseits eines nahezu ungebremsten Wachstums in der Gesundheitswirtschaft – Themen wie Stressbewältigung, Achtsamkeit oder Selbstoptimierung sind vielleicht »Symptome« dieser Überhitzung – manifestiert sich eine Sehnsucht oder Besinnung auf das vermeintlich Wesentliche, zumindest aber auf etwas anderes als das bereits Etablierte. So fing es seinerzeit in den Achtzigerjahren in Westdeutschland mit den Grünen an, und so wird es mutmaßlich mit der aktuellen Kapitalismus- und Klimadebatte verlaufen. Zumindest für die Erde und den Erhalt ihrer Ressourcen bleibt das zu hoffen.

Eine Kurskorrektur wird kommen, so oder so, früher oder später. Dafür muss man kein Prophet sein. Es lässt sich nicht leugnen, dass gerade in letzter Zeit der Ruf nach dem »Weniger« und der Slogan vom »Weniger ist mehr« kaum mehr zu überhören oder zu übersehen ist. Die Zeit ist einfach reif. Die Frage ist eher, ob wir diesen Prozess selbst und aktiv gestalten wollen. Ob wir im Führerhaus unseres eigenen Fahrzeugs oder auf dem Sattel unseres eigenen Fahrrads (mit dem Lenker in der Hand) durch das unruhige Gelände steuern wollen (unser Leben). Oder ob wir gefahren werden, nur Passagiere, Mitfahrer sind und es anderen überlassen, den Verlauf zu managen – und dabei möglicherweise einen Profit für sich abzuschöpfen.

Innerhalb der Medizin wird inzwischen lautstark von einem »Besser durch weniger« gesprochen. Das begann unter anderem mit der Diskussion zu Antibiotikaresistenzen – beziehungsweise der massiven Zunahme multiresistenter Keime in Krankenhäusern – als Ergebnis einer unkontrollierten und ungehemmten ärztlichen Verschreibungspraxis. In jüngster Zeit kamen heftige Debatten im Rahmen eines geforderten *Abbaus* von Krankenhausbetten hinzu. Eine Studie von 2019 erregte in diesem Zusammenhang Aufsehen, als sie forderte, weit mehr als die Hälfte der bestehenden Krankenhäuser in Deutschland zu schließen – um Engpässe beim Personal zu mildern, vor allem aber die Qualität der Gesundheitsversorgung zu *verbessern*.[139] Wohlgemerkt: Das war vor Corona. Im Nachhinein wird man froh sein, dass man die Kapazitäten in den Kliniken erhalten konnte, auch um auf Corona – nicht zuletzt durch die hohe Zahl der bereitstehenden Intensivbetten und Beatmungsplätze – gut vorbereitet zu sein. Dennoch ist die grundsätzliche Diskussion damit nicht weg: Qualität hängt nicht nur an der Menge, sondern ebenso an einer gewissen Zielgerichtetheit und Effektivität. Der Ring für diese Debatte ist eröffnet. Hier wird noch mancher Kampf ausgetragen werden.

Kürzlich hat die *New York Times* diesbezüglich einen weiteren, besonderen Kämpfer in die Arena geschickt: den Patienten selbst (und zwar den, der *nicht* zum Arzt geht).[140] In den USA – wie in Deutschland – konnte im Zuge der Corona-

Krise im Verlauf des ersten Halbjahrs 2020 ein *Rückgang* der Arztbesuche um über 50 Prozent beobachtet werden. Nun haben wir schon vernommen, dass diese Nachricht per se keine schlechte sein muss. Befragt nach ihrem Gesundheitszustand, teilten im Bericht der *New York Times* 90 Prozent der US-amerikanischen Patienten mit, dass sich ihre eigene Gesundheit – oder die eines Familienmitglieds – während der Krise nicht verschlechtert habe, trotz der deutlich eingeschränkten Nutzung des Gesundheitssystems. Man muss sich das sicher im Einzelfall genau anschauen und allzu pauschale, schnelle oder gar zynische Rückschlüsse unterlassen. Die Rechnung für verzögerte oder ausgelassene Arztbesuche gerade bei chronisch kranken Patienten wird uns erst später präsentiert, und ob diese Rechnung dann höher oder niedriger ausfällt als frühere, wissen wir noch nicht. Dennoch: Der Mensch ist resilienter und robuster, als viele glauben – und mancher Arztbesuch schlicht verzichtbar. Mehr noch: Viele Patienten haben die »neue Normalität« offenbar genutzt, um ihre Gesundheitsthemen stärker selbst in die Hand zu nehmen. Es wurde sich wieder mehr bewegt, gesundheitsförderliche Vorhaben angepackt und konkrete Lebensstilmodifikationen umgesetzt, es wurde wieder mehr Zeit mit der Familie und den Freunden verbracht.[141] Dabei war eine große Sorge, dass die häusliche Gewalt zunehmen könnte – zumindest für Deutschland aber konnten die Kriminalämter von Bund und Ländern sowie die örtlichen Jugendämter eine solche Zunahme nicht bestätigen.[142] Bisher. Bis jetzt herrschte eher eitel Sonnenschein – und der tut der Gesundheit gut!

In dem Artikel der *New York Times* wurde darüber hinaus die provokante Frage gestellt: Brauchen die Amerikaner vielleicht gar nicht die Menge an Medizin und Gesundheitsversorgung, die das System bisher gewohnt war ihnen anzubieten? Geht vielleicht auch weniger, viel weniger, und das sogar ziemlich gut? In der Fachliteratur wird hierbei seit Langem der Begriff »Müll« (englisch »waste«) verwendet.[143] Nun bin ich prinzipiell nicht einverstanden damit, dass man Dinge, die Menschen füreinander tun, als Müll bezeichnet. Aber dieser mittlerweile etablierte Begriff beschreibt doch recht anschaulich das ernste Phänomen, dass in der Medizin viel Unsinniges, viel Unnötiges (und mitunter Schädliches) verschrieben und durchgeführt wird. Gießkannenmedizin statt Präzisionsmedizin. Das bewirkt enorme, eigentlich vermeidbare Kosten. Hauptursachen für unnötige Untersuchungen dabei: Ärzte, die eine »defensive Medizin« betreiben und sich juristisch absichern wollen; Patienten (und Ärzte), die eine diagnostische Unsicherheit generell schlecht ertragen können und einen Verlauf nicht abwarten wollen; Ärzte, die es leid sind, mit ihren Patienten über die Unsinnigkeit eines bestimmten Tests oder einer Untersuchung (oder ihrer Wiederholung) im konkreten Fall zu diskutieren.[144] Und es soll Kollegen geben, die sich nicht die Mühe machen oder die Zeit haben, die mitgebrachten Akten oder vorbestehenden Befunde der Patienten genau zu studieren, um ungerechtfertigte Doppel- und Mehrfachuntersuchungen zu vermeiden. Vor ein paar Jahren gaben zwei Drittel der US-amerikanischen Ärzte selbstkritisch an, dass bis zu 30 Prozent der von ihnen verantworteten Medizin wahrscheinlich unnötig sei.[145] Corona hat ihnen dieses Problem jetzt teilweise abgenommen.

Medizinische Fachgesellschaften auch hierzulande stellen mittlerweile »Positivlisten« von geeigneten Medikamenten und Untersuchungen zusammen, die in bestimmten Situationen sinnvollerweise zum Einsatz kommen sollen; womit alles andere, was nicht auf der Liste steht, besser zu vermeiden sei. Typische Beispiele solch verzichtbarer Medizin: Kernspinuntersuchungen (Magnetresonanztomografie – MRT) bei harmlosen Rückenschmerzen, viele elektive chirurgische Verfahren und Eingriffe sowie unnötige Screenings und Bluttests.[146] »Klug entscheiden«, gemeinsam mit dem Patienten, heißt jetzt die neue Devise.[147] Und das kann mitunter heißen, gezielt etwas *nicht* zu tun.[148] Doch dieses erfordert eine gute Kommunikation. Beherrschen das alle ärztlichen Kollegen? Und haben sie ständig Lust und Zeit dazu?

Manchmal stimmen die Patienten mit den Füßen ab, auch indem sie *nicht* zum Arzt gehen. Und sei es, weil sie generell Angst vor Ärzten haben – diese zu meiden suchen, wo immer es geht – oder Corona sie von einem konkreten Arztbesuch abhält. Noch mal: Keinesfalls will ich hier Patienten ermutigen, nach Vogel-Strauß-Art medizinisch Notwendiges zu ignorieren und sich und andere damit zu gefährden. Auf der anderen Seite aber sind beispielsweise 20 Prozent der Operationen in einigen Fachgebieten völlig unnötig.[149] Schiebt man diese Eingriffe auf, erübrigen sie sich manchmal von selbst – ohne dass die Gesundheit oder Lebensqualität der Patienten darunter leiden muss. Von verzichtbaren Gelenkeingriffen war hier schon die Rede, Operationen an der Schilddrüse werden ebenfalls häufig genannt. Kommt es – aus welchen Gründen auch immer – zu einem Aufschub, lohnt oft ein erneutes Gespräch mit dem Operateur (vor einem neuen Termin für den ursprünglich geplanten Eingriff). Und eine Zweitmeinung sollte heute bei *einschneidenden* Eingriffen ohnehin zur Routine gehören.[150]

Viele Beschwerden verschwinden ganz von allein. Ob wir es nun Selbstheilung[151] nennen oder schlicht »Aussitzen«:

Die Natur und die Zeit heilen viele Wunden. Und manch Überraschendes tritt da zutage. Oder hätten Sie etwa gedacht, dass Corona mit seinen mehr als einschneidenden Begleiterscheinungen und Maßnahmen nicht automatisch zu mehr Depressionen, Ängsten und insgesamt einer schlechteren Stimmung und subjektiven Lebensperspektive der Menschen in Deutschland führt? Die Wochenzeitung *Die Zeit* befragt seit März 2017 täglich ihre Leser (und andere) bezüglich ihrer persönlichen Stimmung.[152] Die Werte haben sich mit Corona zunächst deutlich verändert – zum *Positiven*. Auf die Frage »Wie geht es Ihnen heute?« gehen bei der *Zeit* täglich 4000 bis 10 000 Antworten ein. Seit Anfang März 2020 hat sich ein neues Verhältnis von guten und schlechten Antworten eingestellt: Während bis dahin zwischen 60 und 65 Prozent der Leser angaben, dass es ihnen gut gehe, waren es nun zwischen 70 und 80 Prozent. Diese positive Veränderung fällt genau in jene Phase, in der das öffentliche Leben erstmals deutlich eingeschränkt wurde. Und auch im Verlauf der Pandemie beobachteten Experten keinen Anstieg von psychischen Erkrankungen wie Ängsten oder Depressionen.[153]

Offenbar hatte der Lockdown seinerzeit auch sein Gutes.[154] Die Menschen entschleunigten, rückten trotz Social Distancing emotional näher zusammen, begannen im Außen – und möglicherweise genauso im Innen – zu entrümpeln und das »Weniger« zu schätzen. Überhaupt, Wertschätzung: Nachbarschaftlichkeit und »Sense of Community«, »Think local« – das Kleinklein des Alltags und der unmittelbare Bezugsrahmen wurden plötzlich wichtiger und wertvoller als die große Bühne und die »ganze Welt« als Maßstab für eigenes Tun und persönliche Befindlichkeiten. Kleine Radien statt großer Wurf: Was nützt das Penthouse in New York, wenn die Grenzen dicht sind, die Flugzeuge am Boden, und eine der dringlichen Fragen darin besteht, wann es beim lokalen Supermarkt zu Hause in Ennepetal wieder Klopapier gibt? Viel Lästiges wurde da plötzlich relativiert oder fiel ganz weg. Eine Dankbarkeit mag sich eingestellt haben – dafür, dass wir in Deutschland und in den meisten unserer Nachbarländer stabile und handlungsfähige Regierungen haben, die (den Bildungsbereich vielleicht ausgenommen) ein gutes und beherztes Krisenmanagement hinbekommen haben. Solche Zeiten relativieren so manches. Und das muss keineswegs von Nachteil sein. Ganze Branchen und Industrien müssen sich neu erfinden. Das reicht von der Digitalisierung über den Mobilitäts- und Bildungssektor bis hin zur Fleischindustrie und Lebensmittelerzeugung. Dieses Relativieren und »Neu-Sehen« hat schließlich ebenso die Medizin und die Gesundheitsindustrie erfasst: »Innovation«, ruft es im ganzen Land!

Ich habe es bis hierher als mehr oder weniger gegeben hingestellt, dass die Medizin Teil eines großen Wirtschaftsraums, eines marktwirtschaftlichen Geschehens und Warenkreislaufs ist. Ich will hier nicht weiter auf die sehr komplexen Fragen dahinter eingehen, die sich unter anderem damit beschäftigen, ob *nur der Staat* am Ende das Wohl der Bürger – jenseits wirtschaftlicher Interessen – im Blick haben kann. Oder ob nicht gerade privatwirtschaftliche Überlegungen und eine primäre Orientierung am ökonomischen Nutzen – an einer wirtschaftlichen Verwertung, an Sparsamkeit und Effizienz (sowie an einem offensichtlichen Wunsch vieler »Kunden«) – die größeren Potenziale mit sich bringen, Gewinne zu realisieren, mit denen erst Spielräume für Innovation und Wachstum geschaffen werden, quantitativ wie qualitativ. Ich bin für diese Fragen kein Fachmann. Allerdings: Innovationskraft, Qualitätsverbesserung und Prozessoptimierung scheinen mir grundsätzlich immer eine gute Idee, dringend notwendig im Gesundheitswesen sind sie allemal. Und ob der Staat oder die Privatwirtschaft hier besser aufgestellt ist, kann man unterschiedlich beurteilen. Ich lese Studien, unterhalte mich mit Experten, versuche mir ein Bild zu machen: Die Antworten auf diese Fragen erscheinen mir alles andere als banal.

Dennoch sei erlaubt nachzufragen, wo denn eigentlich geschrieben steht, dass die Medizin auf einem freien Markt ausgeübt werden muss (eine Freiheit des Marktes einmal angenommen). Während Polizei und Feuerwehr bei uns als systemrelevant und als Gegenstand der Daseinsvorsorge angesehen werden, also formal zur Grundversorgung mit lebenswichtigen Gütern und Dienstleistungen gehören, die für alle Bürger zu sozialstaatlich angemessenen Bedingungen zur Verfügung zu halten sind, ist das Gesundheitswesen in großen Teilen ausgenommen. Nicht in seinen Grundfesten, aber doch auf der operativen Seite, in der konkreten Umsetzung und Leistungserbringung. Und auch wenn vieles dafürsprechen mag, die Wirtschaftssubjekte auf einem Markt miteinander in direkten Austausch zu bringen, nicht zuletzt für eine effektive Verteilung von Ressourcen und das unmittelbare Aushandeln von Angebot und Nachfrage, so sehen wir doch immer deutlicher, dass dieser Interessenausgleich in der Realität nur bedingt gut und fair funktioniert. Das Recht der Stärkeren oder der »Einflussreichen« ist sicher keine gute Grundlage für ein gerechtes Gesundheitssystem. Und selbst der Staat handelt in diesem Sinne keinesfalls automatisch sozial und gerecht.

Wie wird es mit der Ökonomisierung der Medizin weitergehen? Corona hat uns so manchen Ausblick in die Zukunft gewährt. Vom Entstehen über seine Ausbreitung bis hin zur Behandlung und den Folgen, weit jenseits der Medizin. Manches mag beunruhigen. Und die nächste Pandemie steht sicher irgendwo in den Startblöcken.

Dazu der US-amerikanische Medizinhistoriker Frank Snowden: ›Durch den Mythos des ungebremsten Wirtschaftswachstums, fast acht Milliarden Menschen, durch weltweites Reisen, Megacitys, Umweltverschmutzung und das weitgehende Zurückdrängen der Natur haben wir ideale Entstehungs- und Ausbreitungsbedingungen für das Coronavirus geschaffen und dafür gesorgt, dass es uns besonders schlimm treffen kann.«[155]

Gefragt sind wirksame Lösungen – intelligente und nachhaltige Lösungen. Veränderungen. Sicher nicht »mehr vom Gleichen«. Einfach so weitermachen ist keine Option. Nachhaltigkeit bei schier grenzenlosen Krisen wird auch kaum auf der Ebene von Kleinstaaterei und nationalen wie persönlichen Egoismen erreicht. Wir brauchen weniger Ego, stattdessen mehr Kooperation, mehr positive Visionen von einer besseren Welt. Der israelische Historiker Yuval Noah Harari ermahnt uns: »Man kann das Virus nicht nur mit Isolation bekämpfen, sondern vor allem mit Kooperation und Information.«[156]

Sind wir diesbezüglich auf einem guten Weg? Man möge hoffen. Gerade die junge Generation hält den Älteren einen Spiegel vor. Und sie nutzt Dinge wie Digitalisierung und Vernetzung keinesfalls nur zum »Rumdaddeln«. Vor allem aber fordert die Jugend immer lauter ein, dass sie eine Zukunft haben und noch etwas zum Gestalten »übrig« behalten will. Da schwingt viel Pathos mit, und derartige Generationenkonflikte sind auch nicht wirklich neu. Doch haben sich Qualität und Grundsätzlichkeit der Debatte verändert, in Teilen sogar deutlich verschärft. Ebenso sind die Zeiträume, über die wir heute sprechen, gänzlich andere; die Dimensionen und das, was auf dem Spiel steht, scheinen ungleich größer.

Die neuen Konfliktlinien laufen durch die Mitte der Gesellschaft, auch der Familien. Zweifel und Protest sind inzwischen Mainstream: Sie beschreiben die »neue Mitte«. Denn eines ist klar: Das bedingungslose Ausbeuten der biologischen, ökologischen, sozioökonomischen wie der geistigen, politischen oder gesellschaftlichen Ressourcen – genauso der medizinischen – wird sich die Jugend (und die Gesellschaft, aus der sie stammt) wohl nicht mehr lange anschauen. Ein Leben, als wenn es kein Morgen gäbe, ist für sie inakzeptabel: Es steht zu viel auf dem Spiel! Wachstum um jeden Preis? Nein, das ist keine Option mehr. *Denn die Dosis ist das Gift.*

Was wäre dann eine optimale »Dosis«? Wenig? Weniger? *Nichts?*

Mit einem Augenzwinkern könnte man hier an Samuel Hahnemann und seine Homöopathie erinnern: Die geringste Dosis sei das Mittel zur Wahl. Ein Verdünnen, bis dass nichts mehr übrig bleibe – das Absenken toxischer Einflüsse bis unter die Nachweisgrenze, bei gleichzeitigem (angeblichen) Erhalt der Wirksamkeit, ja sogar einer Potenzierung derselben: So etwas bräuchten wir jetzt!

Bislang habe ich die These vom »Weniger ist das neue Mehr« beziehungsweise das Prinzip, warum wir »mehr vom Weniger« brauchen, anhand einer ausführlichen Beschreibung eines dysfunktionalen »Fülle-Zustands« – zunächst am Beispiel der Medizin – eingeführt. Im Folgenden werde ich weitere solche Zustände anschauen und das Weniger – dann sogar die Leere oder das Nichts – in die Mitte stellen. Dabei geht es mir um das Aufdecken und Beleuchten von vermeintlichen Mustern, die wir im Kleinen und im Großen wiederfinden können und die sich auf unterschiedliche Bereiche mit hoher gesellschaftlicher und persönlicher Relevanz übertragen lassen. Wie schon angemerkt: Ein Trend demaskiert sich als gemeinsamer Nenner in unterschiedlichen Bereichen.

Dieser Trend mag bei der Draufsicht zunächst paradox erscheinen. Doch macht er zweifellos Sinn – und ist sicher kein Zufall. Implikationen, die sich daraus ergeben, werde ich im Weiteren in unterschiedlichen Kontexten ansehen. Dabei werde ich nicht immer so ausführlich vorgehen, nicht so komplex einsteigen, wie ich es am Beispiel der Medizin als »Blueprint« für das Argument getan habe. Aber, Sie erinnern sich:

Tiefe und Einfachheit schließen sich nicht aus!

Darf's ein bisschen weniger sein? *Es muss.*

Weniger Medizin?

Das Haus Gottes – Was ist Gesundheit? – Ihre Gesundheit braucht Sie! – Was wir von den Alten lernen können – Ananda – Aristoteles meets Dr. House – Heil-Sein oder: Du musst nicht funktionieren – Weniger Medizin durch Digitalisierung? – Die Medizin neu denken

Die Medizin wächst und wächst. Neue Märkte, neue Bedürfnisse, neue Krankheiten. Keine Grenzen.

Bisher war ich vor allem beim Wachstum, im Außen, auf der Faktenebene. Aus der Dritte-Person-Perspektive habe ich die verschiedenen Dimensionen und eine »exponentielle« Ausbreitung von Medizin und Gesundheitswesen angeschaut, von den Anfängen des modernen Heilwesens bis heute. Bis Corona und danach. Dabei habe ich Erfolge und Abgründe aufgezeichnet.

Es fehlt noch eine weitere, grundsätzliche, wesentliche Perspektive.

So werde ich jetzt stärker auf die Erfahrungsebene gehen. Nicht nur, aber doch angeleitet vom »gesunden Menschenverstand« – und begleitet von einigen überraschenden Fakten – möchte ich weitere zentrale Aspekte im Gesamtbild ergänzen und einen radikalen Ausblick in die Zukunft wagen: *Brauchen wir nicht mehr, sondern weniger Medizin?*

Ich werde nun genauer darlegen, warum womöglich das Gegenteil vom Gegenwärtigen angezeigt ist. Warum genau dieses sinnvoll erscheint.

Mehr noch: Eine Gegenbewegung hat sich bereits formiert.

Das Haus Gottes

»Das schlimmste Jahr meines Lebens!« Auf diesen Nenner bringt der US-amerikanische Schriftsteller und Psychiater Stephen Bergman den Beginn seiner Ausbildung als Arzt im Krankenhaus. Dargelegt in seinem Roman *House of God*.[157]

»Das Haus Gottes« wird die Klinik in Boston genannt, in der der junge Mediziner in den Siebzigerjahren seine Facharztausbildung nach dem Studium begann. Den Klinikalltag erlebten er und seine Kollegen seinerzeit als einen Abstieg in die »Hölle«. Eine Hölle, in der sich vermeintliche Halbgötter in Weiß als »korrupte, profitgierige Blutsauger« entpuppten. Eine Hölle, die aus idealistischen Medizinstudierenden zynische Karrieristen machte. Eine Hölle, die ein »Sterben in Würde nicht zulässt«.[158]

Bergman widersprach damit allen gängigen Ärzte-Klischees. Das Krankenhausmilieu, Schauplatz unzähliger Trivialromane und Fernsehserien, war – und ist bis heute – ein »blinder Fleck der Gegenwartsliteratur«.[159] Bergmann beschreibt es in seinem Buch so: »Ganz zweifellos haben unzählige Verfasser von kitschigen Arztromanen seit Jahrhunderten verherrlicht, wie es ist, einem Menschen beizustehen, der den Tod vor Augen hat oder an einer unheilbaren tödlichen Krankheit leidet. Die Wirklichkeit sieht ganz anders aus: Als Arzt empfindet man da zunächst einen starken Widerwillen. Bewusst oder unbewusst versucht man, das Zimmer des Sterbenden zu meiden, man will nicht mit ihm reden. Es sind solche Details, die es für Nichtmediziner schwer machen, glaubhaft über die Welt des Krankenhauses zu berichten. Man muss es am eigenen Leib erfahren, aus erster Hand erlebt haben.«[160]

Verfasst hat Bergman sein Buch nicht unter seinem Klarnamen, sondern unter einem Pseudonym: Samuel Shem. Die Angst vor Ausgrenzung und Beschädigung, etwa durch aufgebrachte Ärzte und Kollegen, war wohl zu groß. Die von ihm praktizierte Nestbeschmutzung war auch wirklich ungeheuerlich. Und Patienten waren sicher ebenfalls nicht allesamt begeistert – wollten sie über ihre Ärzte und die von ihnen hoch angesehenen Krankenhäuser wirklich Derartiges hören? Überhaupt, Krankenhäuser: Gerade Maximal- und Universitätskliniken haben bei uns den Ruf, Orte der Klugheit und höchster Leistungen zu sein, die eine Ehrfurcht gebietende Verschwiegenheit und elitären Zusammenhalt ausstrahlen. Diese Aura befördert fraglos den Placeboeffekt erheblich – der Glaube an die Heilkraft von solch besonderer »Essenz«. Bergman räumt damit auf, zerstört gleichermaßen die positive Zuschreibung und den Glauben daran, einen wirksamen Placeboeffekt gleich mit (könnte man meinen). Das wird vielen nicht gefallen haben. Und möglicherweise hat es tatsächlich einen medizinischen Kollateralschaden gehabt.

Der autobiografische Roman ist gespickt mit Anspielungen, natürlich auch auf das Umfeld, in dem sich Bergman seinerzeit bewegte: Die »Best Medical School« ist in Wirklichkeit die Harvard Medical School. Und die Klinik, die das eigentliche »Haus Gottes« ist, ist in Wahrheit das Beth Israel Deaconess Medical Center (BIDMC). Diesen Zusammenhang habe ich erst vor wenigen Jahren erfahren – die Ironie will es, dass das BIDMC genau jene Klinik ist, in der ich selbst für mehrere Jahre gearbeitet habe: das Universitätsklinikum der Harvard Medical School an der Harvard University.

Bergman alias Shem verarbeitet in *The House of God* – zum Teil zynisch, zum Teil humorvoll, manchmal einfühlsam, mal realistisch – seine ganz persönlichen Erfahrungen in der Medizin jener Zeit. Der große Widerhall damals wie heute lässt glauben, dass seine Eindrücke nicht ganz so individuell und einzigartig waren, wie Nichtmediziner beim Lesen hoffen mögen: Seien Sie versichert, nichts Wesentliches hat sich seitdem verändert! Und Bergman stellt Regeln und Gesetze auf, die auf seinen eigenen Beobachtungen beruhen und das Arbeiten im Krankenhaus generell kennzeichnen sollen.

Die wichtigste Regel dabei, die er an das Ende seiner Liste stellt, lautet: »The delivery of good medical care is to do as much nothing as possible.« Gute Medizin bedeutet, so viel wie möglich *nichts* zu tun!

Was ist Gesundheit?

Was soll dieses »Nichts« sein, von dem hier ständig die Rede ist? Und was wäre dann die Gesundheit in diesem Kontext?

Seit vielen Jahren weise ich in meinen Vorlesungen, Vorträgen und wissenschaftlichen Publikationen darauf hin, dass es verschiedene Definitionen von Gesundheit gibt. Üblicherweise stelle ich drei unterschiedliche vor und grenze sie voneinander ab. Sicher könnte man noch weitere Definitionen ergänzen, aber mit diesen dreien lässt sich operativ gut arbeiten und ein erheblich verbessertes und differenzierteres Verständnis für die Gesundheit entwickeln. Neben der Praxis, also »auf dem Platz«, kann man auch über ein umfassendes Theorieverständnis eine Antwort auf die Frage bekommen, was Gesundheit ist.

Die drei genannten Definitionen, die einerseits aneinander anschließen, andererseits doch klar abgrenzbar sind und erst zusammen den Gesundheitsbegriff in Gänze beschreiben, lauten:

Gesundheit als Idealzustand. In der Präambel der Verfassung der WHO von 1946, in Kraft getreten 1948, wird Gesundheit als ein Zustand des vollständigen körperlichen, geistigen und sozialen Wohlergehens (Wohlbefindens) bezeichnet. Gesundheit sei mehr als das Fehlen von Krankheit oder Gebrechen. Diese wohl berühmteste Definition der Gesundheit hat unser aller Gesundheitsverständnis über die letzten Jahrzehnte geprägt, bewusst oder unterbewusst. Auch die politisch determinierten Grundausrichtungen in den verschiedenen Gesundheitssystemen dieser Welt haben häufig ihre Orientierung entlang dieser Definition genommen. Nun könnte man sagen: Das ist *die* allgemeingültige Definition der Gesundheit. Und in gewisser Weise stimmt das wohl. Aber es ist eben nur *eine* Definition – und sie hat ihre Tücken.

Eines der größten Probleme im Zusammenhang mit der WHO-Definition nimmt seinen Ausgang im Begriff »vollständig« (mitunter als »vollkommen« übersetzt). Denn hiernach kann eine bio-psycho-soziale Gesundheit nur dann attestiert werden, wenn sie vollständig oder eben vollkommen ist. Doch wer kann das von sich behaupten? Eine Utopie! Und das sollte sie wohl bleiben. Wer von uns verfügt schon zu irgendeinem Zeitpunkt über ein vollkommenes Wohlbefinden in allen Bereichen der biologischen, das heißt körperlichen, der psycho-mentalen, also seelischen/geistigen, und der sozialen beziehungsweise sozioökonomischen Welt?

Andererseits hat diese Auffassung der Gesundheit eine enorme visionäre Kraft. Bis heute. Sie ist (und wirkt) politisch. Es sind jedoch weniger verträumte Soziologen, gesundheitswissenschaftliche »Spinner« oder Politikromantiker gewesen, die diese Idee einer ganzheitlichen und vollständigen Gesundheit seinerzeit niedergelegt haben, sondern von den Begründern sollte ein starkes und einendes Signal für die Ausrichtung der zukünftigen Verwendung von Ressourcen und der politischen Entscheidungen im gefragten Bereich ausgehen. Und das hat durchaus funktioniert. Nur wendet man die Definition gemäß der WHO heute auf den Einzelnen an, wären wir alle in letzter Konsequenz krank. Kaum jemand wäre je gesund: eine enorm frustrierende Vorstellung! Wenn Gesundheit ein Ideal bliebe, rein utopisch, ein niemals wirklich erreichbares Ziel, warum sich dann überhaupt noch aufmachen und für die Gesundheit engagieren?

Gesundheit als Normalzustand. Eine völlig andere Auffassung und Definition der Gesundheit liegt der praktischen Medizin heute zugrunde. Demnach ist Gesundheit ein Zustand, bei dem alle wesentlichen Parameter im Normbereich sind. Wer misst diese Parameter? Der Mediziner. Um welche Parameter geht es? Messgrößen, die mit den Instrumenten und Mitteln der Medizin operationalisierbar und zugänglich sind. Was man (noch) nicht messen kann, spielt keine wesentliche Rolle, geht hier nicht ein. Und man misst nur, was man kennt – wofür man Begrifflichkeiten und eine Fachsprache hat. Für alles andere ist man strukturell blind. Es geht hier also um eine vermeintlich *objektive* Sicht auf Werte und Daten, die

a) sich aus medizinischen Untersuchungen ergeben, b) fachsprachlich zu beschreiben sind und c) sich mit einem Standard – dem »Normalzustand« – vergleichen lassen.

Anders als bei der WHO-Definition, wonach Gesundheit nur als Ideal existiert und damit im Prinzip unerreichbar bleibt, ist Gesundheit gemäß der medizinischen Definition in der praktischen Realität und Alltagswelt der Menschen durchaus möglich. Die Hoheit, über die Existenz von Gesundheit zu entscheiden, einen Haken unter eine Gesundheitscheckliste zu machen, bleibt allerdings dem äußeren Arzt überlassen. Und auch der Verhandlungsspielraum bleibt ihm: Durch den Zusatz, dass alle *wesentlichen* Parameter zu erfüllen seien und sich im Normbereich zu befinden hätten (folglich nicht *alle* Parameter), hat der Arzt die Möglichkeit – gleich einem Künstler, über die eigene Intuition –, den Daumen in punkto Gesundheit gemäß *seiner* Einschätzung nach oben zu strecken oder nach unten zu senken.

Was ist wesentlich? Gesundheit bleibt eine *ärztliche* Entscheidung.

Noch einen weiteren interessanten Befund können wir der medizinischen Definition von Gesundheit zuschreiben: Würde man sie wortwörtlich nehmen, wäre die Norm – also das Normale – der Maßstab, nach dem über Gesundheit und Krankheit zu entscheiden wäre. Man würde also erwarten, dass entlang von Normalverteilungskurven (Sie erinnern sich vielleicht an die Schule: Gauß'sche Glockenkurve etc.), also entlang einer Verteilung von Merkmalen in der Normalbevölkerung, das »Nichtnormale« (und damit das Kranke) als Abweichung eindeutig aufzufinden und zu beschreiben sei. Beispiel Körpergröße: Ein krankhafter Zwergwuchs oder eine medizinisch behandlungsbedürftige Übergröße würde dann vorliegen, wenn eine Person, möglicherweise ein Heranwachsender, entlang von Perzentilen (statistischen Verteilungsmaßen) und Wachstumskurven im Vergleich zur altersgemäßen Normalbevölkerung nach definierten Standards messbar aus dem Rahmen fiele. So weit, so gut.

Doch wie verhält es sich mit Aspekten wie Körpergewicht, Blutdruck und Blutfettwerten? Würde man hier die Norm zugrunde legen, wären viele heute medikamentös behandelte Zustände eigentlich »gesund« (weil normal). Und wie würde es sich damit vertragen, dass vermeintlich »Gesunde« dennoch massenhaft Medikamente nehmen (müssten)? Das wäre schwer zu vermitteln. Nicht zuletzt aus diesem Grund hat man sich in den letzten Jahrzehnten zunehmend von den Normwerten im engeren Sinne verabschiedet und stattdessen Referenzwerte eingeführt. Nun definiert nicht mehr der vorherrschende Standard in der Bevölkerung das messbar und objektiv Normale, was gesund oder krank ist, sondern die von medizinischen Fachgesellschaften zuvor festgelegten Bandbreiten und Referenzen. Damit hat sich auch die Kommunikation über »gesund« und »krank« in die medizinischen Fachkreise »verkrochen«. So werden Diskussionen zu den Festlegungen und Veränderungen der Referenzwerte (der ehemaligen Normwerte) immer spezifischer und stärker hinter geschlossenen Türen geführt; sie sind zugleich deutlich komplexer geworden, eine Transparenz existiert kaum mehr. Zwar werden regelmäßig Neuerungen von Referenzwerten in den entsprechenden wissenschaftlichen Publikationen bekannt gegeben, wobei sie mutmaßlich auf einer veränderten wissenschaftlichen Datenlage basieren, die der Fachöffentlichkeit theoretisch zugänglich ist. Doch sind solche Leitlinien- oder »Konsensusprozesse«, bei denen man sich auf die tatsächliche

Anpassung der Referenzwerte einigt, in der Regel nicht mehr Bestandteil einer allgemeinöffentlichen Diskussion. Sie sind von außen nur noch bedingt nachzuvollziehen.

Empfohlene Werte etwa für ein gesundes Körpergewicht, einen anzustrebenden Body-Mass-Index (BMI), für Blutdruck- oder Cholesterinwerte wurden in den letzten Jahren permanent »strenger« – und tendenziell nach unten korrigiert. Und damit passierte, möglicherweise unbeabsichtigt, etwas Ähnliches, wie wir es schon von der WHO-Definition der Gesundheit kennen: Die Zahl der Kranken weltweit stieg unweigerlich an – als Konsequenz von Statistik und Buchführung, und somit zunächst einmal nur auf dem Papier. So wuchs auch die Zahl derer, die aus medizinischer Sicht als »behandlungsbedürftig krank« anzusehen waren. Auf dieser Basis wurden viele der Blockbuster-Medikamente der letzten Jahrzehnte entwickelt – die am meisten verbreiteten Medikamente weltweit (etwa Cholesterin- und Blutdrucksenker). Ebenjene Pillen, die zur Behandlung von lebensstilassoziierten beziehungsweise chronischen oder Zivilisationskrankheiten gedacht waren: die wahren Treiber der Gesundheitswirtschaft. Ein Kreis schließt sich.

Dabei läge der Schlüssel beim Patienten und seinem Verhalten. Aber der Reflex zur ärztlichen Behandlung, zur medikamentösen Verschreibung ist tief in unserer Kultur und im Rollenverhalten zwischen Arzt und Patient verankert. Vor knapp zwanzig Jahren wurde in der wissenschaftlichen, in der medizinischen Fachwelt die Idee einer gezielten »Krankheitserfindung« (»Disease Mongering«) auf den Tisch gebracht und seither kritisch – zunehmend auch heftig in der Diskussion – begleitet.[161] Die Allgemeinmedizinerin Iona Heath, der Medizinjournalist Ray Moynihan und der Pharmakologie-

Professor David Henry, alle in London tätig, haben mit diesem Begriff einen Finger in eine offene, bis dato wohl eher versteckte Wunde gelegt: Ob beabsichtigt oder nicht, ist es in den letzten Jahrzehnten zu einer immer stärkeren Pathologisierung des Normalen gekommen. Risiken und Risikofaktoren, die bis dahin vielleicht noch »normal« waren, in jedem Fall aber häufig lebensstilbedingt, wurden zunehmend medikalisiert. Eigenverantwortung und Aktivierung wurden gegen Rezept und Verschreibung eingetauscht. Als Verursacher wurden weniger die Patienten als vielmehr die Gesundheitsberufe und Pharmafirmen ausgemacht. Und selbst wenn es keinen ausgeklügelten Plan dahinter gegeben haben mag, den manche Verschwörungstheoretiker heute vor allem der Pharmaindustrie andichten wollen (was mir zu einfach erscheint), so sind die größten Profiteure dieser Entwicklung doch schnell ausgemacht: Es sind die Mediziner und Ärzte, die Pharmabranche – und die Medizinindustrie als solche. Der Patient, nun krank, eben noch normal, schluckt brav seine Medikamente. Ob es ihm hilft, ist deutlich weniger eindeutig.

Bis hin zu Corona: Durch die uneingeschränkte Pathologisierung des Coronavirus beziehungsweise der Covid-19-Erkrankung (zu Recht!) und die allgemein akzeptierte Notwendigkeit, hier um jeden Preis einen Riegel vorschieben zu müssen, sind Entwickler von Medikamenten und Impfstoffen im Kontext dieser Seuche zu den großen Gewinnern der Krise geworden. Die dramatisch steigenden Aktienkurse der entsprechenden Unternehmen, Zuflüsse von Drittmitteln und Forschungsgeldern zu relevanten Institutionen, sogar der Versuch, mittels der Entwicklung von Medikamenten nationale Belange zu schützen und »wahre Größe« nach außen zu symbolisieren, haben ein politisches Klima erzeugt, nicht nur ein gesundheitspolitisches, das einem Pulverfass gleicht. Auch medial: Eine ganz neue Art von kaltem Krieg, ein Wettlauf und Schaulaufen der Nationen und Systeme im Namen der Gesundheit, ist hier entstanden.

Wenn dann am Ende ein Impfstoff oder eine vernünftige Behandlung stehen, die funktionieren und bezahlbar sind, mag sich ein jeder Beteiligte zurücklehnen und sagen: »Alles richtig gemacht!« Doch hätte es eine Alternative gegeben? Wie gefährlich war und ist Corona eigentlich? Und ist wirklich *alles* schlimm und prinzipiell pathologisch, ganz generell, an Mikroben, Seuchen und Viren? Es wird schnell vergessen, dass Mikroben Teil der Biologie, unserer innersten Natur sind; dass etwa unsere zellulären Kraftwerke, die Mitochondrien, erst auf Basis einer Einwanderung von Bakterien von außen in das Zellinnere im Rahmen der Evolution (über die Weitergabe der bakteriellen Erbinformationen an nachfolgende Generationen) entstanden sind.[162] An vielen Stellen wären Evolution und biologischer beziehungsweise genetischer Fortschritt ohne Viren, eingeschleust ins Genom einer Wirtszelle, undenkbar gewesen. Und auch haben Seuchen in der Geschichte immer wieder biologisch »ungünstige« Bevölkerungsverdichtungen reduziert, etwa um Platz für Neues zu machen. Im Pflanzenreich ganz normal und anerkannt – aber bei uns Menschen? Eine enorm schwierige Diskussion. Ich möchte sie hier nicht führen.

Auffällig ist jedoch, dass bei anderen, durchaus vergleichbaren Seuchen, man denke nur an schwere Grippewellen oder die Ebola-Erkrankung, nicht ansatzweise ein solch großer Nachdruck bei der Entwicklung von effektiven medikamentösen Behandlungsstrategien herrschte. Zumindest scheint es so. Und auch medial war und ist die Präsenz jener anderen

Geißeln wesentlich weniger ausgeprägt, was damit zusammenhängen mag, dass viele der anderen benannten Seuchen nicht im gleichen Maße auf finanzstarke Industrienationen trafen und die Weltwirtschaft als Ganzes derart in die Knie zwangen, wie es mit Corona jetzt passierte. Das ist argumentativ natürlich wieder ein gefährliches Pflaster, und ich möchte mich hier gar nicht weiter aus dem Fenster lehnen. Es bleibt jedoch ein Befund, ein komisches Gefühl, dass sich wirtschaftliche Interessen und ein nachweisbarer Profit von der Zuschreibung »krank« (versus »gesund«) nicht trennen lassen und dass diese Zuschreibung offenbar häufig aus der gleichen Quelle stammt, wo große Teile der späteren Profite wieder eingepreist werden. »Krank« schafft nun einmal auch Umsatz und Gewinn, ist eine Eintrittskarte zur medizinischen Behandlung – und bis heute offenbar deutlich lukrativer als »gesund«. Das könnte sich bei Corona möglicherweise wieder zeigen. Warten wir es ab.

Gesundheit als Individualzustand. Die dritte und letzte Definition der Gesundheit ist noch einmal ganz besonders. In jeder Beziehung. Sie beschreibt ebenso eine Entscheidung – aber dieses Mal die des *inneren* Arztes, der betroffenen Person selbst. In dieser Definition deutet das Subjekt sich und seine Beziehung zur Welt: Gesundheit wäre demnach ein Zustand, bei dem man sich *subjektiv* gesund fühlt. Man interpretiert seinen individuellen Zustand selbstbewusst als »gesund« – und zwar völlig unabhängig von einem äußeren Ideal oder einem vermeintlich objektiven Standard, der für alle anderen ebenfalls gilt. Im Individualzustand sind Gesundheit und Krankheit höchst persönlich.

Diese Sichtweise geht unter anderem zurück auf Thure von

Uexküll (1908–2004). Der gebürtige Heidelberger war zentraler Wegbereiter einer integrativen und ganzheitlichen Medizin und als Arzt (Internist) und Wissenschaftler zu seiner Zeit weithin bekannt. Von Uexküll beklagte den Dualismus in der Medizin (der leider bis heute noch vorherrscht) – mit einer Polarität zwischen einem »kranken Körper ohne Seele« und einer »leidenden Seele ohne Körper«. Diese aus seiner Sicht unsinnige Aufspaltung zwischen Körper (Soma) und Seele/ Geist (Psyche) galt es zu überwinden. Eines der bis heute wichtigsten Standardwerke zur psychosomatischen Medizin – das *Lehrbuch der Psychosomatischen Medizin* – wurde von ihm verfasst.[163]

Bekannt wurde von Uexküll auch durch seine Beiträge zur Zeichentheorie, der sogenannten Semiotik (später Biosemiotik).[164] Hier geht es darum, dass das Leben – oder die Biologie als solche – als das Zusammenwirken von steter Kommunikation und Interpretation aufzufassen sei: Im Lebendigen würden allen Dingen und Erfahrungen individuelle Bedeutungen (Zeichen) durch die Subjekte zugemessen und über die Kommunikation sowie Interpretation der Bedeutungsinhalte untereinander das Leben und ein biologisches Miteinander ermöglicht. Die »Signifikanz« – der »Sinn« – steht hier im Mittelpunkt. Dieses »subjektivierte« Miteinander ist demnach der Kern der Lebendigkeit und auch, wie ich anfügen würde, der Gesundheit.

Mit dieser Sichtweise setzt von Uexküll bei Viktor von Weizsäcker (1886–1957) an. Jener war ebenfalls Arzt (Neurologe) und gilt bis heute als eigentlicher Begründer der akademischen und fachärztlichen Disziplin »Psychosomatische Medizin«, die in Heidelberg ihren Ursprung nahm. Hier formulierte von Weizsäcker seine Ideen zum »Gestaltkreis«, mit dem er die Einheit von subjektiver Wahrnehmung und Bewegung theoretisch darzustellen suchte.[165] Von Weizsäckers Ziel war ebenfalls die Einführung des Subjekts in die Medizin und in eine Erforschung des Lebendigen. Der erste Satz des Gestaltkreises lautete demzufolge: »Um Lebendes zu erforschen, muss man sich am Leben beteiligen.« Für das Objektive in Medizin und Gesundheits- sowie Lebenswissenschaften blieb kaum mehr ein Raum.

Der Gestaltkreis nimmt im Gesamtwerk Viktor von Weizsäckers eine zentrale Stellung ein. Unter diesem Titel hat er die Einheit von Wahrnehmen und Bewegen erläutert. Sein Anliegen war der Versuch, die Subjektivität in eine strukturelle Beziehung zur Umwelt zu stellen, um damit auch die in der Medizin verfestigte Subjekt-Objekt-Spaltung infrage zu stellen und letztlich zu überwinden. Hier schloss sich später der chilenische Neurobiologe und Systemtheoretiker Humberto Maturana an. Nach Maturana ist die Gesundheit Ausdruck eines größeren, subjektiven Sinnzusammenhangs: Selbsterhalt (und Gesunderhalt) stehen in einer Einheit mit einer erfolgreichen Selbstorganisation.[166] Das Individuum – das Selbst – organisiert sich und damit das Leben, seine Lebendigkeit, entlang seiner Fähigkeit, die eigene subjektive Welt zu erschaffen, ihr einen Sinn zuzuschreiben.

Maturana nennt diesen Prozess der Selbsterschaffung und -erhaltung Autopoiese (von griechisch »autos« = »selbst« und »poiein« = »schaffen«).[167] Das Konzept der Autopoiese kommt zu dem Schluss, dass es in der Biologie letztlich nichts wirklich Objektives gibt, ja gar keine objektive Welt existiert, weil alles Sichtbare beziehungsweise Wahrnehmbare erst subjektiv erschaffen werden muss. Das ist das Kennzeichen des Lebens. Daher gibt es, nach Maturana, in lebenden Systemen keine

Trennung zwischen Erzeuger und Erzeugnis. Letztlich auch keine Trennung vom Empfänger.

Zusammen mit seinem Landsmann, dem Biologen und Neurowissenschaftler Francisco Varela (1946–2001), der stark für den Dialog zwischen Naturwissenschaft und Bewusstseinsforschung warb und wichtiger Pionier der Meditations- und Achtsamkeitsforschung wurde (auf die ich noch ausführlich kommen werde), stellte Maturana fest, dass das Nervensystem keinen direkten und unmittelbaren Bezug zur Außenwelt besitzt, sondern vielmehr die Funktion eines Übersetzers innehat, um aus der äußeren Umgebung ein inneres Bild der Welt zu erschaffen – durch indirektes Schlussfolgern, der »rekursiven Operation«.[168] Die Welt, wie wir sie zu kennen meinen, ist demnach nur die subjektive Interpretation unserer Wahrnehmung. Eine absolute Unterscheidbarkeit zwischen Realität und Illusion, auch zwischen Erste-Person- und Dritte-Person-Perspektive, schließen Maturana und Varela aus.

Als Beispiel nennt Varela etwa Viren. Außerhalb einer Wirtszelle haben diese keinerlei »Selbsterschaffungstendenz«. Sie besitzen zwar ein theoretisches Potenzial zur Selbstorganisation und damit zur Lebendigkeit, aber nur wenn sie auf die passende Wirtszelle treffen, kann dieses Potenzial realisiert werden. Außerhalb eines Wirtes sind sie »tote Makromoleküle« – sie sind Zwitter zwischen noch nicht lebendig und lebendig.

Der Autopoiese liegt in diesem Kontext die Idee zugrunde, dass das Leben ein ständiger, sich selbst erschaffender und regulierender Prozess der Selbstverwirklichung ist. Dabei werden Soll- und Istwerte – der Bauplan, nach dem das Leben funktioniert – in einem dynamischen Prozess ständig selbst erzeugt und überprüft. Und im »Zweifelsfall« selbstständig verändert und angepasst. Das ist das Besondere und der Unterschied zu einer Maschine (oder einem Virus *außerhalb* der Wirtszelle) – nämlich, dass es sich bei lebendigen Organismen um sich selbst organisierende Systeme handelt, die wechselnde Beziehungen zur Umwelt unterhalten und zugleich in der Lage sind, in einer sich ständig wandelnden Welt nicht nur funktionsfähig zu bleiben, sondern sich auch aktiv anzupassen und doch als Einheit bestehen zu bleiben. Maschinen aber, die nach rein kybernetischen Algorithmen funktionieren, also nach Regelkreisen und Vorgaben von Bauplan und Sollwerten, die jeweils *von außen* kommen, auf die dann »stur« mit einer Anpassung der Istwerte durch das innere »Maschinenwerk« reagiert wird, sind vermeintlich objektiv, in jedem Fall aber keine »Selbsterzeuger« und in dem Sinne niemals lebendig.

Das Konzept ist absolut ernst gemeint. Und die Idee einer Selbsterschaffung beziehungsweise selbstgesteuerten Veränderung von Bauplan und Sollwerten – durch das lebendige System selbst – kann sehr konkrete biologische Entsprechungen haben. In den Neunzigerjahren war ich in wissenschaftlichen Recherchen auf die Vorstellung einer biologischen »Fantasie« gestoßen, wonach die Möglichkeit besteht, dass Organismen – sogar einzelne Zellen – in der Lage sein könnten, ihr eigenes Genom im Zellkern (DNA, Gene, Chromosomen = Bauplan) gezielt zu verändern, um bei einer Bedrohung oder Herausforderung (in ihrer Umwelt) besser gewappnet zu sein. Dieses könnte durch die gezielte und selbstinduzierte Erhöhung der Mutationsrate in bedrohten Zellen passieren (Mutationen sind spontan auftretende Veränderungen des Erbguts). Noch faszinierender: Es bestand der Verdacht, dass diese selbsterzeugten Veränderungen des Erbguts von den bedrohten, den »gestressten« Zellen an völlig unbeteiligte und entfernte Zellen des gleichen lebendigen Systems – über einen noch zu entschlüsselnden Mechanismus – kommuniziert und weitergegeben werden könnten. So würden »gesunde« Zellen von dem entfernten Geschehen erfahren und könnten ihre eigene Selbstorganisation und Widerstandsfähigkeit vorsorglich anpassen. Und all diesen »zauberhaften« Vorgängen würde eine Art biologische Kreativität und ein ständiges Ausprobieren zugrunde liegen, das im Wettstreit mit den äußeren Anforderungen den inneren Raum schützt, anpasst und weiterentwickelt.

Aufgrund dieser Überlegungen und Recherchen ersann ich dann ein experimentelles genetisches Modell im Rahmen meiner Promotion an der Universität Göttingen, mit lebendigen Zellen, mit denen ich die genannten Bedingungen im Labor in einer Zellkultur »nachbaute« und deren Erbgut ich über Jahre kontinuierlich untersuchte, nachdem ich Teile von ihnen »gestresst« hatte und sie über einen ausgeklügelten Mechanismus mit anderen, nicht gestressten Zellen kommunizieren ließ.[169] Und tatsächlich: Sowohl die Idee einer selbstinduzierten Veränderung des Genoms unter Stress als auch die Weitergabe der Information an zunächst unbeteiligte Zellen bestätigte sich. Hier zeigte sich ein geradezu altruistisches und kreatives Verhalten schon auf niedrigstem biologischen Organisationsniveau, auf der Ebene kleinster biologischer Einheiten! Später wurde diese Idee andernorts bestätigt und weiterentwickelt.[170]

Was ist Gesundheit? Ist der Mensch eine Maschine? Folgt die Gesundheit einem starren, einem vorhersagbaren objektiven

Algorithmus oder aber einem dynamischen inneren Regelwerk? Oder beidem – sowohl als auch?

Können wir Gesundheit gestalten? Ist sie ein Prozess, oder ist sie der vorgegebene Rahmen, innerhalb dessen wir uns bewegen? Bewegen *müssen*? Oder *können*?

Erzeugt das Individuum – zu jeder Zeit – seine eigene Welt, und wäre Gesundheit dann das Zeichen für ein momentanes Gelingen dieses Prozesses? Oder ist das Individuum nur wieder Teil eines größeren »äußeren« Plans, der prinzipiell verstehbar, messbar und vorhersagbar ist? Und wäre Gesundheit dann das Ergebnis einer erfolgreichen Planerfüllung?

Meine Gesundheit ist eine Richtung. Eine Ausrichtung auf ein Ziel. Sie ist ein Ideal. Mein Ansporn.

Meine Gesundheit ist, wenn mein Arzt sie mir anhand gemessener Werte attestiert. Wenn ich nicht von der Norm oder Referenzgruppe abweiche.

Gesundheit ist, wenn ich es meine. Wenn ich mich individuell danach fühle. Wenn ich sage, dass ich gesund bin.

Alles ist möglich. In jedem Fall aber: Gesundheit ist eine Entscheidung. Eine freie Entscheidung? Diese wird in einem »anderen Universum« getroffen (Utopie) oder nach objektiven Kriterien von einem Experten (Arzt) – der nicht ich bin – oder doch von mir selbst, das heißt von der betroffenen Person (Subjekt).

Welche der drei Entscheidungen stimmt? Welche ist stimmiger? Welcher sollte man mehr Glauben schenken? Welche Definition der Gesundheit ist die richtige?

Die einfache Antwort lautet: alle drei. Alle sind richtig. Es gibt mehrere Wahrheiten! Sie existieren nebeneinander. Zeitgleich.

Oder was würden Sie sagen? Aus Ihrer *eigenen* Erfahrung?

Wann würden Sie sich selbst als gesund bezeichnen? Wenn Sie morgens aus dem Bett steigen und sich gut fühlen, erholt und voller Energie? Oder abends voller Zufriedenheit auf das vollbrachte Tagwerk schauen? Wenn alles passt? Wann war dies eigentlich das letzte Mal der Fall? Oder ist für Sie Gesundheit eher die bescheinigte Sicherheit nach einem Arztbesuch, wenn dieser Ihnen mitgeteilt hat, dass bei Ihnen nichts Auffälliges gefunden wurde, dass kein Befund vorliegt (»ohne Befund«)? Trauen Sie sich selbst Gesundheit zu, das heißt die selbstbewusste Annahme, Sie seien gesund, egal was die anderen sagen? Oder brauchen Sie dafür die Bestätigung von außen? Hören Sie auf Ihren inneren Arzt, Archaeus, oder doch lieber auf den äußeren, Medicus? Und was, wenn sich beide widersprechen – wem folgen Sie dann?

Auch wenn Ihnen die oben beschriebene Ansicht der Gesundheit als Individualzustand vielleicht fremd erscheinen mag, so lässt sich kaum leugnen, dass Gesundheit oft situativ ist, von Ihrer persönlichen *momentanen* Verfassung abhängt – und vom kulturellen Rahmen, innerhalb dessen sie betrachtet wird. In diesem Kontext herrscht bei uns vielerorts noch ein arztzentriertes Gesundheitsverständnis vor: Für viele Menschen wäre es eine Enttäuschung, zumindest aber ungewohnt, nach einem Arztbesuch kein Rezept, keine Verordnung, Überweisung oder wenigstens eine Arbeitsunfähigkeits-Bescheinigung für den Arbeitgeber in der Hand zu halten. Und kennen Sie nicht selbst das gute Gefühl der Erleichterung, wenn der Arzt Ihnen gerade mitgeteilt hat, dass man »nichts gefunden« hat? Und das, obwohl der Schmerz, das *ungute* Gefühl, weswegen Sie ihn ursprünglich aufgesucht haben, durch diese Mitteilung allein an sich ja noch nicht weg sind – sein *sollten*? Doch kann die »gute Nachricht« allein eine enorm heilsame oder lindernde Wirkung haben. Manches Symptom ist plötzlich wie weggeblasen, löst sich schlicht in Luft auf. Das wäre dann wieder der »Weißkittel-« oder Placeboeffekt.

Diesen Effekt gibt es bekanntlich in beide Richtungen: Haben Sie schon einmal die Erfahrung gemacht, dass Sie – eben noch gut gelaunt und voller Tatendrang, gesund im besten Sinn – zum Arzt gehen, um eine Laboruntersuchung einzusehen oder Ergebnisse zu besprechen, einen kurzen Ultraschalltermin wahrzunehmen oder einen Routinecheck durchführen zu lassen? Und dann lesen Sie im Gesicht des Arztes, hören Sie aus seinem Mund oder erkennen am Bildschirm selbst, dass irgendetwas nicht stimmt? Dass vielleicht Folgeuntersuchungen nötig sind, dass »größere Geschütze« aufgefahren werden müssen?

Und was ist dann mit Ihrem guten Gefühl von eben? Niedergeschlagenheit und Krankheit, vermeintlich, innerhalb von nur wenigen Augenblicken, wo kurz zuvor noch Zuversicht und Gesundheit war? Wie schnell macht sich Ihr innerer Arzt aus dem Staub?

In der Fachliteratur wird in diesem Zusammenhang vom Gesundheits-Krankheits-Kontinuum gesprochen.[171] Der Begriff geht auf den israelisch-US-amerikanischen Soziologen Aaron Antonovsky (1923–1994) zurück, dem wir auch die Beschreibung eines positiven Kohärenzgefühls und der Salutogenese als Gesundheitseigenschaften verdanken. Mit dem Bild vom Kontinuum ist gemeint, dass der Mensch in der Realität niemals nur gesund oder nur krank ist. Im Gesunden ist immer das Potenzial für das Kranke angelegt und umgekehrt. Und so, wie sich über längere Zeit ein Gesunder zu einem Kranken entwickeln kann und hoffentlich auch wieder zurück, so kann innerhalb von nur wenigen Momenten ein Zustandswechsel von gesund nach krank erfolgen. Zumindest in der Interpretation des Einzelnen, des Betroffenen. Nie kann man sich sicher sein. Es sei denn, man beschließt es so.

Die Idee des Gesundheits-Krankheits-Kontinuums beinhaltet einen Perspektivenwechsel: Schaut man auf das Kranke, selbst im vermeintlich Gesunden, sucht man vielleicht die Nadel im Heuhaufen (etwa bei einer Check-up-, Screening- oder Vorsorgeuntersuchung). Ist *irgendetwas* Auffälliges zu finden? Hier wird man besonders auf Risikofaktoren, Vorbelastungen und potenziell schädliche Umstände achten. Man will rechtzeitig sein, einen Verlauf aufhalten. Es ist ein dynamisches Geschehen. Wir nennen das die pathogenetische Perspektive. Die auf das Kranke achtet und das Entstehen von Krankhaftem erklärt – und idealerweise »Schlimmeres« verhindert.

Betrachtet man dagegen das Gesunde, die gesunden Anteile, dann geht es eher um Ressourcen, um Schutzfaktoren und Widerstandskräfte, um Belastungen, die man reduzieren oder resilient abwehren kann und will. Es geht genauso um Robustheit und Abhärtung, um Hardiness.[172] Und so findet man selbst bei Schwerstkranken, ja sogar bei Sterbenden, häufig noch den Wunsch nach Gesundheit, findet gesunde Anteile, eine Hoffnung auf Genesung – oder aber auf ein Einverstanden-Sein, den Wunsch nach Ankommen und inneren Frieden. Objektive und subjektive Anteile mögen sich hier gegenseitig austauschen, der äußere Arzt zugunsten des inneren Arztes seinen Rückzug antreten. Aber dennoch gilt: »Solange du noch atmest, ist mehr gesund als krank an dir!« Diese Sichtweise wird bekanntlich die salutogenetische Perspektive genannt. Sie mag vielleicht radikal oder provokant erscheinen. Dies aber nur, weil sie ungewohnt ist. Neben persönlichen Anteilen (Persönlichkeitsmerkmalen) spielen hier ebenfalls die umgebende Kultur sowie Lern- und Reifungsprozesse über die gesamte Lebenszeit eine Rolle. Kannst du sein mit dem, was ist? Und ist das, was ist, mehr gesund oder krank? Ist die Tatsache, dass du lebst, nicht *prinzipiell* auch ein Zeichen von Gesundheit? Vollkommene Gesundheit mag es vielleicht im Leben nicht geben – aber das Gegenteil, eine »vollständige Krankheit«, wäre das nicht der Tod, also mit dem Leben prinzipiell unvereinbar?

Die genannten Überlegungen zur Frage, welcher Gesundheitsdefinition man folgt, welche davon man persönlich präferiert, haben zwar etwas mit generellen Vorlieben zu tun, mit dem eigenen Lebensstil zumal, aber sie können doch sehr konkrete und praktische Konsequenzen haben. Für die Medizin und für die Gesellschaft als Ganzes. Ärzte und Therapeuten sollten daher unbedingt wissen, worüber »man« redet, welche Idee von Gesundheit ihr Gegenüber hat; der Patient, ein Mensch wie sie selbst. Zudem sollten sie sich damit auseinandersetzen, welche Vorlieben sie selbst als Therapeuten (für sich persönlich) verfolgen. Sonst reden Arzt und Patient möglicherweise aneinander vorbei. Und das kann ein großes Unglück bedeuten. Für beide.[173] Nicht nur können diese beiden mitunter jahrelang, ja jahrzehntelang aneinander entlang agieren (wenn es beispielsweise um die langjährige Beziehung zu einem Hausarzt geht), ohne sich wirklich je zu treffen. Dabei werden unzählige Chancen auf Wachstum und gegenseitige Freude verpasst. Wir sehen das immer wieder, auch in unserer Wittener Universitätsambulanz, wenn Patienten zu uns kommen, mit dicken Akten über ihre Vorgeschichte, aus denen einhellig die Erkenntnis spricht, dass der Kern des Problems nie wirklich getroffen wurde.

Wenn Arzt und Patient nicht wissen, auf welcher Ebene, in ihrer jeweiligen Beziehung, Gesundheit erzeugt werden soll, welche Definitionen von Gesundheit konkret im Raum sind, wenn sie einander nicht begegnen, dann können – neben vertanen Chancen – auch unglaublich viel Kosten (»Waste«) entstehen. Niemand muss seine eigene Definition der Gesundheit verlassen, doch wenn sich äußerer Arzt und innerer Arzt nicht treffen, nicht wirklich voneinander wissen, dann ist es, als wären sich die beiden nie ernsthaft begegnet. Aus diesem Grund muss aktiv danach gefragt werden: Als Behandler, Therapeut oder Arzt muss ich den Patienten konkret nach seiner Idee von Gesundheit fragen. Idealerweise tue ich das, indem ich den Patienten in seinem eigenen Wortlaut, im Narrativ, ernst nehme und diese Erzählung für meine Behandlung zugrunde lege.

So machen wir es in Witten: Die ersten Fragen, die der neue Patient gestellt bekommt, die sogenannten Kleinman-Fragen (ich habe sie von meinem US-amerikanischen Kollegen Arthur Kleinman übernommen), beinhalten im Wesentlichen das Aufsuchen des persönlichen Gesundheitsverständnisses des Patienten beziehungsweise seiner subjektiven Erklärung für das konkrete »Problem« – *aus Sicht des Patienten.*[174] Wir fragen danach, wie sie selbst, die Patienten, das aktuelle Geschehen erklären würden, den Anlass, dessentwegen sie sich schließlich zu uns aufgemacht haben; wie sie es nennen würden, in ihren eigenen Worten. Was sie glauben würden, was die Ursache ist, warum es jetzt aufgetreten ist oder sich verschlimmert hat, ob es ernst oder weniger ernst ist, ob es wieder ganz verschwinden oder noch etwas überbleiben wird; überhaupt, was ihre eigenen Ideen und Vorstellungen für alles sind. Sofern sie welche haben. Wovor haben sie vielleicht Angst? In

Bezug auf das eigentliche Problem oder aber, möglicherweise, in Bezug auf eine Behandlung? Was erwarten sie?

Solche Fragen und die Antworten darauf, die im Wortlaut des Patienten aufgezeichnet werden, können Wegweiser sein für das Gesundheitsverständnis und einen Einblick in die subjektive Welt und Motivation des Patienten geben. Das Verstehen aber des individuellen Menschen, der einem gegenübersitzt, in seiner ganz eigenen Motivlage, seinen ureigenen Verhältnissen, ist eine Voraussetzung, um ihn genau dort zu treffen. Und dort muss sich Gesundheit oder ein Behandlungserfolg letztlich zeigen. Nicht unbedingt in den wenigen Minuten beim Arztkontakt in der Praxis.

In der Praxis jedoch muss man wissen, worüber man redet. Und dann kann manch überflüssiges weiteres Wort gut und gerne entfallen. Manch überflüssige Tat, Untersuchung oder unnötige Absicherung. Erstaunlicherweise erzeugt genau das eine erhöhte Sicherheit, ein erhöhtes Vertrauen in die Arzt-Patienten-Beziehung: Wenn ein Arzt transparent, präzise und stringent handelt.[175] Und ebenso kommuniziert. Auf den Punkt. Und es spart Ressourcen. Auch hier gilt: Weniger kann mehr sein!

Wenn ich gesagt habe, dass alle genannten Definitionen der Gesundheit grundsätzlich richtig sein können, gemeinhin vertretbar, und dass es mehr darauf ankommt, den Patienten am richtigen Ort und zur richtigen Zeit, in seiner persönlichen Welt und Auffassung von Gesundheit zu treffen, so kann man doch in punkto Bedeutsamkeit der unterschiedlichen Definitionen eine allgemeine Feststellung machen: Während die WHO-Definition geistiges Allgemeingut scheint und die medizinische Definition der Gesundheit diejenige ist, die in der praktischen Alltagswelt das tatsächliche *medizinische Han-*

deln bestimmt, so ist zweifellos die subjektive und patienten-
zentrierte – »individualistische« – Definition der Gesundheit
in der generellen Wahrnehmung des Systems völlig unterrepräsentiert. Diese aber bestimmt im Wesentlichen das *Handeln des Patienten.*

Am Ende des Tages (oder zu seinem Beginn, morgens
vor dem Spiegel im Bad) ist es ja der Patient selbst, der in
letzter Konsequenz das tatsächliche Geschehen im Gesundheitssystem initiiert. Indem er beschließt, krank zu sein oder
sich »nicht zu fühlen«, sich als nicht arbeitsfähig oder einer
Aufgabe gewachsen einschätzt, »zum Arzt zu müssen«, treibt
er das System vor sich her, möglicherweise auch die Kosten
in die Höhe. Wenn man es genau nimmt, haben wir schon
jetzt ein patientengesteuertes System. Zwar spielt offiziell
in den Statuten unseres Gesundheitssystems die Idee einer
»Gesundheit als Individualzustand« keine wirkliche Rolle.
Gesundheitswissenschaft und öffentliches Gesundheitswesen schauen auf die großen Linien, die großen Zahlen, die
Bevölkerung als Ganzes. Beim Hausarzt sitzend aber, wenn
erkrankt, kann im Einzelfall die individuelle, subjektive Perspektive des Patienten sehr wohl eine wichtige Rolle spielen.
Die entscheidende.

Jedoch: Für eine offizielle und generelle Beurteilung von
Kostenentwicklungen, Behandlungsprinzipien und Steue-
rungsinstrumenten ist die Individualperspektive im System
weitgehend irrelevant und vernachlässigt.

In der Praxis allerdings, im gelebten Alltag in den Arztpraxen unseres Landes, ebenso in den meisten anderen Ländern
um uns herum, an den Stammtischen, Kaffeetafeln, in den
Kantinen, Klassen, Chatrooms, sozialen Netzwerken, Nach-
barschaften und sonstigen Gemeinschaften unseres täglichen

Umgangs, ist es aber genau *diese* Definition der Gesundheit, die fast ausschließlich zählt!

Mit dieser Auffassung deckt sich auch die Definition der Gesundheitsförderung, wie sie die WHO 1986 in der sogenannten Ottawa-Charta niedergelegt hat und die, ähnlich der WHO-Definition der Gesundheit, mittlerweile zu einer Art Gemeingut geworden ist.[176] Gesundheitsförderung ist demnach der Prozess einer Befähigung von Menschen, Kontrolle über ihre *eigenen* Gesundheitsbelange auszuüben und so ihre Gesundheit zu verbessern. Die genaue Definition lautet: »Gesundheitsförderung zielt auf einen Prozess, allen Menschen ein höheres Maß an Selbstbestimmung über ihre Gesundheit zu ermöglichen und sie damit zur Stärkung ihrer Gesundheit zu befähigen ... Gesundheit steht für ein positives Konzept, das in gleicher Weise die Bedeutung sozialer und individueller Ressourcen für die Gesundheit betont wie die körperlichen Fähigkeiten.«

Wenn das keine Einladung für eine individualisierte Betrachtung der Gesundheit ist!

Ihre Gesundheit braucht Sie!

Gesundheit macht Freude. Soll sie auch!

Und sie muss es. Denn sie braucht uns mit all unserer Aufmerksamkeit, unseren Vorlieben und unserem Engagement. Dabei spielt unsere individuelle, subjektive Sicht auf die Gesundheit, unsere Motivationen und das, was uns antreibt, die zentrale Rolle.

Die Einbindung des Patienten, die Stärkung der Selbstverantwortung und Selbstbestimmung sind aber nicht nur

Selbstzweck. Heute erscheint es zwingend notwendig, in der Medizin und im Gesundheitswesen abzurüsten. Auch weil die Menschen, die dort arbeiten, die Workforce, sonst verbrannt werden.

Es wird zukünftig gar nicht anders gehen, als dass die Menschen, um die es eigentlich geht, die Zu-Behandelnden, mehr in die Pflicht genommen werden. Die gute Nachricht: Dieses ist nicht nur eine Pflicht, sondern ebenso eine Förderung, eine Freude. Denn für eine bessere, ganzheitliche und nachhaltige Gesundheit ist die Einbindung des Patienten essenziell. Nur dadurch kommt die Gesundheit auf eine »höhere« Ebene. Wird der Patient aktiviert, sind nicht nur Überleben und Schmerzfreiheit oder das Beseitigen von Defiziten und Krankheitsverstärkern besser möglich – auch das Befriedigen von Grundbedürfnissen –, sondern darüber hinaus kann ein Mehr an Wohlbefinden und Ganzheitlichkeit entstehen. Das positive Gefühl von »Ich hab's (selbst) gemacht!« kann sich einstellen. Und dies beflügelt. Und es schont beziehungsweise aktiviert zusätzliche Ressourcen – auf der Ebene des Einzelnen und des Systems als Ganzem. Mehr statt weniger ist die Folge.

Wie entstehen Gesundheit und Wohlbefinden? Indem wir auf unserem individuellen Kontinuum zwischen Gesundheit und Krankheit einen kleinen Schritt (oder einen größeren!) in Richtung Gesundheit gehen. Salutogenese. Dabei kann die klassische Medizin, der äußere Arzt, notwendig sein und helfen. Auch Medikamente können eine entscheidende Rolle spielen. Erinnern wir uns an den dreibeinigen Stuhl der Gesundheit: Neben den Medikamenten, dem also, was mein Arzt oder Therapeut mir gibt, und den medizinischen Prozeduren, was mit mir unternommen wird, ist das dritte und entscheidende Stuhlbein dasjenige, was ich selbst beitragen kann.

Wir können hier von Selbsthilfe oder Selbstheilung sprechen oder erneut vom inneren Arzt, ganz wie Ihnen beliebt. In jedem Fall aber stehen dahinter nicht nur »weiche«, rein psychologische Techniken und Erfahrungen; vermeintlich »niedliche« oder etwa weniger bedeutsame Verfahren; eine zu vernachlässigende »private« Laienheilkunde. Sondern ebenfalls harte Wissenschaft und medizinische Fakten. Ganz objektiv, auch körperlich: Den Placeboeffekt habe ich zuvor mehrfach erwähnt. Die dahinterstehenden Belohnungsprozesse im Gehirn stellen einen zentralen Gegenstand der Arbeiten in meiner eigenen Forschergruppe dar (dem »Esch-Lab«) sowie in unseren weitergehenden wissenschaftlichen Publikationen und Netzwerken. Da das Gehirn ein Organ ist, also Teil des Körpers, ist der Placeboeffekt nicht rein psychologisch oder subjektiv. Er ist ebenso körperlich. Er ist messbar, planbar, in großen Teilen vorhersagbar. Und prinzipiell verstehbar – wenngleich bis heute noch nicht vollständig entschlüsselt. Faszinierend!

Die praktische Quintessenz von Placeboeffekt und Selbstheilung (mitunter unter dem Begriff »Selbstregulation« zusammengefasst): Ohne mich, ohne uns selbst, ohne das Individuum, um das es geht, wird Gesundheit nur schlecht funktionieren. Nutzen wir dieses Potenzial nicht aktiv, so verschwenden wir ein großes Heilungspotenzial.

Viele meiner Mediziner-Kollegen betrachten den Placeboeffekt noch immer als Ärgernis, als »individuellen Faktor«, der ihnen irgendwie suspekt ist, die Steuerbarkeit ihrer Arbeit erschwert und damit eventuell den Aufwand erhöht. Weil er im Wesentlichen von der Biografie und Persönlichkeit des Patienten abhängt. Dazu muss man ihn, den Patienten, genauer kennen, sich intensiver mit ihm beschäftigen. Zwar können Mediziner durch allgemeine Rituale, bewusst oder unterbewusst erzeugt, den Placeboeffekt untermauern und befördern. Denken wir dabei an den weißen Kittel, das Stethoskop um den Hals, ein Arztschild vor der Tür, möglichst viele Titel vor dem Namen, universitäre Insignien und Zertifikate an den Wänden, Bewertungen im Internet oder in einschlägigen Zeitschriften. Auch die Sprache spielt eine wichtige Rolle. Strahlt ein Mediziner Kompetenz aus, Sicherheit, weiß er, was er tut, gibt dies zumindest *sicher* vor? All dies sind Dinge, die den Placeboeffekt stark beeinflussen können. Und dennoch: Am Ende ist Placebo die günstige Kombination aus positiven Erfahrungen, verankert im Gedächtnis, und einer positiven Erwartung – dass Heilung erneut möglich ist. Und hier spielen das Individuum und sein Belohnungssystem die wesentliche Rolle, der zentrale Dreh- und Angelpunkt liegt im Gehirn der betroffenen Person selbst.

Ist das jetzt Medizin im klassischen Sinn? Viele würden vielleicht sagen: nein. Selbstheilung kann man sich nicht kaufen, Mediziner lernen sie nicht im Studium (was ich schon lange anprangere), und auch die medizinische Wissenschaft beachtet sie bisher kaum. Placebo gibt es nicht auf Rezept (inzwischen doch – komme gleich noch drauf), der Medizinmarkt und die Gesundheitswirtschaft haben den Placeboeffekt noch nicht wirklich für sich entdeckt, zumindest nicht offiziell. Inoffiziell wird er insbesondere von der Pharmaindustrie und in der Gesundheitswerbung natürlich längst genutzt. Denken wir genauso an den Markt der »Alternativmedizin« oder der »alternativen« Heilmethoden: Mit Selbstheilung und Selbsthilfe ist Geld zu verdienen. Aber im Vergleich zu Blockbustern und einer Maximalmedizin doch eher wenig. Selbstheilung findet, wenn überhaupt, eher im zweiten Gesundheitsmarkt statt. Und wir Bürger und Patienten verbinden sie kaum mit dem, was wir üblicherweise unter Medizin verstehen. Wie schade!

Ein Wandel ist dennoch spürbar. Befragungen von Allgemeinmedizinern zeigen, dass der Gebrauch von Placebos durchaus verbreitet ist.[177] Nur heißen die dann oft nicht so. Die ärztlichen Kollegen verschreiben dagegen Medikamente, mit denen sie hoffen, möglichst wenig Schaden anzurichten, an deren spezifische Wirksamkeit sie aber selbst nicht glauben. »Indirekter Placeboeffekt« wird das genannt, ein übliches Verfahren, jeder Hausarzt kennt das. Der Patient, der mit der Erwartung die Praxis aufsucht, ein Rezept zu bekommen, erhält jenes auch. Doch das, was aus Sicht des verschreibenden Arztes hier wirksam ist, ist sicher weniger das konkrete Medikament. Was man dem Patienten stattdessen verschreibt, ist Zeit. Damit die natürliche Heilung ihren Lauf nehmen kann. Man verschreibt das Zutrauen, dass es besser wird. Ganz von selbst. Doch das sagt man dem Patienten nicht.

Eine moderne, wesentlich offensivere Variante der Placeboverschreibung ist die, die mein US-amerikanischer Kollege Ted Kaptchuk von der Harvard Medical School praktiziert: Seine Forschungen zeigen, dass der Placeboeffekt selbst dann noch existiert, wenn man dem Patienten aktiv mitteilt, dass er ein reines Placebomedikament einnehmen wird.[178] Ein Präparat, in dem kein spezifischer Wirkstoff enthalten ist, das aber das Potenzial hat, die Selbstheilungskräfte anzustoßen. Und siehe da: Es funktioniert! Von Täuschung kann jetzt kaum mehr die Rede sein.

Eine Folgerung wäre: weniger Medizin, mehr Selbstheilung. (Ich würde ja sagen, Selbstheilung *ist* Teil der Medizin, aber damit bin ich zurzeit noch weitgehend alleine …) Nicht im

Sinne einer verzweifelten »letzten Tat«, eines Scheiterns des äußeren Arztes, einer Abkehr oder eines resignierten Aufgebens. Keinesfalls sollte es hier prinzipiell um das Abgeben von Verantwortung aus Medizin und ärztlicher Profession gehen, um einen Verlust von Glauben an die Wirksamkeit von Medizin generell oder das sinnvolle (und oft notwendige!) Annehmen einer Hilfe von außen. Es geht nicht um ein zynisches »Hilf dir selbst, sonst hilft dir keiner!« Nein: Der innere Arzt arbeitet in der Regel gut mit dem äußeren zusammen – und das sollte er auch. Jeder tut das Seine, am richtigen Ort, zur richtigen Zeit. Keine Entweder-oder-Medizin, ebenso *keine* Alternativmedizin. Wir sollten nicht glauben, dass der innere Arzt nicht mehr bedeutsam ist, wenn der äußere den Operationstisch deckt oder den Rezeptblock zückt. Und umgekehrt.

Was wir von den Alten lernen können

Als mein Freund und Kollege Eckart von Hirschhausen und ich im Jahr 2018 unser »ärztliches Gespräch unter Freunden« veröffentlichten, war keinesfalls davon auszugehen, dass wir thematisch einen Nerv treffen würden. Es war ein Buch über die *Bessere Hälfte* geworden (so auch der Titel), womit jedoch weniger unsere jeweiligen besseren Hälften gemeint waren, sondern vielmehr die zweite Lebenshälfte. Von dieser behaupteten wir, dass es die »bessere« sei. Ein Buch über das Alter als Bestseller? Kaum jemand hätte das für möglich gehalten (unabhängig von der Prominenz eines der beiden Autoren), ich selbst am allerwenigsten. Schließlich verbinden wir in unserer Gesellschaft mit dem Alter üblicherweise Siechtum, Krankheit, Einschränkungen, Übelgeruch, Fehlsicht, Abbau,

Einsamkeit, Knauserigkeit und Kauzigkeit. Oder: Sachen packen, rechtzeitig fertig werden, den Nachtisch noch eben schaffen, bevor abgeräumt wird.

Und nun dies: Weisheit, Zufriedenheit, ja, Schönheit des Alters? Die zentrale These war dann: »Das Alter ist besser als sein Ruf!«

Wie waren wir darauf gekommen? Über mehr als zwei Jahrzehnte hatte ich in unterschiedlichen Kontexten an verschiedenen Modellen zur Gesundheit gearbeitet, unter anderem auf genetischer beziehungsweise molekularer Ebene. In meiner zweiten Profession, neben der ärztlichen, als Grundlagenforscher hatte ich neurowissenschaftliche Kenntnisse erlangt und durfte zwanzig Jahre lang einer wissenschaftlichen Arbeitsgruppe angehören, unter der Leitung meines New Yorker Kollegen und Freundes George B. Stefano, der über das Belohnungssystem im Gehirn forschte. Zentral dabei waren – und sind es bis heute – die Neurotransmitter (Botenstoffe im Nervensystem) und ihre Rezeptoren (Andockstellen) vor allem in Strukturen des sogenannten limbischen Systems im Gehirn, aber nicht nur dort, ebenso in Strukturen des zentralen Nervensystems, die für »gute Gefühle« stehen. Belohnungsgefühle.

Biologie und Evolution haben es genau ausgeklügelt: Über Belohnungsimpulse und ein damit jeweils einhergehendes gutes Gefühl, eine positive Emotion, macht ein Mensch die Erfahrung, dass etwas gerade Erlebtes oder Gedachtes im wahrsten Wortsinn merkwürdig ist und zusammen mit ebenjenem guten Gefühl vermerkt – abgespeichert – werden soll. Damit wird das Verhalten, das zu diesem günstigen Zustand geführt hat, also der Kontext der Emotion, ebenfalls gemerkt und kann zukünftig leichter wieder aufgefunden werden (im

Gehirn als Speicher). Es kann so erneut, ohne großen Zeit- und Energieverlust oder ein vorheriges Nachdenken, bei passender Gelegenheit, unmittelbar wiederholt werden.

Basierend nun auf den genannten Kenntnissen des Belohnungssystems entwickelte ich vor mehr als zehn Jahren ein Modell der »Neurobiologie des Glücks«, das zunächst biologisch begründet ist und konzeptionell beschreibt, was Glück ist.[179] Was es sein *müsste*. Und wie sich das Glück – theoretisch – über die Lebenszeit wandeln müsste, wie sich seine Färbungen und Orchestrierung im Lebensverlauf ändern sollten. Natürlich steht mein Modell dabei nicht solitär dar, sondern ist eingebettet in eine ganze Forschungslandschaft zu Glück, Wohlbefinden und Lebenszufriedenheit. Viele Wissenschaftler sind in diesem Bereich tätig.

Demnach, gestützt durch Erkenntnisse unserer eigenen Forschungen und der Frage, wann welcher Botenstoff in der Evolution auftaucht (und aus welchem anderen Neurotransmitter er jeweils hervorgegangen ist), müsste sich das Glückserleben im Wandlungs- und Reifungsprozess eines sich entfaltenden Lebens nachhaltig verändern. Dahinter steht schließlich ein biologischer Plan, eine innere Logik: Das individuelle Leben vollzieht die große Evolution im Kleinen nach. Und zwar in dem Sinn, dass sich ein eher ekstatisches, euphorisches oder lustbetontes »Glück der Jugend« – die Aneinanderreihung höchst vergnüglicher Glücksmomente, jeweils für sich eindrücklich, doch nur von kurzer Dauer und prinzipiell vergänglich (man hangelt sich von Ast zu Ast, von Hochmoment zu Hochmoment) – über die Lebenszeit allmählich verfärbt, sich verwandelt, hin zu verstärkter Zufriedenheit und eher anhaltenden, aber deutlich weniger akzentuierten Glücksmomenten im Alter. Vor allem also in der zweiten Lebenshälfte, wo immer die *genau* beginnen mag. Im Grunde genommen wären es dann weniger Momente als vielmehr andauernde Phasen von dezenter innerer Freude, einem bleibenden »inneren Lächeln«, das sich jetzt einstellt und das alles nun etwas mehr zur Ruhe kommen lässt. Und zwischen diesem aufregenden Glück der Jugend und einer stillen Zufriedenheit im Alter lägen die geballten Phasen des »Midlife-Stresses«, auch von Gefühlen der Überlastung und Überforderung. Die Rushhour des Lebens. Für manch einen: der Tiefpunkt.

Vielleicht erkennen Sie bei dieser Beschreibung, warum wir das Modell als »U-Kurve des Lebens« plastisch zusammenfassen (in unserem Buch, der *Besseren Hälfte*, auf einem einfachen Bierdeckel gemalt, mit dem Untertitel: »Warum sich durchhalten lohnt«). Mittlerweile wird das Modell unter diesem Begriff weiterverfolgt und publiziert. Die beiden erhöhten Eckpfeiler von Glück und Zufriedenheit tragen unser U, die Hängebrücke unseres Lebens, über das »Tal der Tränen« in der Lebensmitte.

Mit jenem geschilderten neurobiologischen Glücksmodell hatte ich schließlich ab dem Jahr 2013 die Chance, große Datensätze beispielsweise an der Harvard Medical School, aber auch andernorts, einzusehen und genauer zu untersuchen. Und zu meiner großen Überraschung – und meinem großen Glück (ein eher untypisches und seltenes Erleben in der Wissenschaft, dass man mit einem Modell beginnt, welches sich später in der Praxis tatsächlich bestätigt; wenn überhaupt, geht es normalerweise andersherum) – zeigte sich in der Tat, dass nicht nur die späteren Lebensjahre, ein höheres Alter, mit *vermehrter* Zufriedenheit und Lebensqualität einherzugehen schienen, relativ zu den Lebensaltern davor, sondern dass sich diese Zufriedenheit immer stärker vom Glück der Jugend und von der körperlichen Gesundheit unterschied. Letztere nahm über die Lebensalter ab, aber die subjektive Lebensqualität und ein »gutes Lebensgefühl« nahmen zu. Kontraintuitiv!? Man hätte doch eigentlich annehmen können, ja vielleicht müssen, dass mit abnehmender körperlicher Gesundheit die Lebenszufriedenheit sinkt. Weit gefehlt: Zwischen dem vierzigsten und dem fünfzigsten Lebensjahr kreuzten sich beide Kurven, mit einer *ansteigenden* subjektiven Lebensqualität in höheren Lebensaltern. Die Datensätze zeigten ein abstraktes U!

Je älter die Menschen werden, desto weniger ist die körperliche Unversehrtheit offenbar noch eine Voraussetzung, eine notwendige Bedingung für Zufriedenheit und individuelles Glückserleben. Zusammen mit den Daten, die wir für Deutschland erhoben haben, lässt sich klar feststellen, dass sich die Zufriedenheit – über die Lebensspanne gesehen – vom Glück der Jugend, sogar von den kurzen Hoch- und Glücksmomenten darin, zunehmend emanzipiert, sich unabhängig davon macht. Mehr noch, und das scheint besonders bemerkenswert: Auch von der Gesundheit emanzipiert sich das Lebensglück über die Zeit. Statistisch.

Ohne Gesundheit ist eben *nicht* alles nichts. Zum Glück! Das zeigen uns vor allem die Älteren. Sonst wäre es ja fatal: Würde das ursprüngliche Schopenhauer-Zitat stimmen, würde das Leben für viele Menschen kaum mehr lebenswert sein. Genau genommen für die meisten von uns: Schon ab der Lebensmitte schlägt sich die Mehrheit der Menschen – statistisch betrachtet – mit mindestens einer chronischen Krankheit herum. Doch das Leben hört dann nicht plötzlich auf, lebenswert zu sein. Ganz im Gegenteil.

Die überaus geschätzte Kollegin Annelie Keil aus Bremen, selbst über achtzig, kommentiert dazu, mit Blick auf die Medizin in Corona-Zeiten: »Ich fürchte mich vor einer Gesundheitsüberwachung, die allein die körperliche Unversehrtheit zum höchsten Gebot erklärt ... Ich wünsche mir, dass wir auch in Corona-Zeiten die Liebe zum gefährdeten Leben nicht verlieren.«[180]

Das geschilderte Phänomen einer hohen subjektiven Lebenszufriedenheit – eines weiterhin liebenswerten Lebens – trotz objektiver Einschränkungen, bei nicht zu leugnenden manifesten Belastungen von Unbeschwertheit und Unversehrtheit, kann man als »Zufriedenheitsparadoxon« bezeichnen (oder »Paradox des subjektiven Wohlbefindens«).[181] Kontraintuitiv und ungewohnt, eben paradox, mag uns diese Sicht auf das Alter nicht zuletzt auch deswegen erscheinen, weil wir an so vielen Stellen in unserer Gesellschaft, in unserer Kultur, immer wieder vorgespielt bekommen, dass ab der Mitte des Lebens, dem *vermeintlichen* Höhepunkt, ein stetiger Niedergang die Realität sei. Mithilfe von Prothesen, Gleitsichtbrillen, zahlreichen Mittelchen und sonstigen Applikationen, von denen uns die Werbung Milderung des Verfalls verspricht, sollen wir diesen Prozess verlangsamen, wenn nicht vielleicht sogar aufhalten.

Zudem verfolgt uns die überlieferte Vorstellung einer »Lebenstreppe«. Wonach es ein *umgekehrtes* U sei, das unser Leben auszeichnen würde. Erst Aufstieg, dann Höhepunkt, irgendwo zwischen dem vierzigsten und fünfzigsten Lebensjahr, dann steter Abfall, Siechtum, Treppe zum Tod.

Doch was für ein anderes Bild zeigen die Daten. Und die realen Gespräche, vielleicht in der Nachbarschaft, in der Familie, wenn wir mit älteren Menschen wirklich im Kontakt sind. Wenn wir unsere Großmütter und Großväter befragen. Auch wenn wir in andere Kulturen schauen. Unter dem Stichwort »Generativität« sind Ältere vielerorts als Berater, als »Senior Advisor«, tätig. Ihre Weisheit, ihre Fähigkeit, den Wald und nicht nur die Bäume zu sehen, intuitiv eine Lösung zu wissen, während die Jugend sie noch mathematisch und über Algorithmen mühsam errechnet, diese Form einer »kristallinen Intelligenz« ist für eine Kultur und Tradition, für den Zusammenhalt einer ganzen Gesellschaft noch heute unerlässlich.[182] Und vielleicht ist genau diese Notwendigkeit der Klebstoff, der eine funktionierende Gesellschaft tatsächlich zusammenhält. Der generationenübergreifende kulturelle Rahmen ist möglicherweise der Grund, warum die »Dorfältesten« und »weisen Frauen und Männer« in unserer Umgebung, die diese Verantwortung tragen, häufig ein hohes Maß an Zufriedenheit ausstrahlen. Denn ein Vermächtnis zu haben, etwas weitergeben zu können, etwas zu sagen zu haben und dafür Gehör zu finden, ist für alle Seiten ein beglückendes Gefühl. Ein Quell von hoher Zufriedenheit. Darum brauchen wir alle ältere Menschen sichtbar und hörbar um uns, in den Familien, in der Gesellschaft, auch als Vorbilder. Ein Gleiches gilt für die Medizin.

So wie das Glück der Jugend uns wachsen lässt, uns neugierig und kreativ, unser Hirn formbar und plastisch macht, uns lernen lässt, so ist die Zufriedenheit der Älteren nicht nur das Ergebnis eines langen Lebens, hoffentlich, sondern Teil eines größeren Zyklus: Generation für Generation müssen die Werte, das, wofür wir stehen, wie wir als Familie und als Gesellschaft »ticken«, bewahrt, möglicherweise weiterentwickelt und angepasst, vor allem aber weitergegeben werden. Und so entsteht zwischen den Enkeln und den Großeltern eine geradezu »heilige Brücke«, die die schwierigen Phasen im Leben, eine vermeintliche Schlucht unter der Hängebrücke, das Tal der Tränen, überbrücken helfen kann. Das Tief, wie es möglicherweise die mittlere Generation, also die Eltern, im Alltag erleben, wenn sie – um die Lebensmitte – ihren täglichen Verpflichtungen nachgehen; wenn sie den Stress des profanen Lebens durchmachen, Burn-out, Disruptionen; wenn sie die »volle Katastrophe« des Daseins erfahren. Hier braucht es die Älteren, ihre Zufriedenheit und Stabilität, als Rahmen, als Ort von Zuversicht und – nennen wir es beim Namen – als Teil einer notwendigen »Transzendenz«.

So heißt »Pandemie« auch, wortwörtlich übersetzt aus dem Altgriechischen: das *ganze* Volk. Sie bezeichnet ein unsichtbares Band, das uns alle in unserem Menschsein verbindet. Von Generation zu Generation. Und vielleicht darüber hinaus.

Denn am Ende ist der beschriebene Zustand der Älteren wieder Baustein eines noch größeren Bildes, bei dem es darum geht, über die Abfolge von Kommen und Gehen, von Werden und Verderben, letztlich ein gutes Leben für den Einzelnen, aber nicht minder für zukünftige Generationen zu sichern – Generativität eben. Der geschilderte Zustand ist Teil einer biologischen Evolution, er ist keine Freude für sich, nicht Selbstzweck, sondern erfüllt ein übergeordnetes Prinzip unseres Seins.

Krank und trotzdem glücklich? Unbedingt. Keine Träumerei. Sind ältere, zufriedene Menschen Überlebenskünstler? Vielleicht, aber diese Lebenskunst ist weniger einzigartig, sondern vielmehr ubiquitär, universell und uns allen grundsätzlich möglich und zugänglich. Alles kommt zu seiner Zeit: Wenn die Zeit da ist, dann soll auch diese Form des Glücks, die anhaltende Zufriedenheit, ihren Raum und Rahmen finden.

In alldem, gerade im Alter, spielt die Medizin, die Gesundheit in einem engeren, eher körperlichen Bezug, eine eher untergeordnete Rolle. Ganz anders, als es die heutigen Gesundheitsausgaben und der Gesundheitsmarkt zeigen: »Je älter, desto teurer!« Wäre es aber nicht an sich Aufgabe der Medizin, sich zunehmend zurückzuhalten und einmal die Hände vom (älteren) Patienten zu lassen? Mehr noch, würde sich gemäß dieser Theorie, die eigentlich viel mehr als eine Theorie ist, nicht eine neue Rolle für die Medizin ergeben, die eher bedeuten würde, dass sie die Leitplanken bereitstellt, innerhalb derer man der Natur und Biologie ihren freien Lauf lässt? Den Lebenslauf sich entfalten lassen: »Weniger« wäre dann auch hier möglicherweise mehr. Die Medizin hätte dafür zu sorgen, dass die Menschen nicht über jene Leitplanken gehen. Dass die Schwierigkeiten, speziell die des Alters, die Einsamkeit, der Verlust, möglicherweise die chronischen Leiden, etwa Schmerzerkrankungen oder Krebs, einigermaßen in Schach gehalten werden, innerhalb ihrer Schranken bleiben. Innerhalb dieser jedoch hätte sich die Medizin mehr und mehr zurückzuhalten. Damit das Aufblühen, wie es von Natur aus vorgesehen scheint, *von selbst* vonstattengehen kann.

Die wirkliche Essenz der Medizin wäre hiernach, einen natürlichen Lebensverlauf weitgehend zu ermöglichen – um dort, wo er wenig Eingriff erfordert, einem *individuellen* Weg nicht im Wege zu stehen.

Für eine solche, erweiterte Interpretation und Sicht auf die Medizin braucht es aber eine Abkehr vom rein naturwissenschaftlichen Denken, von dem Irrglauben, wie der Philosoph Markus Gabriel meint, dass wir durch naturwissenschaftlich-technologischen Fortschritt allein schon menschlichen Fortschritt vorantreiben können.[183] Dieser Glaube, so Gabriel, verführt uns dazu anzunehmen, naturwissenschaftliche (oder medizinische) Experten könnten allgemeine soziale (oder gesundheitliche) Probleme lösen. Ohne moralischen Fortschritt, davon ist Gabriel überzeugt, gibt es keinen echten Fortschritt. Hierzu gehören aus meiner Sicht auch eine neue Moral des Alterns und ein neues Bild des Alters.

Subjektive Gesundheit kann bis zur letzten Stunde sehr wohl eine Option bleiben!

Ananda

Wie blind man sein kann. Auch und gerade in der Wissenschaft. Den Wald nicht sehen, sondern nur einzelne Bäume.

Seit vielen Jahren forschten wir bereits in unserer neurowissenschaftlichen Arbeitsgruppe um George Stefano über die hirneigenen Motivations- und Belohnungsmechanismen und die beteiligten Neurotransmitter. Neben endogenem Morphium – reines Morphium, das wir Menschen in unserem Körper produzieren (von George seinerzeit mitentdeckt) – spielen Endocannabinoide eine große Rolle in dieser Arbeit. Hier war George ebenfalls einer der ersten Wissenschaftler, die in den Neunzigerjahren den Botenstoff Anandamid beschrieben haben.[184] Dieses Molekül wird endogen (vom Körper selbst) hergestellt und dockt an den Cannabinoid-Rezeptoren unter anderem im Gehirn an.

In mehreren unserer Arbeiten zu Anandamid beziehungsweise den Endocannabinoiden haben wir gemutmaßt, dass es hier einen Zusammenhang zu tiefen Entspannungs- und Zufriedenheitszuständen gibt, wie man sie etwa in der Meditation erlebt.[185] Und dass diese Zustände eine hohe medizinische Relevanz haben könnten. Auch die speziellen Wirkmechanismen, die Effektoren dieser biologischen »Entspannungsantwort«, bis hin zu kleinsten beteiligten Molekülen, haben wir auseinanderklamüsert. Aber nie hatte ich mich gefragt, wo der Name »Anandamid« eigentlich herkommt.

Perspektivenwechsel. Seit mittlerweile fast dreißig Jahren beschäftige ich mich mit Meditation und buddhistischer Lehre. Auch als Praktizierender. Meine Unabhängigkeit als Wissenschaftler und die dafür unerlässliche Fähigkeit, analytisch zu denken und kritisch zu bleiben, waren und sind mir immer besonders wichtig gewesen, lebenswichtig. Insofern sind meine Forschungsarbeiten, die sich später ebenso mit Aspekten der Meditation beschäftigten – den Mechanismen hinter der Erfahrung von Entspannung und tiefer Versenkung, ihre medizinische Relevanz –, stets vor dem Hintergrund entstanden (und von Dritten entsprechend geprüft worden), dass sie nicht lediglich meine persönlichen Erfahrungen im Experiment bestätigten. Sich selbst recht geben, das wäre keine Wissenschaft! Im Zweifelsfall lief es genau andersherum: Annahmen, die ich möglicherweise aufgrund meiner eigenen Erfahrung (oder einer Überlieferung) als allgemeingültig befunden hätte, wurden von uns sofort verworfen, wenn sie sich im wissenschaftlichen Experiment nicht bestätigen ließen oder gar als falsch herausstellten. Das mag für Sie banal und selbstverständlich klingen, ist aber in der gelebten Forscherpraxis gar nicht so einfach: Stellen Sie sich einen Mediziner oder Gesundheitsforscher vor, der zu den negativen gesundheitlichen Auswirkungen des Rauchens arbeitet oder über Gesundheitsförderung mithilfe von Sport; der aber in der eigenen Familie jemanden hat, der an den Folgen eines Lungenkrebses verstorben ist; oder selbst Ausdauerläufer ist und an seinem persönlichen Befinden, an seiner eigenen Gesundheit tagtäglich die positive Wirkung etwa von Bewegung erfahren kann. Beides sehr alltägliche Beispiele. Und auch hier muss der Forscher stets bedacht sein, die eigene Erfahrung nicht mit der unabhängigen Wissenschaft zu verwechseln. Bei so viel Common Sense: gar nicht so einfach.

Obwohl ich also aus dem Buddhismus Ananda kannte, den Lieblingsschüler des Buddha aus dem 5. Jahrhundert vor unserer Zeit, den Cousin des historischen Buddha, Prinz Siddharta Gautama, der in Nordindien – im heutigen Nepal – vor 2500 Jahren geboren wurde und aufwuchs, war mir die begriffliche Nähe des überlieferten Namens zu dem von uns untersuchten Molekül, dem Anandamid, nie wirklich aufgefallen. Und im Zuge der verstärkten wissenschaftlichen Durchdringung von Meditation und Buddhismus (insbesondere der Achtsamkeit als Teilaspekt) – sowie einer zunehmenden Befruchtung der Dritte-Person-Perspektive unabhängiger Forscher mit der Erste-Person-Perspektive erfahrener Meditierender – ist mir dieser »einfache« Umstand schlicht entgangen. Betriebsblindheit.

Ob schon die Namensgeber 1996 wirklich wussten, dass »Ananda« im Altindischen »Glückseligkeit«, »Meer der Zufriedenheit«, »vollständiges« oder »reines Glück« bedeutete?[186] Ob sie den historischen Ananda kannten? Sicher war die Namensgebung kein Zufall. Aber über die tieferen Zusammenhänge, auch mit dem hirneigenen Belohnungssystem, mit verschiedenen Motivationsformen und Zuständen einer tiefen, durchdringenden Zufriedenheit, davon dürften sie noch nicht so viel gewusst haben. Denn die ersten Forschungen zu Anandamid hatten sich primär nicht auf den Menschen bezogen.

Irgendwie verrückt: Im vorbenannten Modell der Neurobiologie des Glücks tauchen die Endocannabinoide genau für jenen beschriebenen Zustand auf. Ich selbst listete sie sogar in der entsprechenden Tabelle genau an der Stelle, wo es um die Glückseligkeit und tiefe Zufriedenheit geht. Aber ich habe diesen Punkt – den inneren Kern des Wortes, des *Namens* – selbst nicht gesehen. Das fiel mir erst nach Jahren auf. Und wie Schuppen von den Augen.

In meinem Buch *Die Neurobiologie des Glücks* beschreibe ich an anderer Stelle, dass in vielen religiösen und spirituellen Schulen ein paralleles, wenngleich nicht nach wissenschaftlichen Methoden begründetes Muster beziehungsweise hierarchisches Modell verschiedener Stufen des Glücks existiert.[187] Übrigens ebenso im Christentum, in der Mystik. Überhaupt: In allen großen Weltreligionen, etwa im Sufismus des Islam oder in der Kabbalah-Tradition des Judentums, finden wir solche Entsprechungen. Der moderne Buddhismus berichtet ausführlich über die Erfahrung und »Wissenschaft des Glücks«.[188] Die vermeintlich höchste Stufe des Glücks wäre auch hier jene tiefe und anhaltende Glückseligkeit, jenes innere Lächeln, das mit dem Zustand der verkörperten Zufriedenheit einhergeht. Wenn innerlich Friede herrscht.

Aristoteles meets Dr. House

Eudaimonia: von »guten Geistern« beseelt. Dieser aus der antiken Philosophie stammende Begriff beschreibt einen Zustand der Glückseligkeit. Aristoteles hat ihn in besonderer Weise im 4. Jahrhundert vor unserer Zeit geprägt. Bei ihm ist die Glückseligkeit der Lohn für eine gelungene Lebensführung, Belohnung für ein erfolgreich gelebtes Leben, höchstes

Gut. Kennzeichen dieses Gemütszustands ist seine Ausgeglichenheit, die Selbstgenügsamkeit (Autarkie): Glück hängt nicht mehr von äußeren Umständen ab. Man findet es stattdessen in sich selbst.

Die diesbezüglichen Lehren, unter anderem von Aristoteles als gewichtigem Vertreter, zurückgehend aber schon auf Platon und Sokrates davor – insgesamt auch als »Philosophie des Glücks« bezeichnet –, sehen in der Eudaimonie die Lebensfülle, ein End- oder Lebensziel unseres Daseins. Happiness würden wir heute vielleicht sagen, deutlich profaner. Meinen damit aber wohl Ähnliches: Ein Ankommen bei sich selbst, ein In-den-Hafen-Einlaufen, zu Hause vor Anker gehen. Nach getaner, langer Lebensreise: *Coming home!*

Wie fühlt es sich dann an? Glückseligkeit, innere Zufriedenheit – Lohn der Strapazen? Kein Burn-out, kein Stress mehr, stattdessen endlich ausruhen. Jetzt sind die anderen dran, die *Nachfahren*. Diesen zu Hause von den Erlebnissen erzählen, sie Anteil haben lassen, neugierig machen: lehren und lernen lassen. Erzählungen verfassen, Bilder malen, komponieren. Eine Schatztruhe an Erfahrung gesammelt – ein Vermächtnis zum Weitergeben haben. Und: Seemannsgarn spinnen.

In der modernen Medizin (*Dr. House*) steht dieser Zustand für das Gegenteil von Höher-Schneller-Weiter. Er steht vielmehr für Erfahrung und Weisheit. Für den »Silberrücken-Effekt«, wenn die Jugend, obwohl körperlich überlegen, ungeduldig und ungestüm, dem Älteren ehrfürchtig lauscht, Platz macht, ihm (oder ihr!) den Vortritt lässt. Weil die Älteren der Jugend etwas Wesentliches voraushaben: Überblick und Weitsicht, einen inneren Kompass, sichtbare Lebenskerben zur Orientierung. Heißt dann: schon einmal gemacht, schon einmal erlebt, schon einmal *überlebt*. Das ist wie bei der Chefarztvisite im Krankenhaus. Der Chef betritt das Patientenzimmer, hinter sich einen langen Tross von Oberärzten, Assistenzärzten und weiterem Gefolge. Körpersprache und Kleidung verraten alles: Wer hat hier das Sagen?

Nie werde ich vergessen, wie ich zu Beginn meiner Laufbahn im Krankenhaus schnell lernen musste, anhand bestimmter Ausstattungsmerkmale den vermeintlichen Silberrücken-Status der Kollegen schnell zu erfassen. Und sogleich sorgsam zu unterscheiden, damit man sich selbst richtig einordnen konnte – wiederum lebensnotwendig im medizinischen Ökosystem. Während der junge Assistenzarzt, frisch von der Uni, die Kitteltaschen noch voller Utensilien hatte, die er etwa zur ärztlichen Untersuchung benötigte, dazu Nachschlagewerke, Belegungspläne, Skalen und Tabellen mit Norm- oder Referenzwerten, Hilfsmittel zum Blutabnehmen, Handschuhe etc., waren die höheren »Kaliber« etwa durch die Zahl der Pieper zu erkennen – diese kleinen Geräte, die im Notfall einen Arzt auf dem Klinikgelände ausfindig machen können, ihn »anpiepen«, sodass dieser sofort zur Verfügung stehen und handeln kann. Der einfache Notdienst-Pieper wurde von den jüngeren Assistenz- und Stationsärzten getragen. Dann gab es solche für Fach- und Oberärzte, unter anderem zur Absicherung der nicht so erfahrenen Ärzte (was leider in der Praxis nicht immer funktionierte, wie ich als junger Assistent mehr als einmal leidvoll erleben durfte). Und dann gab es Abteilungsleiter, auf größeren Intensivstationen, die zwei oder mehr Pieper am Leib trugen. Dienstpieper, Funktionspieper, Hintergrundpieper. Ausdruck ihrer Wichtigkeit und Unverzichtbarkeit: »Lasst mich durch, ich bin Arzt!« Ständig sichtbar im lebensrettenden Einsatz. Da macht man als junger Assistent besser gleich ehrfürchtig

Platz. Und der Chefarzt? Bestach dadurch, dass er einen Kittel *ohne Inhalt* trug. Keinen Pieper. Keine Unterlagen. Nur einen Kugelschreiber im Revers. Das war alles. Und jeder wusste, wo oben und unten war.

Bei Dr. House bedeutet Eudaimonie auch Erfahrung. Und Genugtuung, Sonderstatus der Seniorität. Eigenwillige Falten und Furchen als Richtlinien anstelle von medizinischen Leitlinien. Lebenspraxis statt Theorie. Und sie bezeichnet die vorher beschriebene U-Kurve, den oft beglückenden Effekt einer kumulierenden Lebenserfahrung: Wenn man etwas geschafft hat, auf etwas schauen kann. Diese Kurve wurde zunächst an großen Datensätzen US-amerikanischer Krankenschwestern und deren Gesundheitszustand und Lebensqualität in unterschiedlichen Lebensphasen sichtbar.[189] Vielleicht steht der zweite Schenkel des U hier im Einzelfall für Weisheit, vielleicht für Dankbarkeit, vielleicht für eine gelebte, unerschütterliche oder tiefere Gesundheit, mehr subjektiv oder innerlich, in jedem Fall aber, in der Zusammenschau, für eine belohnende Zufriedenheit am Ende von zahlreichen erfolgreich bewältigten Herausforderungen. Im Verlauf eines geschafften – oftmals steinigen, stürmischen – individuellen Lebens: »I did it my way!« Wenn dann die Seele zur Ruhe kommt und ihr keine jugendlichen Wünsche oder »Gelüste« mehr im Weg stehen; wenn Klarheit herrscht und das Sediment des Sturms sich gelegt hat; wenn keine plötzlichen Gefahren oder Abenteuer mehr drohen, die den vormals Reisenden rastlos und suchend erscheinen ließen, unstet und immer auf dem Sprung, immer auf der Hut – *allzeit einsatzbereit.*

Wenn wir zufrieden zurückblicken und sagen können: »Es hat sich gelohnt!«

Heil-Sein oder: Du musst nicht funktionieren

In der deutschen Alltagssprache unterscheiden wir in der Regel nicht zwischen Gesundheit oder »Gesund-Machen« einerseits und Heilung oder Heilen andererseits. »Heile, heile Gänschen ...« Wir gehen zum Doktor, damit der uns »heil macht« oder eben heilt. Wir nutzen Heilmittel, die man katalogisieren, verordnen und rezeptieren kann, genauso wie Medikamente, und werfen dabei alles in einen Topf: Heilstätten sind Kliniken oder Krankenhäuser, das Heilwesen entspricht dem Gesundheitswesen, »Heilorte« dienen der Gesundung, und schließlich sind auch Gesundheitskassen heute das Gleiche wie Krankenkassen und erfüllen einen Heilauftrag im Gesundheitswesen. Einzig der Heiler, der Heilpraktiker oder Alternativmediziner scheinen sich noch außerhalb des medizinischen Mainstreams zu bewegen. Skepsis mag hier angezeigt sein. So oder so.

Das ist in anderen Sprachen und Kulturen zum Teil anders. Während bei uns das Heilwesen als primäres Ziel verfolgt, den Patienten schnellstmöglich wieder gesund zu machen, damit er seinen Aufgaben und Verpflichtungen – seiner Funktion – wieder nachkommen kann, ist die andernorts noch anzutreffende, meist kulturell geprägte und ursprünglichere Vorstellung von Krankheit als einer Phase der Katharsis, in der es darum geht, innezuhalten und sich zu besinnen, sich zu reinigen und einem inneren Reifungs- und Wandlungsprozess Raum zu geben, bei uns weitgehend verloren gegangen. Krankheit stört uns. Wir gehen zum Arzt wie zur Werkstatt, lassen reparieren, wenn es notwendig ist, verfolgen dazwischen Checklisten und Wartungsintervalle (zumindest die Frauen) und nutzen die überlieferten Heil- und Hausmittel allein noch mit der Konnotation einer »sanften« Medizin, der wir nur so lange vertrauen, wie es sich um »nichts Ernstes« handelt, wir also *noch keinen* Arzt brauchen. Dann aber übernimmt der, wir übergeben ihm selbstverständlich die Verantwortung und das Dirigat über unser Krankheits- und Heilungsgeschehen. Selbst das letzte Quäntchen Heilwissen, falls in unserer Familie noch vorhanden, oder den fürsorglichen Aspekt einer familiären oder kulturellen Einbettung unseres Gesundheitsverständnisses geben wir willfährig her, um auf hoffentlich sterilen Krankenhausfluren in nicht mehr als Individuen erkennbarer »Einheitstracht« auf unser Schicksal als Patienten zu warten. Das Subjektive, Persönliche oder Individuelle weicht dem für alle geltenden Standard, der aber, so hoffen wir inständig, möglichst professionell, objektiv und mit größtmöglicher ärztlicher Expertise an uns angewandt werden möge.

Klingt ernüchternd? Ihnen *zu* nüchtern? Sie stimmen zu – oder nicht? Teils, teils?

Vielleicht können uns die Alten hier weiterhelfen. Auch unsere eigene, zuweilen verschüttete Kultur. Einen Gegenentwurf ermöglichen, das Bild kontrastieren:

Von den Älteren haben wir bereits gelernt, dass es für sie bei der Heilung nicht um Gesundheit »um jeden Preis« geht. Gesundheit ist kein alleiniger Lebens- und Selbstzweck. Gesundheit ist *nicht* alles. Hinzu kommt, dass von ihnen, aber nicht nur von dort, heute verstärkt eine Ethik im Kontext von Medizin und Gesundheit, von »gelebten Jahren« und gestiegener Lebenserfahrung, vehement eingefordert wird. Diskussionen zur Sterbehilfe, zur Rationalisierung und Rationierung im Gesundheitswesen, zur Selbstbestimmung des »Lebensabends« – es gibt viele Indikatoren, die aufzeigen, dass es bei Heilung oder der Idee eines Heil-Seins beziehungsweise Heil-Werdens um mehr geht als um eine immer aufwendigere Reparatur, wenn wir älter werden. Selbstgenügsamkeit und Zufriedenheit seien als Beispiele genannt. Inneren Frieden erleben, ankommen bei sich selbst. Das schätzen, was man hat; etwas weitergeben können. Nicht alles muss, was kann; nicht alles sollte, was geht. Ältere, wie übrigens auch Menschen nach Schicksalsschlägen (wie wir gerade in einem Forschungsprojekt untersuchen), äußern häufig den Satz: »Ich muss nicht mehr!« Nicht mehr *müssen* müssen. Stattdessen *können*.

Heilung in der Medizin kann heute als eine Art Vermählung zwischen der erfahrungsbasierten Heilpraxis einerseits und einem experimentellen, wissenschaftlich-medizinischen (evidenzbasierten) Ansatz andererseits aufgefasst werden. Lebenspraxis und Theorie in Einklang bringen. Dabei erscheint wichtig, sich immer wieder klarzumachen, dass es verschiedene Definitionen von Gesundheit gibt. Wie auch von Heilung. Welche Gesundheit ist gemeint? Welches Heil? Wir sind aufgefordert nachzufragen, uns ein Bild zu machen. Nicht einfach unsere eigenen Annahmen auf das Gegenüber zu übertragen.

Im Einzelfall ist dann Gesundheit nicht gleich Heilung. Und Heilung nicht Gesundheit. Was beide jedoch gemeinsam haben, ist, dass es sich hier um einen *Prozess* handelt. Um ein individuelles Kontinuum zwischen verschiedenen Zuständen – zwischen Verfassungen und unterschiedlichen Da-Seins-Zuständen. Diese Prozesse können parallel zueinander laufen, gleichförmig miteinander. Müssen sie aber nicht: Gesundheit und Heil-Sein können auseinanderklaffen, gerade im Lebensverlauf, zum Ende hin. Hier kann es sich um extrem subjektive und unterschiedliche Ausgestaltungen individueller Realitäten handeln: Im Extremfall kann es sogar möglich erscheinen, »heil« zu sterben. Wo doch der Tod an sich ein Zustand »maximaler Krankheit« ist, folgt man etwa der WHO-Perspektive auf Gesundheit und Krankheit. Das Sterben wäre hier die vollständige Abkehr von »vollkommen gesund«. Maximal krank und dennoch heil? Heil und ganz, wenngleich gesundheitlich zerbrochen und krank? Das klingt nicht gerade medizinisch, nicht sehr sachlich. Und doch: Verschiedene Wahrheiten existieren nebeneinander. Wir müssen das aushalten können.

Eine gemeinsame Schnittmenge zwischen diesen unterschiedlichen Perspektiven ist die *Selbstwirksamkeit*. Diese Fähigkeit, selbst zu gestalten, selbst in Bedrängnis. Solange die Dinge in unserem Leben in Bewegung sind, können wir davon ausgehen, dass sie – objektiv oder subjektiv – prinzipiell verändert werden können. Warum nicht von uns? Die Aktivierung unserer inneren Ressourcen, unseres Potenzials zu Resilienz, Hardiness, zur Selbstregulation, ist auch Ausdruck unseres individuellen Menschseins.

Schon bei der Beschreibung des Zufriedenheitsparadoxons wurde deutlich, dass es eine Entscheidung sein kann, die eigene Realität – das, *was ist*, selbst wenn es nicht angenehm erscheint – aktiv anzunehmen und das Beste daraus zu machen. Mehr noch: Die nachweislich höhere Zufriedenheit in höheren Lebensaltern indiziert, dass es hier nicht nur um ein besseres »Aushalten« und eine reine Akzeptanz dessen geht, was *gerade noch* geht, sondern dass Wachstum und Transzendenz auch über das Ausgangsniveau hinaus möglich erscheinen. Weniger ist *mehr*.

Dieses Phänomen beobachten wir bei Menschen nach

Schicksalsschlägen, etwa nach Unfällen, wenn diese Personen querschnittsgelähmt im Rollstuhl sitzen und dennoch eine erstaunliche Lebensfreude und Zufriedenheit empfinden *können*. Unter dem Stichwort »Inhibitionstheorie« untersuchen wir derzeit ein vermeintliches Muster in dieser speziellen Gruppe. Folgende Hypothese stellen wir in den Raum: Kann es sein, dass bei Menschen nach Unfällen oder anderen plötzlichen Ereignissen mit starken und bleibenden gesundheitlichen Einbußen eine Zufriedenheit, die normalerweise erst später als »Lebenspfand« (Lohn) im Lebensverlauf »gezahlt« werden sollte (im Sinne der Eudaimonie), die bis dahin an sich nicht erreichbar ist, weil sie normalerweise biologisch »gehemmt« (inhibiert) wird, damit man als Jüngerer weiter motiviert wird, sich erst aufzumachen und zu wachsen, das eigene Leben in die Hand zu nehmen – dass diese Zufriedenheit nun, unter diesen besonderen Bedingungen, vorgezogen und beschleunigt entstehen kann? Dass diese hypothetisch angenommene Hemmung der Eudaimonie, zu diesem Zeitpunkt im Leben jedenfalls, normalerweise, bei den beschriebenen Menschen nun aufgehoben wird? Damit die biologischen Prozesse dahinter im Zeitraffer ablaufen können? Auch weil die hinterlegten Lektionen *früher* als vorgesehen – mit »Keule« oder »Brecheisen« allerdings – bereits erlernt wurden? Posttraumatisches Wachstum im Schnelldurchgang – damit sich das Weiterleben *lohnt*?

Im Buddhismus, wie in vielen anderen spirituellen und religiösen Traditionen, kennt man dieses Phänomen seit Langem.[190] Es trägt unterschiedliche Namen. Immer jedoch geht es um ein anderes, vermeintlich höheres Verständnis von Heilung und einer möglichen Transzendenz dahinter. Den eigenen Lebensweg gehen, ihn leben, aber zugleich innerhalb eines gesetzten Rahmens bleiben, innerhalb von individuell vorgegebenen, meist unsichtbaren Leitplanken, über die man möglichst nicht hinweggerät. Gelingt dies, dann ist vorstellbar, die »eigentliche Bestimmung« zu erreichen, sie zu realisieren. Im Buddhismus gehört dazu ein Verständnis von Leere (statt Fülle), wobei diese Leere auch für eine Einfachheit steht. Der Geist, im buddhistischen Sinn, ist von Natur aus leer.[191] Um offen und uneingeschränkt aufnahmebereit zu sein, gegenwärtig und authentisch, um das »Reservoir des Friedens« im Inneren zu entdecken, muss Leerheit im Geist ermöglicht und die »innere Stille« gehört werden.[192] Keine Leere im Sinne einer Depression oder erdrückenden, eventuell bewegungslos machenden Last, sondern im Sinne eines *Abladens von Ballast*: eine Befreiung von dem, was nicht mehr gebraucht wird, was nicht essenziell ist. Das »Ich«, das Ego kann in den Hintergrund treten, ebenso das Kranke daran oder darin, zugunsten eines »authentischen Selbst«[193] oder einer »Essenz«[194], die selbst nicht mehr erkranken kann. Auch kann ein »Wir«, eine Verbundenheit über Generationen hinweg, nun leichter und unverstellter auf die Lebensbühne treten. Diese Verbundenheit mag dabei dezent und still daherkommen, eher einem verinnerlichten Gefühl und weniger einem sichtbaren Bund entsprechen. Im Buddhismus gelten solche Momente der Verbundenheit und inneren Stille aber als eigentliche Momente der Heilung.[195]

Statt bei gesundheitlichen Schwierigkeiten reflexartig eine »Pille einzuwerfen«, was der passiven Konsumentenhaltung entspricht, wie sie in unserem Gesundheitssystem sichtbare Alltagskultur geworden ist, geht es beim beschriebenen Gegenentwurf um das *Loslassen*, um das Heil-Sein *trotz* Krankheit. Keineswegs jedoch wird ein heroisches Aushalten von Leid gefordert oder das Herauszögern, womöglich sogar Vermeiden von medizinisch Nötigem und Indiziertem. Stattdessen geht es vielmehr um Glück und Zufriedenheit, die trotz Krankheit noch immer möglich sein können. Es geht um die Möglichkeit von Wachstum inmitten des Schicksals. Es geht auch um Freiheit und Unabhängigkeit vor dem Hintergrund von körperlichen und gesundheitlichen Einschränkungen und Engpässen. Mehr noch: Es geht darum, denjenigen Anteil des Leids, der in einer durchlittenen Erkrankung oder im eigenen Schicksal liegt, den man aber selbst »hinzugedichtet« hat – also den Stress, den man sich selbst subjektiv macht, das innerliche Gegen-an-Arbeiten –, wieder zu verringern. Ihn wegzunehmen, zu reduzieren auf das Wesentliche, auf den Kern, sodass er kleiner und vielleicht handhabbarer wird. Am Ende dieses Prozesses lässt sich so vielleicht sehen, dass man selbst nicht die Erkrankung *ist*, den Schmerz zwar hat, aber das Leid *nicht ist*. In der buddhistischen Praxis tritt an diese Stelle häufig ein Gefühl von Dankbarkeit, auch der Klarheit.

Aber wir brauchen gar nicht den Buddhismus für eine solch »radikale Sichtweise« auf Leid und Krankheit zu bemühen. In Philosophie und Kunst finden wir ebenfalls zahlreiche Entsprechungen. Für die altgriechischen Asklepiaden ist Heil-Sein unser Urzustand – wir Menschen sind von Natur aus heil, nicht krank.[196] Dieser Gedanke taucht auch in den bildenden Künsten auf. Sehr häufig zu vernehmen ist etwa die Metapher, in der zeitgenössischen Kunst anschaulich bei Anselm Kiefer, dass das Heile oder Heilende, das eigentliche Kunstwerk, bereits da ist, immer enthalten.[197] Im Urzustand eines Werks, vor seiner Entstehung respektive Freilegung, bereits angelegt. Beispielsweise in einem Gesteinsbrocken, *bevor* sich der Bildhauer an die Arbeit macht, all das wegzunehmen, was *nicht* das Kunstwerk ist. Dieses aber, das Werk, war im Stein zuvor schon da.

Möglicherweise wäre Heilung dann, verfolgt man diesen Gedanken weiter, letztlich auch kein Prozess, zumal des Schaffens, im eigentlichen Sinn, sondern, wie Kiefer es beschreibt, das Wegnehmen all dessen, was *nicht heil* ist. Das Wegnehmen des Überflüssigen und Verdeckenden, des Hemmenden. Dessen, was im Weg steht. Damit das Wahre, die Essenz, der verbliebene Kern, sichtbar wird: *Selbst-Werdung.*

Um erneut Jon Kabat-Zinn zu zitieren: »Heilung ist der Prozess, sich damit abzufinden, wie die Dinge wirklich sind. Kurieren ist dagegen die Arbeit des Reparierens, um die Dinge wieder so zu machen, wie sie vorher waren.«[198]

In diesem Sinn beschreibt Heil-Sein vielleicht das Wiederfinden des inneren Kerns. Das Erblühen der eigenen, verborgenen Realität.

Weniger Medizin durch Digitalisierung?

Weniger verborgen, allseits gut sichtbar: Zu unserer Realität gehört heute die digitale Welt. Unzweifelhaft, genauso im Gesundheitswesen. Hier mit etwas Verzögerung, aber gerade in Corona-Zeiten erscheint sie umso mehr »alternativlos« und unverzichtbar. Das Digitale durchdringt nun die letzten Prozesse in der Medizin – es soll entlasten, alle Seiten, was es auch tut, schluckt zugleich aber immense Ressourcen. Und Energie. Nicht immer gut für das innere und das äußere Klima, gleichermaßen.

Die schöne neue digitale Gesundheitswelt – die *Alles-ist-*

möglich-Alleskönner-Welt. Verheißungsvoll und voller Potenziale. Und demokratisch soll sie sein. Dem Einzelnen zu seinem Recht, seiner Selbstbestimmung und seinen Informationen verhelfen. Sie senkt nachweislich Barrieren für den Zugang zum Gesundheitssystem, gerade für sonst abgehängte Zielgruppen,[199] macht medizinische Dienstleistungen und Informationen überall verfügbar, stellt den Verbraucher in die Mitte: Patientenzentrierung und Patientenaktivierung im wahrsten Wortsinn.[200] Zudem scheint eine digitale Gesundheitswelt kostengünstiger als die rein analoge zu sein: Praxen ohne Ärzte (auch vor dem Hintergrund eines grassierenden Fachkräftemangels) werden denkbar, die ersten »Ohne-Arzt-Praxen« schießen aus dem Boden.[201] Telemedizin, Videosprechstunden, Callcenter – die Allzeitverfügbarkeit und Unmittelbarkeit, vierundzwanzig Stunden am Tag an sieben Tagen in der Woche, ist mehr als eine Vision. Sie wird heute Realität.

Und sie stärkt die Transparenz: Unser digitales Gesundheitsprojekt »OpenNotes«, welches ich aus den USA mit nach Deutschland bringen konnte und das wir an der Universität Witten/Herdecke erstmals erfolgreich implementiert haben, wonach Patienten über ein Gesundheitsportal online vollen Zugang haben zu allen über sie in einer Gesundheitseinrichtung existierenden Informationen, wozu auch die ärztlichen Notizen gehören (die »Karteikarten«-Einträge der behandelnden Ärzte), sodass der Patient alles über sich sieht und weiß, was andere in der Einrichtung sehen und über ihn lesen können – dieses Projekt zeigt exemplarisch das riesige Potenzial der Digitalisierung in der Medizin.[202] Gelebter Verbraucherschutz, Aufwertung der Rolle des Patienten; ihn befähigen, durch besseres Wissen und bessere Informationen eine bessere Gesundheit zu ermöglichen – was nachweisbar auch gelingt:

Nicht mehr im Trüben stochern, sich als Patient nach einem Arztbesuch nicht mehr alles im Nachhinein zusammendichten müssen, sondern das Original in Echtzeit, zu Hause am Küchentisch, verfügbar haben.[203] Solche Dinge haben das Gesundheitswesen fraglos schon heute revolutioniert. Und vieles, sehr vieles davon, ist ein echter Segen. *There is more to come!*

Nur eines, digitale Gesundheitswelt, kannst du nicht, zumindest noch nicht, *nicht so gut:* sinnlich sein. Echte, authentische Berührungen, Beziehungen, jenseits von Optimierung und Algorithmen, eine Körperlichkeit, die eine Transzendenz, eine Verschmelzung oder ein Ineinander-Aufgehen ermöglicht. Sinnlichkeit, die *alle Sinne* anspricht. Keine Frage: Auch in der digitalen Welt gibt es inzwischen entsprechende Anwendungen, auch im Zusammenhang von Sinnhaftigkeit und Spiritualität. Wir selbst haben eine Achtsamkeits-App entwickelt, 7Mind, die zum Marktführer in Deutschland wurde und uns enormes Potenzial aufgezeigt hat.[204] Ich selbst war zunächst skeptisch, musste mich aber eines Besseren belehren lassen. Ja, digitale und analoge Welt können im Idealfall miteinander verwoben sein, das eine kann die Tür zum anderen öffnen. Richtig genutzt, können diese Tools tatsächlich Wachstum und all die Dinge ermöglichen, von denen in den vorherigen Abschnitten die Rede war.

Aber beschleunigen sie Motivation und Mobilität, im ureigenen Wortsinn? Geistig, seelisch – herzlich? Eine echte, authentische Intimität, mit anderen, aber ebenso mit sich selbst? Gerüche, Geschmäcke, wichtige Voraussetzungen für Glück und Sinnlichkeit, die wiederum eine tiefe Zufriedenheit erst ermöglichen. Auch über den Zugang des Körpers mit seinen Sinnesorganen: All diese Dinge sind digital zwar nicht unmöglich – denken wir an virtuelle Realitäten –, aber nur schwer zu individualisieren und in ein *ganz volles* Leben zu integrieren, in *all* seinen Facetten. Jugendliches Glück und Ekstase, kein Problem. Vielleicht sogar Stressreduktion, hier gibt es ebenfalls funktionierende digitale Anwendungen.[205] Aber Eudaimonie, Glückseligkeit? Die vermeintlich bessere, zufriedenere Hälfte der Älteren? Sicher nicht prinzipiell unerreichbar über Digitalisierung, aber momentan, gegenwärtig, nur schwer vorstellbar.

Auch im Digitalen muss die Qualität kontrolliert werden. Nicht alles, was geht, sollte sein. Nicht alles Digitale ist sinnvoll und kann aus medizinischer Sicht so durchgewunken werden. Es reicht nicht, keinen offensichtlichen Schaden anzurichten. Und keinesfalls gilt der einfache Satz: »Wer heilt, hat recht.« Weil Heilung komplex und nicht einfach von außen zu verstehen und zu attestieren ist. Wissenschaftliche Standards und eine Evidenzüberprüfung dürfen nicht den schier unendlichen digitalen Möglichkeiten geopfert werden. Privatsphäre, Datensicherheit, das Verhindern von Datenlecks und Hacker-Angriffen ebenfalls keine Kleinigkeiten. Genauso die Abhängigkeit von Dritten, von Software-Anbietern, von Internet- und Digitalgiganten. Und: Manche Menschen vereinsamen erst durch die digitalen Möglichkeiten. Obwohl viele Kontakte, viel »Traffic« suggeriert werden, verkümmern »echte« Begegnungen und das Bedürfnis nach Nähe, Geborgenheit und Fürsorge. Unsere eigenen Forschungen zeigen das: Anonymität und unpersönlicher Wildwuchs trotz ungezählter »Freundschaften« in den sozialen Medien und Netzwerken. Ein Mangel an authentischer Sinnlichkeit, die digital oft zu kurz kommt, lässt abstumpfen oder Beziehungen in der realen Welt, im Kontrast zur virtuellen, profan oder trivial scheinen. Weil digital so viel Großartigkeit verspricht. Welche Person, welche Beziehung kann im Realen dem entsprechen?

Ist das alles vielleicht erst der Anfang? Das Digitale steht für die Mensch-Maschine-Interaktion. In der Kybernetik, bei den Neurowissenschaftlern Maturana und Varela, war von derartigen Modellen schon die Rede. Und im heutigen Transhumanismus träumt man vom vollständigen Verschränken des Digitalen mit dem Analogen. Für eine großartigere, eine bessere Welt. Die zunehmende »Entmenschlichung« beginnt vielleicht damit, dass viele in der digitalen Welt zunehmend alleine gelassen werden. Dieses muss jedoch keinesfalls nur in eine Richtung gehen, seien wir ehrlich: Wenn Großeltern heute über große Distanzen mit ihren Enkelkindern chatten oder Facetime haben, Qualitätszeit im gegenseitigen Austausch in Echtzeit digital erleben, wenn in Corona-Zeiten Menschen voreinander geschützt, aber doch wirksam, im Altenheim oder Zuhause online »besucht« werden können, dann kann auch eine menschlichere Welt mit erleichterten Begegnungen und *mehr* Miteinander entstehen. Gerade wenn die digitalen Erlebnisse auf physischen und analogen Geschichten aufbauen, an der realen Welt ansetzen.

Allerdings wird es weiterhin essenziell und bedeutend bleiben, dass Menschen trotz der digitalen Möglichkeiten immer wieder aus ihrer individuellen Komfortzone herausgehen. Für einen inneren Reifungsprozess ist das unerlässlich! Weiterhin darf die Digitalisierung nicht dazu führen, dass wir uns ausgeliefert fühlen, ohnmächtig gegenüber einer undurchschaubaren virtuellen Welt und den unsichtbaren »Playern« darin. In diesem Sinne ist die Demokratie in digitalen Zeiten keinesfalls *automatisch* gefördert, etwa durch mehr Beteiligung und niedrigere Schwellen für einen Zugang, sie ist genauso *gefährdet.* Insbesondere, wenn Monopole oder undurchsichtige Datenansammlungen entstehen, die über Algorithmen musterhaft durchkämmt werden, und das »System« plötzlich mehr über mich weiß als irgendjemand sonst – mich selbst eingeschlossen. Dann sind Missbrauch und Fremdbestimmung, Despotismus und Manipulation, Entmenschlichung und Maschinendenken Tür und Tor geöffnet.

Vergessen wir auch nicht die Auswirkungen einer Überforderung im Zuge einer generellen Datenüberwachung und individuellen Zurverfügungstellung all der gewonnenen Informationen. Wir Menschen sind nicht dafür gemacht, allwissend und gläsern zu sein, alles über uns und die Welt zu wissen. Wir brauchen auch Geheimnisse. Auch für die Fantasie, zum Träumen. Vor allem aber können wir die Informationsflut in Echtzeit nicht verarbeiten. Die Evaluation und Integration von Erlebtem, kristalline Intelligenz, Weisheit, all dies sind Funktionen des menschlichen Gehirns, unseres Daseins, die *Zeit* brauchen. Und selbst das Vergessen ist ein Teil dieses menschlichen Potenzials, des Menschseins an sich. Es ist unser lebenswichtiges Recht. Sonst tritt Überforderung leichter ein. Wir sehen dann zu viele Bäume, nicht mehr den Wald. Informationen und ein Zuviel davon können einen klaren Blick verstellen. Zu viele Einzelteile.

Im Kontext von Demokratie und Partizipation gilt weiterhin: Ein Zugang zu digitalen Medien, die Nutzbarkeit enthaltener Informationen, ein digitales Grundverständnis sind nicht überall auf der Welt gleich verteilt. Hier gibt es starke Verzerrungen – und damit die Möglichkeit einer Diskriminierung. Das kann gewollt und beabsichtigt sein oder nicht, bewusst oder unterbewusst. Aber die Gelegenheiten der Manipulation sind mannigfaltig.

Ich halte fest: Fluch und Segen sind bei der Digitalisierung eng benachbart, gerade im Gesundheitswesen. Es ist an uns, nicht an den Maschinen, hier einen Unterschied zu machen. Wenn aber Zufriedenheit und die Emanzipation von einer einengenden, eher körperlichen Gesundheit, auch von einem kurzfristigen Glück, Ziele des individuellen Lebenswegs sein sollen, auf dem am Ende Eudaimonie und Glückseligkeit winken, wenn also Fürsorge und Altruismus, Verbundenheit und ein gegenseitiges »Wir« als Ziel erscheinen, ein Zur-Ruhe-Kommen, dann hält uns, wenn wir älter werden, die digitale Welt entweder auf einer niedrigeren oder »jugendlicheren« Stufe fest, oder sie trifft den Kern nicht, oder sie macht, für sich allein, nicht zufrieden, ist kaum nachhaltig, kein Selbstzweck, sondern allenfalls ein Mittel zu diesem Zweck.

Für Ältere, nicht ganz überraschend, hat das Digitale durchaus seinen Reiz (nicht nur für die Jungen, wie landläufig oft angenommen wird). Das zeigen unsere Daten. Am Ende des Tages aber scheint es für sie noch immer weitgehend uninteressant, nicht wirklich wesentlich. Richtig eingebettet und angewandt können virtuelle Hilfsmittel jedoch eine sinnvolle Allokation von Ressourcen ermöglichen, für uns alle, und so Raum geben für mehr. Weniger das eine, mehr das andere: *Die Mischung macht's.*

Die Medizin neu denken

Reinventing Medicine. Überall auf der Welt erfinden sich derzeit Systeme und Organisationen neu. Ein rasanter Wettlauf um die Zukunft hat begonnen, überall ist er spürbar. Das war schon vor Corona so, getrieben durch die Digitalisierung, aber durch und mit Corona hat dieser Geist, der Spirit der Erneuerung, der nun vollends aus der Flasche ist, nahezu alle Bereiche erfasst. Das ganze Leben. Und mittendrin die Medizin.

Braucht es eine gänzlich *neue* Medizin? Nein, keineswegs, allenfalls eine *andere*. Muss dafür die bisherige abgeschafft werden? Wiederum nein. Das wäre Unsinn. Niemand wird auf die Erfolge und Errungenschaften der modernen Medizin verzichten wollen. Ich habe sie hier schon beleuchtet – und gefeiert! Es geht nicht um ein *Entweder-oder*, sondern um das *Sowohl-als-auch*. Noch mal: Es geht um das Mehr im Weniger. Weniger von dem einen, mehr von dem anderen. Dafür muss die Medizin sich selbst bewegen, sonst wird sie bewegt und verändert, zusehends stärker, ziemlich radikal sogar. Und genau das geschieht schon stellenweise. Die Medizin wird derzeit nicht nur an ihren Rändern erweitert, in manchen Bereichen dramatisch, geradezu umgedreht, sondern zum Teil auch praktisch »ausgeweidet«: Zentrale Aspekte wandern von Ärzten zu Heilern, vom äußeren Arzt zum inneren, letztlich zu den Patienten selbst. Weg von den gestressten Weißkitteln in ihren Arztpraxen und Krankenhäusern, hin zu digitalen Anwendungen und Apps auf den Smartphones der Bürger, hin zu künstlicher Intelligenz (ohne Arzt!), zu Algorithmen und Maschinendenken. Nicht immer profitiert davon der Einzelne, nicht immer ist es der Bürger, der Verbraucher, der anhand der Daten und einer nunmehr »personalisierten Medizin« *persönlich* einen direkten Nutzen erfährt. Aber die Ärzte sind es ebenfalls immer weniger.

Bei alldem ist noch nicht absehbar, wo genau die Reise hingehen wird. Corona hat in vielen Ländern zu dramatischen Verwerfungen in den Gesundheitssystemen und in ihren jeweiligen Interpretationen und gesellschaftlichen Rollen geführt. Dabei wurden auch schon vorher bestehende, nun aber satt gefüllte »Gräben« zwischen Lagern und unterschiedlichen Anschauungen augenscheinlich sichtbar. Die Medizin wurde politisch, wurde stark politisiert – und medial in einer kaum gekannten Weise in das Rampenlicht gezerrt, hin und her bewegt. Dabei wurde nicht selten Fachwissen durch private Meinungen ersetzt, Experten wurden öffentlich »hingerichtet«, lächerlich gemacht oder kurzerhand abgesetzt von Nichtexperten, die formal zwar dazu befugt waren, inhaltlich jedoch keineswegs ständig in der Lage waren, wirklich mitzureden. Das machte aber nichts – es gilt die *normative Kraft des Faktischen:* Durch das Schaffen von Fakten, durch Taten, schafft man eine neue Normalität, wie das Virus selbst, und damit eine neue Norm, eine neue Lage, eine neue Realität.

Andersherum wurden auch Experten selbst, hier und da, zu neuen Meinungsführern. Zu »Gurus« mit bedingungslosen Anhängern und Gläubigen im schnell wachsenden Gefolge. Ob gewollt oder nicht: Einige von ihnen wurden scheinbar über Nacht zu Popstars, die tägliche Podcasts herausgaben und zahlreiche Follower hinter sich versammeln konnten, die medial »viral« gingen. Fast jedes Land schien sich dabei »Chef-Einflüsterer« zu leisten, Experten, die in der Krise über sich und ihr Fach, ihre Labors und Institutionen weit hinauswuchsen und in ständigen Pressekonferenzen dem Volk (und den Politikern) die vermeintliche Wahrheit sagten, reinen Wein einschenkten. Und das Volk las ihnen von den Lippen. Hier wurde dann auch manches falsch verstanden, vielleicht auch falsch gesendet, zumindest missverständlich, am Ende aber gab es eine große Verwirrung. Jeder Bürger, jeder Politiker schien jetzt seinen »Lieblingsexperten« zu haben. Es entstanden Charts und Hitlisten – manch ein »Fan« hätte sich wohl gerne noch ein *Bravo*-Poster des vertrauensstiftenden Superexperten an die eigene Zimmerwand gehängt. Aus Rockport, Massachusetts, bekam ich im Juli 2020 ein Foto von einem Plakat vor einem Haus zugesandt, wo statt des üblichen »In God We Trust« nunmehr stand: »In Fauci We Trust«. Womit Anthony Fauci gemeint war, Chef des US-amerikanischen National Institute of Allergy and Infectious Diseases – von der Rolle her vergleichbar etwa mit dem Robert Koch-Institut in Deutschland.

Unter Corona traten kaum geglaubte Abgründe, Spalttendenzen und Polaritäten in diversen Gesellschaften zutage, weit über die Medizin hinaus. Und diese Pole, die sich nun zeigten, waren nicht selten völlig neu zusammengesetzt: Dort fanden sich plötzlich Rechts- und Linksgesinnte zusammen, Verschwörungsanhänger und »Verstrahlte«, auch Besorgte, Bürger und Alternative, Radikale und Besonnene, Akademiker und Ungelernte, Jung und Alt. Und alle anderen, die sämtlich für sich einen persönlichen Expertenstatus reklamierten. Zwischen Realität und Fake war kaum mehr zu unterscheiden – und all dies, wo doch die Wissenschaft, auf die sich alle zu berufen schienen, eigentlich nach ziemlich einfachen Prinzipien funktionierte (und sie tut es noch!) und sich manch eine schräge Hypothese hätte nüchtern und sachlich klären lassen, oftmals schnell und einfach. Doch in der ganzen Aufregung fehlte dafür die Übersicht, zuweilen. Auch war die Zeit irgendwie verloren gegangen. Der Lockdown hatte vieles durcheinandergebracht, selbst das Empfinden für Zeiträume. Daran war nicht allein das Virus schuld. Aber letztlich hat Corona den Wandel beschleunigt. Einen Wandel, der ohnehin schon in vollem Gang war.

Und so offenbarte sich in der ganzen Disruption und Unsicherheit, wie sollte es auch anders sein, die Zukunft – die keineswegs nur erschreckend und furchterregend aussah. Das »Gute« im Menschen und im System war wohlvorbereitet, es war längst präpariert, angerichtet, und lugte bereits unverkennbar um die Ecke – nicht mehr nur durch das Schlüsselloch. Und in den Nachbarstraßen standen neue Protagonisten bereit. Jetzt marschierten sie los.

Keine Frage: Als Teil der genannten Entwicklungen zeigten sich in der Medizin auch starke Tendenzen zu mehr »Menschsein« und Mitmenschlichkeit. Als Option oder als Obligat? Das ist noch nicht sicher zu entscheiden. Aber Letzteres deutet sich gegenwärtig an: Eine ausgebrannte Workforce im Gesundheitswesen und Patienten, die es leid sind, wie am Fließband abgefertigt und wie Nummern behandelt zu werden, als unpersönliche Ware oder Lieferanten eines »Burnout-Kapitalismus«, wie es der Philosoph Markus Gabriel nennt, sie alle schreien geradezu nach mehr Empathie, mehr Zuhören, Miteinander und Beziehung – weniger jedenfalls nach mehr vom Gleichen, mehr vom Warenkreislauf eines überhitzten Gesundheitsmarkts, der seine Mitspieler wie Zähne eines Zahnrads behandelt, namenlose Sprossen aus dem Hamsterrad seines Maschinenraums schleudert.[206]

Als Ausweg aus der Krise, die uns die Pandemie beschert hat, sieht Gabriel die Moral. *Mehr* Moral. Einen moralischen Fortschritt, nicht einen medizinischen. Passend dazu haben sich in den letzten Jahren – ursprünglich von Medizinstudierenden gegründet, nicht vom medizinischen Establishment – einige Initiativen und Organisationen auf den Weg gemacht, die unter Namen wie »Medizin und Menschlichkeit«[207] oder »Mindful Doctors«[208] den achtsamen Umgang miteinander sowie das

Beziehungshafte beziehungsweise Sym- und Empathische in der Medizin ins Zentrum ihrer Bemühungen stellen. Die Medizin als Ort der Begegnung, nicht einer Gegnerschaft, sei es untereinander oder gegeneinander, gegen den Patienten oder seine Krankheit. Die doch nur wieder ein Zeichen ist, ein Symbol, sowie eine biologische Realität. Keine Strafe oder etwas, das schlicht nicht sein *darf*. Unsere Interpretationen aber sind es, die das Leidhafte auch im Gegenseitigen erst wachsen lassen. Und genauso sind es Beziehungen, die, wie kaum etwas anderes, Stress und Leid wieder reduzieren können. Manchmal muss man die Hände wegnehmen, etwas bewusst lassen (»Hände hoch!«), um statt Aktionismus dem Raum zu geben, was noch im Werden ist, im Entstehen begriffen, noch nicht vorgefertigt, endgültig oder schon gekannt ist. Jede Beziehung, wie jede Realität, ist einzigartig, braucht Raum, auch den inneren, weil sie im Individuum erst zu dem wird, was sie ist. Wird dieses erkannt, so können subjektive Ressourcen besser gehoben werden, Richtungswechsel ermöglicht, Wachstum im Kleinen und im Großen – in ein Unbestimmtes hinein. Diese Form einer Transzendenz, wie sie in der etablierten Medizin nicht vorgesehen ist, nicht angelegt zumindest in der Gesundheitswirtschaft unserer Tage, ermöglicht ein enormes Potenzial für mehr statt weniger.

Eine Kollegin, Amy Ship, ebenfalls Allgemeinmedizinerin und wie ich, seinerzeit, in Boston im *House of God* tätig, dem Beth Israel Deaconess Medical Center, beschrieb den genannten Zusammenhang einst sehr eindrücklich in einer Dankesrede, die sie 2009 anlässlich der Verleihung eines Preises für Mitgefühl und Fürsorge in der Medizin hielt. Wie sie aufgrund der Tatsache, dass sie zwei behinderte Kinder hatte, unheilbar krank, unzählige Arzttermine mit ihnen absolvieren musste, wie die jeweiligen Kollegen ihre Hilflosigkeit ihr gegenüber überspielten, indem sie ihrem Blick auswichen und sie – als Mutter – kaum zu Wort kommen ließen, Anordnungen machten oder zusätzliche Untersuchungen vorschlugen. Dazu immer wieder das Gerede im Sinne eines: »Es wird schon!«[209] Es wurde nicht. Dabei ging es Amy weniger um die Fakten, die kannte sie längst, war sie selbst doch profilierte Harvard-Ärztin. Natürlich ging es *auch* um eine Expertise und einen Rat, aber letztlich um den profunden Moment einer menschlichen Begegnung auf Augenhöhe. Um ein Gesehen-Werden, ein Einverständnis, um Trost. Um Mitgefühl und Fürsorge. Sehr berührend beschrieb Amy den *einen* Moment, wo ein Kollege die Stille zulassen und aushalten, ihr in die Augen schauen konnte, ihren Blick erwidernd, und doch nicht mehr für sie bereit hatte als das Angebot, sie *wirklich* zu sehen. Nur dies: Für sie da sein – nicht als Arzt oder Kollege, sondern als Mensch, der auch Arzt war; mit dem sie diesen einen Moment teilte. Sie war jetzt nicht mehr allein – was für ein Trost!

Die Medizin der Zukunft wird partizipativ und integrativ sein.[210] Weil sie muss. Weil sie nicht anders kann. Anders geht es gar nicht, aus Sicht des Einzelnen, des Arztes und des Patienten gleichermaßen, und aus Sicht des Systems. Sonst werden die Ressourcen nicht reichen. Und nur so kann eine wirklich ganzheitliche, eine tatsächlich *bessere* Medizin entstehen, die mehr ist als das, was wir gegenwärtig kennen. Eine Medizin, die das Subjektive, das Nichtstandardisierte, das Individuelle und Besondere berücksichtigt, die Überraschung und das Wunder, das Wundervolle, in jedem Einzelnen von uns. Eine Medizin, die den Patienten, den Menschen aktiviert, seine Bedürfnisse abfragt, statt ihn lediglich zu normieren und zu vermessen, bei Befund zu reparieren. Das schon, wenn möglich, aber die Medizin der Zukunft geht stärker in Beziehung – aus Sicht des Patienten, der nun in der Mitte steht, in Beziehung sowohl zum Therapeuten, Heiler oder Arzt als auch zum Potenzial von Heilung in jedem von uns, in einem größeren Sinnzusammenhang: Äußerer und innerer Arzt müssen zusammenarbeiten. Dafür aber müssen sie voneinander wissen. Ebenso von den unterschiedlichen Möglichkeiten, die Gesundheit zu definieren. Man sollte sich schon auf eine gemeinsame Definition einigen, zumindest von ihr wissen, wenn man gemeinsam ein Ziel erreichen möchte. Und dieses möglichst zeitgleich.

Partizipation heißt, dass die Medizin, die hier im Entstehen begriffen ist, nicht »alternativ« sein wird. Allenfalls komplementär, in jedem Fall aber gemeinsam. Und integrativ heißt: Neben den medizinischen Prozeduren, dem Know-how, den Fertigkeiten, dazu der pharmakologischen Expertise, wozu nicht nur synthetische Medikamente gehören, sondern genauso naturheilkundliche, phytotherapeutische oder sonstige Präparate, neben dem also, was die Medizin im Wesentlichen heute ausmacht, wird als drittes »Stuhlbein« die Säule der Selbstregulation und Selbsthilfe zwingend hinzukommen müssen.

Die beiden anderen Stuhlbeine sind im System gegenwärtig völlig überrepräsentiert. Daher braucht es in der Konsequenz vor allem *weniger* Medizin, weniger den äußeren Arzt, weniger Medikamente und Prozeduren, stattdessen mehr den inneren Heiler. Integrative Medizin heißt, multiprofessionell und im Team zu arbeiten, die Arbeit und das Wissen auf die »vielen« zu verteilen, wobei der Patient hier einen gewichtigen Teil übernehmen wird.[211] Und er, der Patient, möchte das heute auch, unbedingt, wir sehen das immer mehr. In Befragungen, aber genauso im konkreten Handeln.

Letztlich geht es um ein größeres Zutrauen, für uns alle. Dass wir uns wieder trauen, unserem inneren Ohr, unserer eigenen Stimme zu lauschen, der inneren Weisheit zu folgen. Gesundheit ist nicht eindimensional, keinesfalls, und sie ist keine Einbahnstraße – sie ist Teil eines komplexen, vielschichtigen Kontinuums. Was gesund, was heilsam ist, was Heilung und »Erfolg« einer Behandlung ausmachen, innerlich wie äußerlich, ist eine Frage der Perspektive. Und diese, wie auch die Antworten, nicht nur die Fragen, sind allesamt in Bewegung. Ein dynamisches Gleichgewicht gilt es anzustreben, kein statisches: eine erfolgreiche Selbstorganisation inmitten steten Wandels.

Was gewünscht ist, das Resultat, den Erfolg oder Misserfolg definieren im Wesentlichen wir selbst, ein jeder für sich. Das macht nicht »die Medizin«, nicht *wirklich*. Insofern braucht es nicht nur mehr Subjektivität und Individualität im Heil- und Gesundheitswesen, allerorten, neben dem Objektiven, sondern zugleich mehr Freude, mehr Motivation, mehr Spaß an Gesundheit und an einem *Heil-Sein*. Das Erhoffen und Wahrnehmen einer für uns bereitstehenden *inneren* Belohnung. Genauso des Potenzials für Eudaimonie, für Wachstum und ein mögliches Ankommen bei uns selbst, für eine tiefe Zufriedenheit am Ende der Reise. Ein Heimkommen, das selbst in expliziter Abwesenheit einer körperlichen Unversehrtheit geschehen kann. Ja, womöglich ist genau das Abschiednehmen von der Gesundheit im engeren Sinn, eher körperlich verstanden, eine Voraussetzung für diesen Schritt, eine Art Befreiung von einer Last, damit das Neue sein kann, sich eine

»Essenz« zeigen mag, das Dahinterliegende. Alles kommt zu seiner Zeit, alles fließt – »Panta rhei!«, sagte schon Heraklit. Alles bewegt sich fort, und nichts bleibt. Wenn es an der Zeit ist, eine eher naive Vorstellung von Gesundheit gehen zu lassen, dann lassen wir sie gehen. Damit Reifung, Wachstum und Transzendenz indes entstehen können. Weniger Medizin im herkömmlichen Sinn. Stattdessen *mehr selbst.*

Teil II

Mehr oder weniger Glaube (oder Achtsamkeit)

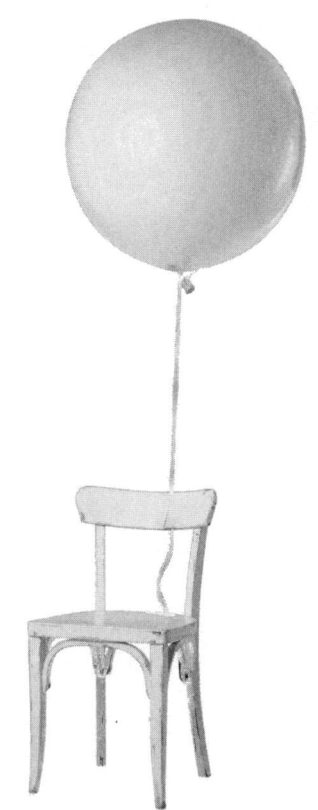

Die Ökonomisierung des Bewusstseins

Volles Bewusstsein – Zur Mitte finden – Achtsamkeit –
Meditation wirkt! – Mit der Welt im Einklang? – Religion
(und Achtsamkeit) als Ware – McMindfulness –
Gewissenlose Achtsamkeit? – Seelenstyling –
Fake-Spiritualität – Wer hat das Problem?

Die Medizin breitet sich aus. Sie wächst über sich hinaus.
Dabei gerät sie zunehmend aus den Fugen und verheizt immer
stärker auch die Menschen, die Behandler und die Patienten.
Beide Gruppen haben mehr und mehr mit den Risiken und
Nebenwirkungen eines explodierenden Gesundheitsmarkts
zu kämpfen, nicht nur mit den konkreten Erkrankungen und
deren Therapie – was allein schon reichen würde.

Individuen werden mit steigender Tendenz vermessen. Mittels Algorithmen und Referenzwerttabellen werden sie in einem
ständig zunehmenden Maße zu Patienten erklärt, Patienten, die
als Objekte gesehen werden. Etwas zynisch und oft hinter vorgehaltener Hand ist zu hören: »Gesund ist nur, wer noch nicht ausreichend untersucht wurde!« Dabei agiert die Medizin häufig
an den Bedürfnissen der Menschen vorbei, für die sie eigentlich
gemacht ist – das gilt insbesondere für ältere Menschen.

Medizin über alles? Ist Gesundheit der neue Gott? Oder der alte »Gott in Weiß« (nur noch größer)? Im Widerspruch zu dieser Annahme zeigt sich heute, dass in vielen Fällen erst durch *weniger* medizinisches Tun ein verbessertes subjektives Wohlbefinden entsteht. Eine bessere Gesundheit durch weniger Medizin: In diesem Sinne verstanden bedeutet eine wirklich integrative und ressourcenorientierte Medizin auch mal bewusst etwas *lassen* zu können – die Hände vom Patienten (oder von der Tastatur im Sprechzimmer). Mehr Gesundheit entsteht zuweilen durch schlichtes Weglassen.

Eine überraschende Analogie zu dieser Beobachtung – die offensichtliche Widersprüchlichkeit zwischen den beiden Polen »mehr« und »weniger«, vereint aber unter einer gemeinsamen Klammer – finden wir genauso im Bereich des Glaubens. Um ihn soll es im Folgenden gehen. Kirchliche Institutionen verlieren massiv an Rückhalt (bis auf fundamentalistische Nischen), parallel boomt eine Achtsamkeits- und Bewusstseinsindustrie. So wie einst unzählige Wellnessleistungen einen neuen Markt etablierten (einschließlich Wellness-Socken und Wellness-Mineralwässern), scheint das mittlerweile auch bei der Achtsamkeit der Fall zu sein. Selbst das Business wird zusehends spirituell: Mindful Leadership und Spirituelle Führung werden vermehrt gefordert. Verantwortung für sich selbst und andere übernehmen, Menschen führen – ohne vorheriges Achtsamkeitstraining ist das kaum mehr vorstellbar.[1]

Dabei geht es heute nicht um eine Bewusstseinserweiterung durch (psychedelische) Drogen wie etwa in den Sechziger- und Siebzigerjahren, sondern um ein Bewusstseinstraining durch spirituelle Bootcamps oder eine Stressbewältigung durch Achtsamkeit. Gefragt ist ein mentales Training zur besseren

Performance. Man will fokussierter werden, kontrollierter oder stressresistenter – nicht unbedingt offener, weiter oder freier. Geistige Fitness und optimiertes Bewusstsein sind das neue Must-have, ohne strukturierte Persönlichkeitsentwicklung und Bewusstseinsbildung ist man außen vor. Und doch sehnen sich die Menschen nach mehr Freiheit. Steht diese nicht im Gegensatz zu einem gelenkten Geist? Es erscheint paradox.

Volles Bewusstsein

Was ist Bewusstsein? Was verstehen *Sie* unter Bewusstsein? Allgemein, zumal in der Medizin, gehen wir beim Bewusstsein heute davon aus, dass ein Mensch ansprechbar ist, eben bei »vollem Bewusstsein«. Oder eben nicht, dann wären Schlaf, ein Koma oder gar Schlimmeres zu befürchten – und nicht selten eine dringliche Intervention geboten.

Bewusstsein meint auch, dass man sich bewusst ist, sich seiner selbst *gewahr*, dass man *von sich weiß*. Das geht weit über die Medizin hinaus. Für diese Art der Interpretation benötigen wir nicht mehr die Medizin: Wer sich bewusst ist, der weiß *wo* – gewusst *wie*. Ist das banal? Wo soll hier das Problem sein? Nun, Problem ist vielleicht nicht das richtige Wort, aber selbst das Bewusstsein hat es inzwischen zur Marktreife gebracht, ist Objekt einer ganzen Industrie geworden.[2] Es wird vermessen, quantifiziert, objektiviert und trainiert. Volles Bewusstsein ist ein Bewusstsein, das im wahrsten Wortsinn »voll« ist, und es füllt mittlerweile ein Feuilleton, das voll von Bewusstseinsthemen und einer überbordenden Nachfrage ist – *Fülle* eben. Und im Herzen dieser Thematik: die Meditation.

Besonders komplex im Spektrum der ungeklärten Fragen rund um das Bewusstsein ist sicherlich die Frage seiner Herkunft. Wo kommt das Bewusstsein her? Existiert es auch außerhalb und unabhängig von uns oder nur in Verbindung *mit* uns? Sitzt es dann im Körper, im Geist, im Gehirn? Ist das Bewusstsein synonym mit einer Seele? Ist es universell oder persönlich? Ist es übertragbar, kontinuierlich? Kann das Bewusstsein – *unser* Bewusstsein – uns überdauern? Oder ist Bewusstsein lediglich eine Form der Wachheit, die das Gehirn zum Arbeiten benötigt? Verweist es dort auf seine Funktion – sein *Funktionieren* – wie eine grüne Ampel oder ein Spannungsanzeiger?

Ist das Gehirn, ganz anders, vielleicht eine Relaisstation, eine Art Antenne oder Radiogerät, ein Empfangs- und Sendeapparat, wo das Bewusstsein andocken kann und sich somit Sprache und Gehör verleiht? Sich dieses Apparats *bedient*, um sich auf diese Weise zu materialisieren?

Für jede dieser Ideen gibt es durchaus Argumente. Meist modellhafte, theoretische. Ich will hier gar nicht weiter spekulieren. Nur so viel: Als Neurowissenschaftler kann ich nicht immer sagen, was Henne und was Ei ist, was zuerst da war und jeweils den Ausschlag gab, zumal wir in unseren Untersuchungen und Bildgebungen meist erst das Ergebnis »von etwas« sehen. Erst das Bewusstsein, dann das Gehirn? Oder andersherum? Welchen Unterschied würde es machen – in *meiner* alltäglichen Arbeit?

Was ich allerdings sagen kann, ist, dass jedwede Erfahrung, jedwedes bewusste Erleben eine Spur im Gehirn hinterlässt, also eine neuronale Entsprechung hat, ohne Ausnahme. Sonst wäre diese Erfahrung nicht real. Alles aber, was im individuellen Erleben real ist, was passiert, was wirklich erlebt wird –

auch Träume oder Eingebildetes, Erdachtes –, bildet sich im Gehirn ab. Das zentrale Nervensystem spiegelt unsere äußere und innere Welt. Was ist die Ursache, was die Wirkung – und wie wichtig ist diese Unterscheidung für das jeweilige Ergebnis? Zu jedem individuellen Erleben gibt es ein neuronales Ereignis oder vernetzte Aktivitäten im Gehirn der betroffenen Person. Nicht alles ist bislang eindeutig messbar, aber je feiner und spezifischer die Methoden werden, umso klarer wird, dass es diese eindeutigen Korrelationen gibt. Ein Bewusstsein außerhalb des Gehirns wird dafür gar nicht mehr benötigt: Bewusstsein außerhalb *kann* angenommen werden, *muss* aber nicht – und konnte mit den bisherigen naturwissenschaftlich fundierten Methoden als eigene Entität noch nicht bestätigt werden. Damit bleibt das Bewusstsein ein Mysterium. Oder ein neuronaler Zustand des Lebendigen; nicht mehr, aber auch nicht weniger. Das gilt im Übrigen ebenso für die Annahme einer Seele. Selbst wenn es sie gibt: Für mein Hier und Jetzt – als beobachtender Neurowissenschaftler, aus der Perspektive der dritten Person – reichen das Gehirn, der Körper und sein Geist als Untersuchungsobjekte völlig aus. Sie sind ein Universum für sich: Die Komplexität ist so schon gigantisch. Würden wir hier die subjektive Erste-Person-Perspektive noch hinzunehmen, wären wir mit einem rein naturwissenschaftlichen oder experimentellen Ansatz hoffnungslos überfordert.

Dennoch: Selbst wenn die Meditations- und Bewusstseinsforschung noch ein junges Gebiet ist, so hat es aber bereits enorme Früchte getragen. Eine Besonderheit dieses Bereichs ist fraglos, dass er neben einer naturwissenschaftlich-positivistischen Sicht die geisteswissenschaftlich-hermeneutische Wahrheit – die subjektive Welt des Individuums – in die

Forschung einbezieht. Über diese Brückenfunktion werden allmählich größere Linien und Wirklichkeiten denk- und sichtbar. Das macht diese Forschung auch so populär und so interessant: Durch die Anschlussfähigkeit zu vielen Disziplinen ist es jüngst zu einem wahren Boom in der Meditations- und Achtsamkeitsforschung gekommen. Und zu einem der Meditationspraxis.

Zur Mitte finden

Also: Meditation. Was verbirgt sich genau dahinter? Meditation kommt vom lateinischen Wort »meditatio«, welches in etwa bedeutet, die eigene Mitte zu finden, sich zur Mitte auszurichten. Es beschreibt die Praxis, durch Nachdenken, Nachsinnen (altgriechisch »medomai«) das innere Gleichgewicht zu erhalten oder wiederzufinden. Sicher kein Zufall, dass es ebenso in der Medizin um den Erhalt, um das Wiederherstellen der Mitte geht, des vermeintlich Normalen oder des Gleichgewichts – um das Erhalten einer vorgegebenen, austarierten »Referenz«.

In der Meditationspraxis wird hierfür vornehmlich mit dem Geist, mit dem Bewusstsein gearbeitet. Durch achtsames Gewahrsein und geistige Konzentration – das Sammeln der Gedanken, das bewusste Fokussieren auf das Hier und Jetzt – soll der Geist beruhigt und geklärt werden, auch um den inneren Kompass in einer unruhigen Welt (außen wie innen) wieder einzuorden.

In östlichen Kulturen gilt die Meditation als eine grundlegende Übung zur Beeinflussung des Bewusstseins. Besonders berühmt ist sie bei buddhistischen Praktiken, aber ebenso im Hinduismus und im Sufismus des Islam gibt es hier eine lange Tradition. Im Westen, etwa in der jüdischen Kabbala oder der christlichen Mystik – generell im einkehrenden, konzentrierten Gebet (Kontemplation) –, fanden derartige Ansätze ebenfalls Beachtung. Genauso jenseits von religiösen Kontexten: Hier hat sich die Meditation als eine Übung des reflexiven Nachdenkens etabliert – wir finden sie etwa in den *Meditationen über die Grundlagen der Philosophie* des großen französischen Denkers René Descartes aus dem Jahr 1641.[3]

In vielen Religionen und Kulturen ist Meditation letztlich geübte spirituelle Praxis. Mit ihr werden verschiedene Ziele verfolgt, je nach Tradition durchaus unterschiedlich, weswegen sich über die letzten 2500 Jahre auch diverse Schulen an unterschiedlichen Orten der Welt herausgeprägt haben. In westlichen Ländern wird die Meditation heute weitgehend unabhängig von religiösen Aspekten zur Unterstützung des allgemeinen Wohlbefindens praktiziert. Meditation ist vor allem ein mentales Training, das kognitiv oder emotional (affektiv) arbeitet. Das heißt: Es geht mehr über das Denken oder die Gefühle vor – oder es ist primär körperlich ausgerichtet, so bei körperorientierten Entspannungstechniken oder »importierten« Meditationsformen wie Yoga, Qigong oder Tai-Chi. Vielfach werden diese von Psychotherapie und Medizin praktiziert. Dieser Trend zu »säkularen« Formen, wozu ebenso verschiedene Arten der achtsamkeitsbasierten Meditationspraxis gehören – etwa mit dem Ziel einer allgemeinen Stressreduktion –, erreicht nun wieder die östlichen, ursprünglichen Herkunftsländer. So kommt es aktuell auch dort zu deutlichen Umwälzungen im religiös-kulturellen Bereich. Ein weiterer Kreis schließt sich – alles ist in Bewegung geraten.

Allgemein geht es bei der Meditation um etwas, das mit voller Aufmerksamkeit und wiederholt getan wird, meist verbunden mit der Absicht, eine Form der Einsicht, geistigen Ruhe oder »Leerheit« zu finden. Fast immer handelt es sich hier um geistiges und damit persönliches Wachstum, aktiviert durch die Praxis der inneren Einkehr – das Aufdecken oder Initiieren von etwas, das in uns angelegt ist und durch Training entwickelt oder freigesetzt werden kann. Oft wird dabei auch von Transzendenz oder »Erleuchtung« im Sinne einer tiefen spirituellen Erfahrung oder Erkenntnis gesprochen.

Richtig populär ist die Meditation in den Sechziger- und Siebzigerjahren geworden – vor allem in den angloamerikanischen Ländern. Maßgeblich beteiligt war hier, neben den Beatles und der Hippie-Bewegung, der schon mehrfach erwähnte Harvard-Professor Herbert Benson. Seines Zeichens damals Kardiologe und normalerweise damit befasst, insbesondere die Diagnostik und medikamentöse Behandlung des Bluthochdrucks zu untersuchen, wurde er lange von Anhängern der Transzendentalen Meditation umlagert, mit dem Hinweis, diese könnten selbstständig durch mentale Techniken ihren Blutdruck senken. Benson gab dem Drängen schließlich nach und untersuchte das Phänomen im Labor.[4] So nahm an der Harvard Medical School die moderne Meditationswissenschaft ihren Anfang – ausgerechnet in jenem Krankenhaus, das auch als *House of God* berühmt werden sollte.

Das von Benson tatsächlich festgestellte Phänomen, nämlich die willentliche Senkung von Herzschlag und Blutdruck, ging als Relaxation Response (Entspannungsantwort, Entspannungsreaktion) in die wissenschaftliche und später in die populäre Literatur ein.[5] Dieses Phänomen eines physiologischen Zustands der selbst induzierten Herunterregulation in Geist und Körper konnte Benson bald vielen unterschiedlichen Meditationstechniken und Entspannungsverfahren zuordnen, darunter Formen von Yoga, Tai-Chi oder Qigong. Selbst beim Rosenkranzgebet oder anderen eher westlichen religiösen Ritualen konnte er die Existenz körperlicher Veränderungen nachweisen – das machte solche spirituellen Techniken schließlich für die Medizin interessant. Benson war dann der Erste, der dieses Phänomen als einen natürlichen, biologischen Gegenspieler zum physiologischen Stress und zur sogenannten Stressantwort erfasste: Meditation als Gegenmittel der Kampf-oder-Flucht-Reaktion, als Antidot gegen Stress, Herzinfarkt, Bluthochdruck oder Burn-out. All diese Beobachtungen und Befunde trugen maßgeblich zur zunehmenden Popularität der Meditation auch fernab der religiösen Welt bei.

Es wird geschätzt, dass mittlerweile 200 bis 500 Millionen Menschen weltweit meditieren. Gerade in den letzten Jahren zeigen die Statistiken eine exponentiell zunehmende Popularität. Für Deutschland konnte kürzlich in einer repräsentativen Umfrage nachgewiesen werden, dass sechzehn Millionen Menschen aktuell meditieren oder zumindest daran interessiert sind, damit konkret zu beginnen.[6] Frauen generell, Personen mit Abitur oder Hochschulabschluss und solche im erwerbsfähigen Alter beziehungsweise mit konkreter Berufstätigkeit meditieren hierzulande relativ am häufigsten. Über 95 Prozent der Praktizierenden berichten positive Veränderungen durch die Meditation. Im Zentrum stehen dabei eine größere Ausgeglichenheit, Entspannung und Wohlbefinden. Die häufigsten Gründe: Verbesserung des geistigen Befindens (70 Prozent), der geistigen Leistungsfähigkeit (50 Prozent) und bei regelmäßig Meditierenden auch des körperlichen Befindens (60 Prozent).

Die bekannteste Meditationsform – neben Yoga als körperorientierter Bewegungs- und Meditationspraxis – ist in Deutschland mittlerweile die Achtsamkeitsmeditation.

Achtsamkeit

Achtsamkeit? Achtung, achtgeben, achtsam sein – was immer für Assoziationen Ihnen beim Begriff »Achtsamkeit« durch den Kopf gehen, nicht selten vielleicht sogar solche, die mit Disziplin, Ordnung, Respekt oder Vorsicht zu tun haben, mit einem »Aufpassen« auf etwas, sie sind meist nicht exakt deckungsgleich mit dem, was das Wort im ursprünglichen Sinn gemeint haben mag. Das liegt daran, dass Achtsamkeit hierzulande über den Umweg der »Mindfulness« erst kürzlich besonders populär geworden ist. Und auch dieser englische Begriff ist nicht einfach ins Deutsche zu übersetzen. Manche Autoren sprechen vom »Gewahrsein« oder »Vergegenwärtigen« statt Achtsamkeit.

Achtsamkeit meint *bewusstes* Sein. Das ist mehr als nur ein Bei-Bewusstsein-Sein. Das Wort »Achtsamkeit«, altindisch (Pali) »sati«, stammt mutmaßlich aus Mittel- und Nordindien, von wo es vor nicht viel mehr als hundert Jahren schließlich den Weg in den Westen fand.[7] Als Geisteshaltung und meditative Grundpraxis liegt sati oder Achtsamkeit vielen buddhistischen Schulen zugrunde – insbesondere der Theravada-Tradition, der »Schule der Ältesten«.[8] Sati beschreibt die Qualität des Bewusstseins, des Geistes (im Englischen wird hier von »Mind« gesprochen), sich dessen gewahr zu sein, was *gerade jetzt* in ihm gegenwärtig ist.

Auch wenn heute unzählige Achtsamkeitsübungen unter

dem Label »Buddhismus« angeboten werden, so basieren viele davon nicht auf der originären buddhistischen Lehre oder Praxis. Sie sind oftmals Vereinfachungen oder nur indirekte Ableitungen. In den ursprünglichen Schriften, etwa im *Satipatthana Sutta* des Palikanons, werden die vier Grundpfeiler der Achtsamkeit beschrieben: Achtsamkeit auf den Körper, auf die Gefühle oder Empfindungen, auf den Geist und schließlich auf die »Geistesobjekte« (gemeint sind alle Objekte oder Dinge, die im gegenwärtigen Bewusstsein auftauchen und dort wahrgenommen werden).[9]

Achtsamkeit beschreibt heute, gerade im Westen, den vornehmlich psycho-mentalen Prozess, die eigene Aufmerksamkeit absichtsvoll auf die Erfahrungen im gegenwärtigen Moment zu lenken, also geistesgegenwärtig zu werden, mit dem inneren Bewusstsein in direktem Kontakt, ohne dabei jedoch ins Grübeln, Nachdenken oder Bewerten abzugleiten. Achtsamkeit wird so auch als eine Übung verstanden, durch Meditation oder andere Praktiken des mentalen Trainings genau jene beschriebene Fähigkeit einer andauernden Aufmerksamkeit und Konzentration auf die Gegenwart zu erlernen, genauer: *wieder* zu erlernen, und auf diesem Weg zu stärken. Es geht beständig darum, mit dem Hier und Jetzt in Kontakt zu kommen und die Realität so wahrzunehmen, wie sie gerade ist, in *diesem* Moment: nur dies, sonst nichts!

Persönlichkeiten, die maßgeblich dazu beigetragen haben, dass die Achtsamkeit in den letzten Jahrzehnten auf besonders großes Interesse gestoßen ist, sind der Dalai Lama, der vietnamesische buddhistische Mönch Thich Nhat Hanh, der US-amerikanische Neurowissenschaftler Richard Davidson sowie Herbert Benson und Jon Kabat-Zinn. Die in der Forschungsliteratur am häufigsten zitierte Definition der Achtsamkeit stammt von Letzterem: Demnach ist Achtsamkeit eine bestimmte Form der Aufmerksamkeit, die absichtsvoll ist, sich auf den gegenwärtigen Moment bezieht (statt auf die Vergangenheit oder die Zukunft) und dabei nicht bewertet. Im Original heißt es: »Mindfulness is awareness that arises through paying attention, on purpose, in the present moment, non-judgementally.« Und dann ergänzt Kabat-Zinn zuweilen: »In the service of self-understanding and wisdom.«[10]

Im Ursprung des Begriffs geht es also auch um Weisheit und Verstehen. Achtsamkeit wäre demnach kein reiner Selbstzweck oder eine Technik, die lediglich dazu dient, Geist und Bewusstsein ruhig zu stimmen. Und so besitzt Achtsamkeit vielfältige, mittlerweile umfänglich nachgewiesene Wirkungen – im Körper *und* im Geist. Selbst solche von medizinischer Relevanz, wovon noch zu reden sein wird. Die wichtigste und eingängigste Wirkung aber, zumindest aus »weltlicher« Sicht, ist wohl die der Stressreduktion: Durch das Lenken der Aufmerksamkeit auf den gegenwärtigen Moment werden Praktizierende schnell erkennen, dass ihr Leib und ihr Leben im Hier und Jetzt in der Regel *nicht* bedroht sind. Im Kontrast zu dem ganzen Stress, den wir uns ständig selbst machen, der als Grübeln oder Nachsinnen fortwährend in unseren Gedanken, in unserem Bewusstsein kreist, erkennt der Achtsamkeits-Übende schnell, dass in der Gegenwart, in seiner eigenen aktuellen Realität – *jetzt gerade* – keine wirkliche Bedrohung für ihn existiert, es keinen echten Grund zum Reißaus-Nehmen gibt. Dieser und auch der unmittelbar nächste Moment werden mit großer Sicherheit überlebt; der Stress hat keine reale Entsprechung. Sollte das allerdings nicht der Fall sein, wären Kampf oder Flucht die bessere Wahl und dringlich geboten – was aber real kaum vonnöten sein wird.

In einer Zeit jedoch, wo uns Stress überall umgibt und nicht nur in seiner individuellen Bedeutung, sondern mit zum Teil dramatischen Konsequenzen für uns alle *wirklich* zugenommen hat, wirkt Achtsamkeit wie ein Wundermittel. Wie eine Beruhigungspille, die verspricht, unseren allgegenwärtigen Schmerz zu lindern. Und so überrascht es nicht, dass der Publizist und Zukunftsforscher Matthias Horx in der Achtsamkeit einen »Megatrend«, einen Schlüsselbegriff ausgemacht hat.[11] Schaut man auf die Eingaben von Suchbegriffen im Internet, etwa anhand der Trendanalysen in den gängigen Suchmaschinen, so sieht man ein steigendes Wachstum in den letzten zehn Jahren im Zusammenhang von Begriffen wie »Mindfulness« und »Achtsamkeit«. Entsprechend haben auch die wissenschaftlichen Veröffentlichungen und medizinisch-psychologischen Studien in diesem Zusammenhang seit der letzten Jahrtausendwende dramatisch zugenommen. Diese »Explosion« hatte sich schon länger abgezeichnet: Allein im letzten Vierteljahrhundert kamen weltweit über 250 000 wissenschaftliche Forschungsarbeiten zur Achtsamkeit hinzu.

Der atemberaubende Anstieg des weltweiten Interesses an Atemmeditationen und Geistestraining, dieser Aufstieg zu einem Megatrend und vermeintlichen Allheilmittel unserer heutigen Zeit steht jedoch in einem gewissen Gegensatz zur langen Tradition, auch zur »Einfachheit«, die letztlich hinter allem steht: Schon in den frühen Schriften sehen wir eine Einteilung der Meditation generell, aber ebenso der Achtsamkeitsmeditation im Speziellen, die im Wesentlichen aus zwei Grundformen besteht, aus zwei Zentralsäulen des meditativen Trainings.[12] So wird zwischen *fokussierter Aufmerksamkeit* und *offenem Gewahrsein* unterschieden. Bei Ersterem konzentriert sich der Übende auf ein Mantra, einen wiederkehrenden Klang, auf einen Laut, ein Wort oder einen kurzen Satz. Oder auf eine vorgegebene, sich wiederholende Bewegung. Das heißt, entweder auf einen wandernden (sich bewegenden) oder aber einen gleichbleibenden, monotonen Fokus. Wie etwa das wiederholt gesprochene Wort »Om«, auf dem die Aufmerksamkeit dann verweilt und alles andere aus dem Gewahrsein möglichst ausblendet. Besonders häufig wird hierfür auch der Atem genommen: das Kommen und Gehen, das beständige aufmerksame Betrachten der einströmenden und ausströmenden Luft, das Heben und Senken des Bauchs. Ein stärker wandernder Fokus demgegenüber, anders als bei der eher gleichförmigen Ein- und Ausatmung, wäre etwa der »Body Scan«, ein Scannen oder Abtasten des Körpers in der Vorstellung, also nur im Bewusstsein. Der Körper wird dabei systematisch mit inneren Augen, Ohren oder dem Tastsinn erfühlt und beobachtet. Was immer dabei aus dem ausgewählten (fokussierten) inneren Raum sensorisch wahrgenommen wird, es gestaltet sich zum jeweiligen Meditationsobjekt – bis das nächste Objekt auftaucht (und so weiter). Wichtig ist, dass das jeweils bewusst Wahrgenommene möglichst nicht bewertet und vor allem nicht darauf reagiert wird. Auch das Autogene Training oder die Progressive Muskelentspannung gehören in diese Kategorie, nicht weniger Yoga, Tai-Chi oder Qigong. Allen diesen Techniken ist gemein, dass auf ein vorher bestimmtes, *eingegrenztes* Objekt fokussiert wird – das sich entweder kontinuierlich fortbewegt, wie bei einem wandernden Scan, oder konstant gleich bleibt.

Im Unterschied dazu betrachtet man beim offenen Gewahrsein *alles*, was geschieht oder ins Bewusstsein gerät, ohne vorherige Eingrenzung oder konkrete Objekte, eher mit einer offenen Neugier. Allerdings gilt ebenso hier, dass ein Bewerten des Erlebten vermieden werden soll. Man richtet die Aufmerksamkeit gleich einer Taschenlampe auf die vermeintliche Realität, innen wie außen, und schaut auf das, was im Lichtkegel auftaucht. Man nimmt es wahr und lässt es sogleich wieder ziehen, ohne irgendeine Reaktion zu initiieren – idealerweise. Solche »Objekte« können Gedanken, Bilder, Geräusche, Gefühle oder »Eingebungen« sein. Was immer es ist, von außen oder innen kommend, nur in der Vorstellung existierend oder ganz real, wie etwa das Geräusch eines bellenden Hundes oder vorbeifahrenden Autos, alles zählt. Auch hier kann das Gewahrsein selbst in Bewegung geraten, also »wandern«, wenn etwa der Taschenlampenkegel besonders weit gemacht wird. Oder die Taschenlampe ihrerseits geht auf Wanderschaft, indem man gedanklich den Körper oder den ursprünglichen Beobachtungsraum verlässt und alles, was dabei in das Wahrnehmungsfenster gerät, als neue Erfahrung in die Meditation aufnimmt – sogar den Geist oder das Bewusstsein *selbst*.

Schließlich gibt es in einigen Schulen noch eine weitere Form, bei der konkrete, meist vorgegebene Geistesinhalte und »Fähigkeiten« – darunter Emotionen – nicht nur beobachtet, sondern aktiv eingeübt werden, wie etwa Gefühle der »liebenden Güte«, wozu ebenso Mitgefühl, Empathie oder Altruismus gehören. Die Idee dahinter ist, dass solche Kompetenzen (Soft Skills), genauso wie körperliche Fähigkeiten, durch ein derartiges Training tatsächlich *nachhaltig* gestärkt werden: Menschen werden im Rahmen dieser Meditationspraxis mitfühlender, empathischer oder zugewandter. Die Wissenschaft bestätigt heute diese Annahmen.[13]

Alle drei genannten Formen werden in der Praxis manchmal miteinander kombiniert. Das offene Gewahrsein ist dabei eher etwas für »Profis« – und daher in der Umsetzung deutlich weniger verbreitet. Die fokussierte Aufmerksamkeit jedoch, als zentraler Bestandteil gängiger Stressbewältigungstrainings, ist ungemein beliebt. Es gibt diese Trainings inzwischen sogar als Apps und Gadgets, vor allem zur Selbststeuerung (Selbsttraining). Oder sie werden in Unternehmen, in Schulen oder im Sport eingesetzt: Die fokussierte Aufmerksamkeit hat einen Platz im Alltag sehr vieler Menschen gefunden. Aufgrund ihrer Popularität wird sie mit mentalem Training oftmals gleichgesetzt. Sie ist schnell und einfach zu erlernen und trotzdem effektiv – was natürlich stark vom konkret angestrebten Ziel abhängt. Aber auch die Mitgefühlsmeditation wird immer beliebter, was hauptsächlich an einer Unterform liegt – dem *achtsamen Selbstmitgefühl*.[14]

Die genannten Techniken und Grundformen der Achtsamkeitsmeditation finden wir bereits in den originären buddhistischen Schriften beschrieben. Dieses Wissen, einschließlich der Praxis, ist seit Jahrtausenden verfügbar. Doch erst kürzlich ist es in das allgemeine Bewusstsein einer scheinbar enthemmten Weltöffentlichkeit geraten, einer Welt, die aktuell aus den Fugen gerät und dringlich nach Linderung und Entlastung lechzt.

Wo stehen wir gegenwärtig mit der Achtsamkeit und Meditation? Ihr unbestreitbarer Boom steht, wie erwähnt, in einem Kontrast zur Beobachtung, dass die Menschen derzeit den Kirchen und Religionen in Scharen den Rücken zuwenden.[15] Der Glaube, niedergelegt in der Thora, dem Koran oder der Bibel, sowie die dahinter befindlichen Institutionen – die zwar eine noch immer gesellschaftliche Sichtbarkeit haben, aber ihre Anziehungskraft dramatisch einbüßen – verabschieden sich schleichend aus unserer Alltagswelt.

In den Nachrichten sind religiöse Fundamentalisten ständig präsent, und wir haben deshalb vielleicht das *Gefühl,* dass Religiosität insgesamt zunimmt, aber in der Breite verlieren die Kirchen und Religionen den Rückhalt in ihren jeweiligen Herkunftsgesellschaften. Die katholische und evangelische Kirche in Deutschland melden gleichermaßen, dass die Zahl der Kirchenaustritte aktuell auf einem Allzeithoch angelangt ist. Es wird von einem »riesigen Verlust« gesprochen, sowohl finanziell als auch kulturell beziehungsweise institutionell. Aber die Flucht der Christen aus den Kirchen scheint dennoch unaufhaltsam: 270 000 Mitglieder verloren beide Organisationen jeweils allein im Jahr 2019.[16] Die Entfremdung zwischen den Kirchenmitgliedern und der Kirche ist dabei aber nicht nur auf eine Überalterung der Bevölkerung zurückzuführen. Mittlerweile gehört nur noch die Hälfte der Einwohner Deutschlands einer der beiden großen christlichen Kirchen an, ein Trend, der quer durch die Gesellschaft geht.

Ist damit das Bedürfnis nach Spiritualität und Religiosität gleichermaßen auf dem Rückzug? Sind unsere Bedürfnisse nach Sinn, Transzendenz und Höherem – Domänen, die früher von den Kirchen besetzt wurden – nun etwa verschwunden? Seelenheil und Seelsorge, Segen und Selbstwerdung, diese Dinge kamen früher aus einer Quelle, gemeinsam aus der Hand der Kirchen. Dieses Suchen, die Sehnsucht nach »Göttlichkeit«, tiefer Inspiration oder Spiritualität ist aber keineswegs kleiner geworden. Die Dinge haben sich nur verlagert. Man hat sie auseinandergenommen, seziert und neu organisiert; ihnen neue Zuschreibungen gegeben und sie in andere Verantwortungen gebracht.

Heute ist eine starke Zunahme sogenannter spiritueller Atheisten festzustellen, gerade in den verdichteten urbanen

Räumen dieser Welt – wo Religionen und ihre Organisationen vielerorts kaum noch einen Fuß auf den Boden bekommen.[17] Die spirituellen Atheisten glauben nicht mehr an Gott, zumindest wollen sie sich auf keinen *einen Gott* mehr festlegen, und auch die konventionellen religiösen Institutionen lehnen sie ab. Sie eint jedoch ein Glaube, eine Hoffnung, dass es da noch *irgendetwas anderes* gibt. Die Sinnsuche und das Seelenheil (die Spiritualität allgemein) haben keineswegs an Anziehungskraft eingebüßt. Die Wellness-Tempel, Yogastudios, Retreat-Zentren und Psychotherapie- oder Coaching-Praxen sind voll, ohne dass Gott im traditionellen Sinne hier Einzug gehalten hätte. Und damit erfreuen sich auch weltliche Ableger asiatischer Weltreligionen einer immer größeren Beliebtheit, etwa der stark anwachsende »säkulare Buddhismus«.[18] Religionen werden »enthäutet«, ihrer kulturellen Wurzeln entledigt, damit sie global leichter vermittelbar sind.

Passiert das zufällig? Oder gibt es einen großen Plan dahinter? Haben Religionen eine Art »Pandemie-Modus« in ihrer DNA verbaut (vergleichbar einem Virus): Sie wollen und müssen sich anpassen, um sich verbreiten zu können, was ihr Ziel sein muss, damit sie überleben? Oder breitet sich schlicht das »Gute« (was man von sich selbst meint) von alleine aus, weil es eben »gut« ist und die Menschheit danach dürstet, es als Lebenselixier benötigt? Steckt hinter dem Befund einer Säkularisierung (nicht nur im Buddhismus, sondern auch in anderen Weltreligionen) ein verdeckter Kulturkampf (»Wolf im Schafspelz«)? Survival of the fittest? Oder ist es der allgemeine und hier schon für die Medizin herausgehobene Trend (»Befund«) zur Stromlinienförmigkeit, zu Expansion und Wachstum als Generalprinzip (nicht nur in den Lebenswissenschaften, sondern im Universum insgesamt)? Da stehen

Kultur oder Tradition zuweilen« nur im Weg. So halten wir im Westen nichts von Niederwerfungen oder dem Keisaku, dem Stock, mit dem der Zen-Meister seinen Schüler schlägt, um ihn zur Erleuchtung zu trimmen – und auch das Aufstehen um 4:30 Uhr zur Morgenmeditation ist mit unserem Alltag kaum vereinbar. Aber inneres Lächeln, Ausgeglichenheit, Gleichmut und liebevolle Güte, gerne auch Erleuchtung und letztlich »ewiges Leben«, das wollen wir dennoch!

Der neue globale Mainstream, das ist eine »Pandemie« der Spiritualität. Manche sehen darin eine Flutwelle der Esoterik.[19]

Solche mehr oder minder weltanschauungsfreien Formen von Glaube und Religion – zuweilen recht sterile Übersetzungen des Ursprünglichen, wie es gut in unser digitales Zeitalter passt – propagieren mitunter eine Wohligkeit, ein *Wohlleben*, das sich gerade in der vermeintlich stressigen Zeit, die wir heute erleben, besonders kompatibel einfügt und allseits Erlösung verspricht. Hier wird zur Linderung, basierend auf »jahrtausendealten Traditionen«, ein sinnstiftendes Leben suggeriert, mit Genuss und dem Versprechen, tatsächlich *sinnlich* sein zu *dürfen*. Kein Widerspruch mehr zwischen Askese und Fülle, zwischen Sinnstiftung und Entsagung, sondern das volle, sinnliche *und* sinnvolle Leben – in einem, hier und jetzt! Und so überrascht es kaum, dass im länger bestehenden Wellness-Trend nunmehr religiöse, säkular-spirituelle (ursprünglich östliche) Aspekte verstärkt eingemeindet werden. Denken wir in diesem Zusammenhang an skandinavische Lebensformen wie »Hygge« oder »Lagom«, wo es darum geht, ein positives Grundgefühl für sich zu erzeugen, auch ein *achtsames Eingestimmtsein* im Alltag, und darum, dieses Gefühl aktiv und selbstbestimmt für sich zu leben. Diese

»Philosophien« einer urbanen und modernen Lebenskultur, gespickt mit Achtsamkeitselementen, sprießen gerade vielerorts aus dem Boden: *In der Mitte liegt die Kraft!*

All diese Entwicklungen, die eine gewisse Spaltung erkennen lassen zwischen dem, was einmal war, aber noch in den tradierten gesellschaftlichen Strukturen verankert ist, und dem, was an dessen Stelle rücken soll – Freiheit und vor allem Individualität, ein Ablegen »alter Zöpfe« –, sind offenbar anziehend für viele Menschen. Einige Beobachter warnen davor, vergleichbar dem Kapital- und Immobilienmarkt, dass sich eine »Blase« bilden könnte, ein abgekapseltes Innenleben: Innerhalb einer solchen spirituellen Blase scheint alles für sich stimmig und angenehm, aber die Berührungspunkte und Überschneidungen mit anderen Ebenen des Alltagslebens dünnen möglicherweise aus. Wie bei anderen vergleichbaren Blasen besteht bei einem zu schnellen Wachstum jederzeit die Gefahr eines Platzens. Wohin würde sich die Spiritualität dann entladen? Vielleicht in einen kruden Verschwörungsglauben oder ein diffus zusammenmengendes »Querdenken«? Hat so etwas das Potenzial, etablierte Strukturen aus den Angeln zu heben und ganze Staaten von innen ins Wanken zu bringen?

Meditation und Achtsamkeit beflügeln heute die Do-it-yourself- und Baukasten-Religionen der Neuzeit. Man nimmt heraus, was einem passt, im gegenwärtigen Moment, und lässt den Rest einfach weg. Und erhält genau dafür eine vermeintlich starke Legitimation, innere Genugtuung. Spiritus (= Geist oder Atem), ursprünglich mit dem Göttlichen in direkter Verbindung stehend, jenes Geistig-Seelische, das wir in uns einatmen (= Inspiration) und durch das wir zu beseelten Lebewesen werden – dieser Geist wird nun im Sinne einer Be*geisterung* zum Motto, zum Muss, das zwar nach wie vor von außen gestillt werden kann, aber letztlich einzig im Inneren erlebt wird. Und dort auch erwartet wird: Man hat schließlich darin investiert!

Meditation wirkt!

Der gegenwärtige Run auf Meditation hat einen ganz profanen Grund: Sie ist wirksam. Sie verschafft Linderung bei quälenden Symptomen unserer Zeit.

Schon Herbert Benson hatte in den Siebzigerjahren nachgewiesen, dass die Kompetenz zur selbstständigen Steuerung innerlicher Prozesse keine Zirkusnummer oder ein sonst wie exotisches Phänomen ist. Ganz im Gegenteil. Benson screente neben der Transzendentalen Meditation auch die Weltreligionen insgesamt auf fest verankerte meditationsähnliche Verhaltensweisen in den jeweiligen Konventionen der Herkunftsgesellschaften.[20] Er fand eine Reihe von Beschreibungen, die sich wie universelle Meditationsanleitungen lasen – überschneidende Prototypen einer Art »Ur-Meditation«.

Mittlerweile haben zahlreiche Anthropologen gezeigt, dass die Fähigkeit zur Meditation in der Tat eine universelle ist, die den modernen Menschen von Anfang an begleitet hat.[21] Und so ist es nicht verwunderlich, dass wir in vielen Kulturen sehr spezifische Beschreibungen und »Rezepte« zur Meditation finden, die alle den zwei (beziehungsweise drei) Grundformen der Meditation entsprechen: Meditation liegt uns gewissermaßen im Blut, ja, in den Genen. Meditation ist so Teil einer »Weltkultur« geworden.

Das ist kein Zufall. Meditation hat einen »Mehrwert«.

Durch den Fortschritt in der apparativen und experimentellen Medizin konnte Bensons ursprüngliche Annahme bestätigt werden: Meditation, insbesondere ihre Fähigkeit zur Entspannung, *ist* ein zentraler Gegenspieler des physiologischen Stresses und der biologischen Stressantwort. Wer im Hier und Jetzt ist, wo Leib und Leben zumeist nicht akut bedroht sind, wer dazu noch entspannt ist, hat keinen Stress.

Würde man das heutige Wissen über Meditation in einem Modell wiedergeben wollen, das alle Meditationseffekte zusammenfasst, bliebe die Selbstregulation nach wie vor zentral. Darunter wären drei wesentliche Bereiche zu subsumieren, in denen die Meditation nachweislich physiologisch effektiv ist: Meditation erhöht die *Aufmerksamkeit* und verbessert vor allem ihre Kontrolle; sie verstärkt die Fähigkeit zur Regulation von *Emotionen;* schließlich verbessert sie das Körpergewahrsein, also ein *Körpergefühl* oder, im übergeordneten Sinn, die *Selbstreferenz* – gemeint ist das Gefühl, in sich selbst und im eigenen Körper zu Hause zu sein. Dazu kommt die allgemeine Funktion zur Entspannung und Stressreduktion sowie eine erhöhte Fähigkeit zu *Empathie* und *Altruismus.* Einige Meditationstechniken fördern diesen Bereich mehr als andere – gerade die Mitgefühlsmeditationen, die Meditationen der »liebevollen Güte«, tun sich hier hervor.

Ein besonders interessanter und wissenschaftlich noch nicht abschließend geklärter Aspekt ist der beobachtete Zusammenhang der Achtsamkeit mit einer Beeinflussung des Tagträumens oder Gedankenwanderns. Hier handelt es sich um eine an sich gesunde Fähigkeit des Gehirns, vermeintlich wichtige Inhalte von unwichtigen mittels gedanklicher Innenschau zu trennen und sich der weniger wichtigen zu entledigen, damit der Arbeitsspeicher, das Arbeitsgedächtnis, wieder freien Platz erhält. Diese Eigenschaft springt normalerweise automatisch an, wenn ein Mensch keine (gedanklichen) Aufgaben zu erledigen hat oder an etwas Bestimmtes denken muss. Das Gedankenschweifen oder Tagträumen scheint bei Achtsamkeitsmeditationen gehemmt zu werden. Möglicherweise geht es hier weniger darum, das Gedankenwandern prinzipiell zu unterbinden, als vielmehr darum, das Bewusstsein generell zu beruhigen und den Input von Informationen aktiv zu steuern; den Einstrom und die Konfrontation mit Dingen zu kontrollieren, die auf das Bewusstsein einwirken und dort erst verarbeitet werden müssen. Möglicherweise ist eine Hemmung des Tagträumens also nicht das Ziel, sondern lediglich eine Konsequenz der Tatsache, dass Eingang und Ausgang von Informationen im Zusammenhang mit der Meditation effektiv reguliert werden. So kann ein möglicher Übergang vom Tagträumen in einen Zustand des Grübelns – in stressauslösendes Gedankenkreisen – verhindert werden.

Medizinisch ist die Achtsamkeitsmeditation – oder ähnliche Entspannungstechniken – mittlerweile eine feste Größe. Wir Mediziner finden sie nützlich und wirksam im Bereich stressassoziierter Erkrankungen, die nahezu deckungsgleich mit den schon beschriebenen lebensstilassoziierten gesundheitlichen Problemen sind (Bluthochdruck, Herzinfarkt, psychomentale Krankheiten wie Depressionen, Ängste und Süchte). Gleiches gilt für die Mitbehandlung von vielen neurologischen und immunologischen Beschwerden, von Krebs, von zahlreichen Stoffwechsel- und Schmerzerkrankungen oder Allergien. Dieser Befund hat dazu geführt, dass die Meditation heute zunehmend in medizinische Empfehlungen, ja sogar in harten Leitlinien aufgenommen wurde, und von manch einem Experten wird sie mittlerweile mit längst anerkannten

Medikamenten verglichen – verbunden mit der Frage nach einer möglicherweise notwendigen Verschreibungspflicht.

Die Tatsache aber, dass Meditation und Achtsamkeit heute immer stärker funktional und isoliert, weniger als Teil einer ganzheitlichen und integrativen oder »Selbsthilfe-Medizin« gesehen werden, eher wie andere Medikamente und probate Interventionen und als solche auch empfohlen und therapeutisch zugeführt, hat das Verständnis von Meditation in unserer Gesellschaft grundlegend verändert. Anders als ursprünglich (mutmaßlich) gedacht, ist die Meditation heute kaum noch eine Haltung oder eine grundsätzliche menschliche Fähigkeit, vielmehr ist sie in der Regel mit einem konkreten Ziel verbunden. Mit ihrer Wirksamkeit wird geworben, man meditiert zu einem Zweck – »um zu« –, nicht aus sich selbst heraus. Kaum jemand will durch Meditation den eher langwierigen und schwierigen Weg eines inneren Wachstums angehen, an einer Befreiung aus dem Selbstbezug und einer Verbindung mit der Welt *an sich* arbeiten.

Dabei wird oft vergessen, dass eine Meditation, die nun weniger als Haltung, sondern allein als Fähigkeit zur Selbstkontrolle, Selbstregulation, Emotions- und Aufmerksamkeitskontrolle verstanden wird, durchaus vermeintlich »unheilvolle« Konsequenzen haben kann. Meditation kann fraglos Risiken und Nebenwirkungen beinhalten: Alles, was wirklich wirkt, kann unerwünschte Wirkungen haben – und gehört möglicherweise reguliert und in die Hände von Experten. Ohne eine ethische Einbettung, einen kulturellen oder übergeordneten gesellschaftlichen Kontext, sei es durch Mitgefühl oder liebevolle Güte, sei es durch ein übergeordnetes nicht individualistisches Ziel, kann die Meditation dazu führen, dass zumindest für ein Gegenüber ungesunde Konsequenzen entstehen.

So können etwa Gewalt oder Destruktion effektiver – weil kontrollierter – mittels mentalem Training umgesetzt werden. Vielleicht ist das auch ein Grund, warum die Meditation heute in zahlreichen Zusammenhängen praktiziert wird, die nicht wirklich spirituell sind. Solche, die ursprünglich nicht mit Friedfertigkeit oder dem Ziel einer inneren Befreiung und Zufriedenheit, einem »Glück für alle Wesen« in Verbindung gebracht worden wären. Wir finden Meditation und Achtsamkeit so heute beim Militär, in der Polizei, in vielen Kampfsportarten. Hier sollte jedoch nicht unerwähnt bleiben, dass es bestimmte asiatische Praktiken der Mentalschulung gibt, die seit jeher das Ziel hatten, den Geist zu schärfen und ihn von ablenkender Emotionalität zu befreien. Die chinesischen Shaolin-Kämpfer oder japanische Krieger haben Meditationstechniken als durchaus geeignet angesehen, um das, »was getan werden muss«, auch das vermeintlich Unangenehme, mit besonderer Präzision – und vor allem ohne Leidenschaft, im wahrsten Wortsinn – auszuführen.[22]

Festzuhalten ist: Der Siegeszug der Meditation, ob gewollt oder nicht, hängt mit ihrer nachweislichen Wirksamkeit zusammen. Erfahrene Meditierende haben ihre Gefühle besser »im Griff«, sind im Alltag fokussierter und mutmaßlich »gleichmütiger« als Unerfahrene. Hinzu kommt die medizinische Relevanz der Meditation. Ihre bloße Anwendung ist jedoch noch nicht Hinweis genug für ein besseres Verständnis ihrer Bedeutung, ihres Platzes in unserer Biologie, ihre Einbettung in ein größeres Bild. Man kann die Meditation tatsächlich begrenzen auf eine eher körperliche oder stark konzentrative mentale Technik, zur Verbesserung eigener Effizienz. Unnötiger Ballast aus Geist, Seele und Körper, auch aus dem Bewusstsein, wird so entfernt. Dadurch wird letztlich Energie gespart. Die erzielten Ergebnisse sind sichtbar besser.

Die festgestellte Wirksamkeit von Meditation ist allerdings nur ein Symptom, ein Teil ihrer Bedeutung. Der Zusammenhang zwischen persönlichem Wachstum und Transzendenz sowie ihrer ethischen Dimension kann schnell übersehen werden. In einigen »Blasen« wird zwar aktiv nachgesteuert, wird die ethische Dimension »nachgeschult« oder sichtbar eingefordert, aber der besondere Zuwachs des Interesses an Meditation hat vor allem mit den leicht zu konsumierenden und schnell wirksamen Anteilen zu tun. So wird Meditation heute mehr und mehr wie eine Pille verstanden, zunehmend wie eine solche angewandt. Aber genau das war sie im ursprünglichen Sinne nie.[23]

Mit der Welt im Einklang?

Die Menschen sind auf der Suche. Getrieben von dem Wunsch, ihre Performance zu steigern und dem Stress des täglichen Lebens etwas entgegensetzen zu können, wünschen sie, über sich hinauszuwachsen, sich in die Welt besser einzufinden, mit ihr im Einklang zu sein. Die Meditation ist dafür zum Werkzeug, das eigene Bewusstsein zum Objekt des Eifers geworden. Wie bei einem Acker wird gerodet, umgepflügt und gepflanzt. Manch ein Neugärtner weiß noch nicht genau, welche Samen er in den Boden setzt. Ob er die Früchte, die hoffentlich wachsen werden, überhaupt mag. Ob sie sich mit den anderen Pflanzen vertragen. Ob das Biotop, das entstehen soll, sich in die Kulturlandschaft einpasst. Geht alles gut, entsteht vielleicht etwas Neues. Etwas Fruchtbares. Das jedoch passiert meist nicht über Nacht, nicht durch Zufall oder eine plötzliche Eingebung. In der Regel sind harte Arbeit und Kontinuität Voraussetzungen dafür. Sich immer wieder aufmachen, dranbleiben. Gelingt das, ist der Preis ein Beipackzettel: Meditation hat Nebenwirkungen!

Wie jedes wirksame Medikament greift auch die Meditation in physiologische, körpereigene Prozesse ein. Wir kennen nicht nur Veränderungen der »Hardware« im Gehirn, die wir etwa mithilfe der apparativen Bildgebung, beispielsweise mittels funktioneller Kernspintomografie (fMRI), nachweisen können. Genauso beobachten wir Veränderungen der »Software«, der »Betriebsprogramme«, also der Vernetzungen im Nervensystem, der Zuordnungen und Organisation von Speicherplätzen und Prozessen. Und wir kennen heute ein ganzes Orchester von Neurotransmittern, von Botenstoffen, die die verschiedenen Prozesse begleiten: Die Botenstoffe und ihre Beeinflussung durch eine Meditationspraxis entsprechen dem Wirkstoff eines Medikaments. Damit muss nicht gesagt sein, dass sie die primäre Ursache sind (ich erinnere an die Henne-Ei-Diskussion bei der Frage, was Bewusstsein ist und wo es herkommt), aber sie *vermitteln* die Wirkung, sie sind Signal- und Überträgerstoffe – »Transmitter« eben. Wenn wir von Veränderungen der Signalübertragung im Gehirn sprechen, was nun einmal die Aufgabe von Neurotransmittern ist, befinden wir uns mitten im Maschinenraum unseres individuellen Daseins. Dazu gehört auch all das, was von mir persönlich zu »hören« ist, was ich ausdrücke und vermittle, was durch mich »erklingt«: die *Person* oder *Persönlichkeit* (von lateinisch »sonare« = klingen, »per« = durch). Es ist lediglich eine Frage der Definition und Perspektive, ob nun ein beobachteter Effekt, etwa eine »Persönlichkeitsveränderung«, eine erwünschte oder unerwünschte Wirkung ist. Insofern sind Nebenwirkungen zugleich Ursache, Konsequenz, Ziel und Preis auch der Meditationspraxis.

Zu den wenigen, jedoch keinesfalls irrelevanten *medizinischen* Nebenwirkungen der Meditation gehört, dass sie sogenannte Plussymptome verstärken kann. Das ist zwar selten, aber doch von Bedeutung. Hier handelt es sich um eine zunehmende innere Gespanntheit, bis hin zu gesteigerten Affekten mit psychotischen Erlebnissen, Wahnideen und -wahrnehmungen, Halluzinationen und Gedankeneingebungen.[24] Bislang ist durchaus strittig, ob Meditation derartige Symptome auslösen kann oder nur bereits vorhandene potenziell verstärkt. Möglicherweise muss bereits eine psychotische beziehungsweise psychiatrische Erkrankung vorliegen, wie etwa eine Schizophrenie. Nichtsdestotrotz: In den Cocktail der Neurotransmitter, die durch eine ernsthafte Meditationspraxis in ihrer Konzentration verändert werden können, gehören auch Dopamin und körpereigene Opioide oder Opiate. Gerade Dopamin steht im Zusammenhang mit den Plussymptomen.[25] Wir reden bei diesen Cocktails von geringsten Konzentrationsunterschieden, die aber – theoretisch – Wirkungen erzeugen können. Ist die Forschung noch ziemlich am Anfang, so sollte dennoch festgehalten werden, dass Meditation durchaus in der Lage ist, in unsere innersten Regulations- und Maschinenraumprozesse substanziell einzugreifen. In der Regel werden wir die Wirkungen wollen und schätzen, wenn sie auftreten. Aber das muss nicht zwingend und immer der Fall sein. Und manche Wirkung, die wir selbst vielleicht schätzen, wird nicht allen anderen gefallen, wird nicht zwingend *an uns* geschätzt (und andersherum). Nicht jedem passt, wenn sich eine Persönlichkeit verändert. Vielleicht noch nicht einmal uns selbst.

Neben den »pharmakologischen« Nebenwirkungen der Meditation sind weitere von wesentlicher Bedeutung, zumal wenn es um Achtsamkeit, Meditation und Religiosität generell geht. Die Lehrer-Schüler-Beziehung etwa, die im Buddhismus eine zentrale Rolle spielt, ist analog zu anderen abhängigen Verhältnissen zu sehen, wie sie von weltlichen Meistern und ihren Lehrlingen bekannt sind, genauso in christlichen Kirchen (praktisch in allen Kirchen). Da muss man nur an Messdiener, Chorknaben und den Konfirmationsunterricht denken. Nicht nur ist Meditation wirksam (und in diesem Sinne ein »Produkt«), sie ist auch und ganz wesentlich *Beziehung* und *Prozess*. Ein solcher Prozess kann von einem selbst gestaltet werden, aber ebenso von einem Lehrer oder durch die Auseinandersetzung mit einer Schule, einer Lehre, einem Katechismus oder einem kulturellen Überbau dominiert werden. Und so finden sich plötzlich all die dunklen Schatten wieder, die mit derartigen Verzahnungen einhergehen können.

Gerade in den letzten Jahren kamen viele Missbrauchsfälle nicht nur in den christlichen Kirchen endlich ans Tageslicht. Leider hat auch der Buddhismus hier von sich reden gemacht: Immer häufiger und in immer größerer Breite werden sexuelle und andere Übergriffe und Abhängigkeitsverhältnisse im Namen des Glaubens berichtet, insbesondere in eher traditionellen Lehrer-Schüler-Beziehungen verschiedener buddhistischer Einrichtungen.[26] Manch ein Schüler ist wohl zu sehr bereit, unter dem Gewand des ehrwürdigen buddhistischen Lehrers, verpackt in alte Traditionen und Rituale, Dinge verschwinden zu lassen, die nach modernen, weltlichen oder »westlichen« Maßstäben inakzeptabel erscheinen. Dazu gehört ebenso die Schuldfrage. Häufig ist zu vernehmen, dass in missbräuchlichen Beziehungen es der *Schüler* sei, der noch nicht die Reife erlangt habe, um das Heilsame an dieser Art Beziehung zu erkennen.[27] Auch ist zu hören, ein übergriffiger buddhistischer Meister agiere aus einer Situation der spirituellen Superiorität heraus, vielleicht gar als »Erleuchteter«, in dem Wissen, was für den Schüler gut sei.

Spiritualität kann zudem dafür genutzt werden, um von Problemen und Dingen, die dringend geändert werden müssten, abzulenken. Nicht nur politische und gesellschaftliche Veränderungen werden so möglicherweise auf dem Meditationskissen »weggeatmet« – zumindest kann die Notwendigkeit, selbst aktiv zu werden und sich zu beteiligen, in den Hintergrund des Tuns geraten –, auch Dinge im unmittelbaren persönlichen Umfeld, in einem selbst, werden mit der Aufforderung, nicht zu bewerten, stattdessen zu akzeptieren, möglicherweise übersehen oder gar verdrängt.

In der Medizin kennt man dieses Phänomen als »positive Illusion« oder »Selbsttäuschung«. Wichtige medizinische Behandlungen erfolgen dadurch nicht, bedrohliche Diagnosen werden verdrängt oder negiert. Ebenso wird eine vermeintliche Schuld für unhaltbare, prinzipiell aber veränderbare Zustände ausschließlich im Inneren gesucht – und eventuell notwendige Schritte »im Außen« unterbleiben. Sie werden ersetzt durch eine Haltung der Akzeptanz und des Nicht-Handelns. Das Problematische und seine Lösung werden nach innen projiziert. Das ist sicher eine individuelle Gratwanderung, zweifellos. Denn der Reaktionsmodus, in dem wir uns sonst allzu oft befinden, hat in Bezug auf stressassoziierte Erkrankungen und eine ständige Alarmbereitschaft einen mutmaßlich deutlich schwerwiegenderen (zumindest unerfreulichen) Effekt. Aber nicht alles, was uns stresst, was uns bedroht, ist rein subjektiv oder existiert lediglich in unseren Gedanken. Manche reale Bedrohung ist eben genau das: *real* – und muss dringend und *tatsächlich* angegangen werden.

Wir sollten uns davor hüten, die Meditation als Alternativmedizin zu bezeichnen, auch nicht als alternative Heilmethode oder Ähnliches. Damit würde man sie nur separieren, aus dem Licht einer allgemeinen und transparenten Öffentlichkeit entfernen, zur reinen Privatsache machen. Aus meiner Sicht gibt es eine solche Alternativmedizin ohnehin nicht, sollte es sie nicht geben. Die hier behauptete Polarität führt einzig zu Ablehnungen und Schuldzuweisungen, zu Verwirrung, ohne wirklich heilsam oder hilfreich zu sein. Was für eine Alternative sollte das sein? Alternativ zu was? Wollen wir am Ende nicht alle irgendeine Form von inklusiver, ressourcenorientierter, ganzheitlicher, wirksamer, »guter« oder *integrativer Medizin*? Schwingt da beim Alternativbegriff nicht häufig auch eine gewisse Arroganz mit, ein Sich-Überheben über das andere (was immer das dann ist)? Genau das sollten Meditation und Achtsamkeit aber nicht sein: Weder sollten sie zu Passivität erziehen noch prinzipiell apolitisch sein, vor allem aber sollten sie nicht exklusiv sein – ausgrenzend und in sich polar wirkend. Es geht stets um den *mittleren Weg*, wie es im Buddhismus heißt. Um einen Prozess, der idealerweise persönliches Wachstum und Reifung beinhaltet; einen Weg, der praktisch nie fertig ist, bei dem aber das Ziel nicht die Maximierung von Besitzständen oder Rechten sein sollte, eine Bestätigung der eigenen Meinungen und Ansichten, sondern eine Öffnung und Offenheit, ein unvoreingenommenes Hinterfragen und Neugierig-Sein, ein Sich-Einstellen auf das, was nun einmal ist. Meditation bedeutet: Statt permanent recht haben zu *müssen*, lieber auch einmal glücklich oder zufrieden sein zu *wollen*. Dies aber nicht passiv oder dumpf, sondern klar und selbstbewusst. Dann kann ein Klang entstehen, der in Zusammenschau mit einem »Weltklang« die Vielstimmigkeit der Welt abbildet und doch harmonisch ist – und immer einzigartig bleibt.[28] Aus diesem Klang heraus kann Handlung und Gestaltung der äußeren Welt entstehen. *Unbedingt!*

Religion (und Achtsamkeit) als Ware

Es ist unübersehbar, dass Meditation und Achtsamkeit heute einen Markt haben. Dabei ist die Achtsamkeit derzeit auf dem besten Weg, sich – vergleichbar dem Wellness-Begriff und seiner zunehmenden Abnutzung – in einer Vieldeutigkeit mehr oder minder unkenntlich zu machen. Wellness ist heute fast nur noch ein Begriff der Werbung, ein Wort mit wenig Konturen und kaum mehr klarem Inhalt. Das könnte der Achtsamkeit eines Tages ebenso blühen.

Jedoch bleibt ihr noch eine exotische Note – was nicht nur an den Buddha-Figuren und anderen Emblemen liegt: Achtsamkeit erinnert uns an eine andere, eine fernere Welt. Sie ist zum Zufluchtsort für Weltreisende, Entwurzelte, Ausgestoßene oder Verunsicherte geworden. Am Ende steht sie für eine Sehnsucht – für die Suche auch nach etwas Größerem, das über uns hinausragt, das von uns bleibt, wenn wir nicht mehr sind. So verbindet sich mit ihr ein Urbedürfnis nach etwas Universalem, Mystischem und Geheimnisvollem, nach einer Art Göttlichkeit und Ur-Verbundenheit. In der säkularen Welt wird von Spiritualität oder Transzendenz gesprochen, wobei aber das Bedürfnis der Menschen nach Sinnhaftigkeit, Kohärenz, innerem Wachstum und bedingungslosem Eingebundensein gemeint ist. Nach einer »inneren Heimat«, vielleicht einer unkonditionierten und unveräußerlichen Liebe im Kern unseres Seins. Solche Begriffe waren ursprünglich mit den Religionen assoziiert – geradezu synonym mit einem Glauben: *Gott ist die Liebe!*

Das ist die eine Seite. Religionen waren seit jeher auch kommerziell. Genauso der mit ihnen verbundene Glaube. Religiöse Institutionen und Einrichtungen mussten unterhalten werden. Beispiele sind hier der Ablasshandel der katholischen Kirche oder das Aufstellen von Opferlichtern gegen Gebühr – noch heute gängige Praxis in den Gotteshäusern und Tempeln dieser Welt. Der religiöse Kommerz treibt dabei hin und wieder äußerst eigentümliche Stilblüten: Die US-amerikanische Firma Mattel, die die Barbie-Puppen verantwortet, setzt seit 2020 auf den Spiritualitätstrend bei Kindern: Sie hat eine Meditations-Barbie herausgebracht. Die Puppe mit dem Namen »Breathe with Me« soll zu »Meditation, körperlichem Wohlbefinden und Sorgfalt« inspirieren. Das emotionale Wohlbefinden der Jugend, insbesondere der Mädchen, möchte der Konzern durch achtsame Alltagsroutinen fördern. Dafür lehrt die Barbie Achtsamkeit über verschiedene geführte Meditationsübungen, wobei sie »kuschelige Lounge-Kleidung« trägt und über taktile und haptische Reize das »aktive Spiel« mit der Spiritualität ebnet. Bei ihrem Kauf ist ein Welpe dabei, weiterhin vier Wolkenemojis, die ebenfalls Visualisierungen und Meditationen anleiten können. So ist gleich eine »Sangha«, eine spirituelle Gemeinde, zur Unterstützung der eigenen Praxis vorhanden.[29]

Meditation und Achtsamkeit sind fraglos mega-in, gepusht auch durch YouTube, Fernseh- und Social-Media-Stars. Sie alle machen heute Yoga oder meditieren, gehen den Jakobsweg oder planen eine Pilgerreise, zumindest einen »krassen« Selbsterfahrungstrip. Es werden Touren zum »Kern der Erkenntnis« und sonstige inspirierte Ziele angeboten.[30] Und während die einen pilgern, wandern die anderen zum Coaching. Oder beides. Sie leisten sich einen Personal Trainer, einen alltagsbegleitenden Therapeuten zur Selbstfürsorge, inklusive persönlicher Seelsorge.

Aus diesen Bereichen haben sich die Religionen und Kirchen mittlerweile verabschiedet. In die Lücke ist auch das Gesundheitswesen verstärkt eingestiegen: Im ersten Markt, wenn eine Erkrankung vorliegt oder attestiert ist, gelten Meditations- und Achtsamkeitstechniken heute als »dritte Welle« der Psychotherapie.[31] Noch mehr sind sie im zweiten Gesundheitsmarkt zu Hause, wo sich inzwischen eine Coaching-Industrie gebildet hat: Einzelpersonen, Institutionen, Konzerne und weltumspannende Netzwerke werden ganzheitlich beraten, gecoacht und als »spirituelle Organismen« auf ein höheres Niveau der Interaktion und Reife gebracht.[32] Die Tech-Giganten im US-amerikanischen Silicon Valley haben »Chief Evangelists«, »Chief Mindfulness Coaches« und »Jolly Good Fellows« in Führungspositionen installiert, um Weisheit und Achtsamkeit zum Markenkern des eigenen Unternehmens zu machen sowie die Belegschaft achtsam und spirituell einzustimmen. Die Innensuche, *Search Inside Yourself,* ist der neue Exportschlager aus dem Valley geworden – und die neue Bibel der künftigen Führungskräfte, weltweit.[33] Achtsamkeit, Mitgefühl und eine »emotionale Führungskultur« machen den Kern aus. Dabei ist der erhoffte (und oftmals eingeforderte) Reinigungsprozess, die Katharsis, womöglich nur ein Nebenprodukt.

Aus ehemaligen Staatsreligionen haben sich nach und nach pseudoreligiöse Individualstrukturen gebildet. Sie sind vorgedrungen in die Privatsphäre der Menschen, so sehr, dass ihre freien Räume, die letztlich erst auf der Suche nach Freiheit (auch von Religion) entstanden waren, heute de facto wieder verschwunden sind. Wir Menschen gehen nicht mehr *in* die Kirche, sondern hoffen auf den *inneren* Tempel, die spirituelle Erfahrung und Erleuchtung *in uns*. Wir schauen auf unseren Nabel – das Heben und Senken des Bauches im Rhythmus unserer Atmung – und warten auf das große »Aha«. Genau das haben einige Konzerne erkannt, aktiv gefördert und nachhaltig für sich genutzt. Die neue Weltreligion kommt nun aus Kalifornien. In unseren Westentaschen haben wir Smartphones mit Achtsamkeits-Apps, auf dem Nachttisch steht eine virtuelle Assistentin, die uns entspannt oder achtsam in den Schlaf führt, und im Kinderzimmer meditiert »Breathe with Me« mit unserem Nachwuchs.

Macht das alles *Sinn*? Viele Menschen sind auf der Sinnsuche. Sie suchen den Sinn für ihre eigene Existenz und für das Leben an sich.[34] Sie suchen ihn außen, sie suchen ihn innen. Kann man aber Sinn überhaupt finden, ihn *haben* und besitzen? Kann eine »Maschine«, wie einige Transhumanisten aus dem Silicon Valley den Menschen sehen, ihren *eigenen* Sinn prinzipiell finden? Kann der Mensch so weit »out of the box« agieren und denken?

Und führt denn eine Suche automatisch auch zu einem Fund? Interessanterweise gibt es Studien, die zeigen, dass Menschen, die auf einer Suche nach dem Sinn sind, keinesfalls glücklicher, erfüllter oder gesünder sein müssen.[35] Dabei ist unbestritten, dass Optimismus und ein Gefühl der Sinnhaftigkeit, der Kohärenz, grundsätzlich gesundheitsförderlich sind. Aber die Suche danach, das ständige Projizieren auf einen Mangel, auf etwas, das im Moment *nicht* ist, was uns aber zu fehlen scheint, dieser Zustand scheint reale Probleme mit sich zu bringen, sei es durch einen ausgeprägten Ich-Bezug oder das andauernde Nicht-Zufriedensein mit dem, was gerade ist. Durch die ständige Selbstbeschäftigung bildet sich eine »Ego-Blase«.[36] Denn: Wer rettet die Welt, während ich mich mit mir selbst beschäftige und auf dem Kissen sitze und meditiere?

McMindfulness

Seit über zehn Jahren diskutieren wir im Kollegenkreis intensiv einen Begriff, der 2019 durch das gleichnamige Buch des kalifornischen Management-Professors Ronald Purser einen prominenten Platz in der Öffentlichkeit erhielt: »McMindfulness«.[37] Mittlerweile ist er zu einer Generalkritik an der gesellschaftlichen Bewegung hin zu mehr Achtsamkeit und Spiritualität geworden. Mehr noch, er ist in das Zentrum einer allgemeinen Kapitalismuskritik gerückt.

2010 war es der US-amerikanische Psychotherapeut und tibetisch-buddhistische Gelehrte Miles Neale, der McMindfulness erstmals ausführlich beschrieb. Neale verstand darunter »eine Art unterteilte, säkularisierte, verwässerte Version von Achtsamkeit ... Meditation für die Massen, im ›Drive-Through‹-Stil, befreit von ihrer Essenz, vorverpackt und säuberlich gestapelt in den Regalen der kommerziellen Selbsthilfe-Supermärkte«. Aus seiner Sicht fehlte McMindfulness die Integrität der Tradition und Abstammungslinie, von der sie ursprünglich herrührte: »Meine Angst ist, dass wir, wenn wir Meditation vom Buddhismus entkoppeln ... das Kind mit dem Bade ausschütten.«[38] Aus Achtsamkeit, ursprünglich als Prozess einer intensiven und anstrengenden Reflexionspraxis verstanden, wird heute eine »Mitnahme-Achtsamkeit«. An die Stelle des aufwendigen Bearbeitens von inneren Hindernissen – und dann: *Let go! Lass Los!* – rückt zusehends eine *Mindfulness-to-go*.

Ein Hauptvorwurf an die Achtsamkeitsbewegung, ausgehend von der McMindfulness, ist, dass man hier ein einzelnes Element einer gesamten Kultur (Religion) entnommen hat. Dabei wurde die eigentliche Kultur, das ursprünglich Spezifische und Eigenartige an ihr, bewusst minimiert, wie eine Hülle entfernt, um an ihrer statt das vermeintlich Allgemeingültige und Universelle zu betonen – das Ubiquitäre, was theoretisch überall funktioniert, funktionieren sollte. So wurde aus einem reichen Panorama ein Ausschnitt herausgestanzt. Den traditionellen Kontext, den ethischen oder religiösen, den regionalen und urtümlichen, hat man bei der Achtsamkeit weitgehend verworfen. Spiritualität wurde so zu einem modernen und menschlichen, weniger göttlichen, das heißt zu einem irdischen Prinzip erklärt.

Folgt man dieser Argumentation, versteht man auch die weitere, recht harsche Anklage: So wirft man der modernen Spiritualität eine umfassende Kolonialisierung vor. Gemeint ist eine geistige (geistliche) Ausbeutung ganzer Länder und Kulturen. Es wird auch von »kultureller Aneignung« gesprochen. Die britischen Religionswissenschaftler Jeremy Carrette und Richard King haben dies auf den Punkt gebracht: eine schleichende und stille Übernahme von asiatischen Weisheitstraditionen und östlichen spirituellen Elementen durch koloniale Bestrebungen seit dem 18. Jahrhundert – und ihre zunehmende Vermarktung im Westen. Mit der Begleiterscheinung einer neuen, äußerst individuellen Spiritualität, ideal eingepasst in die dominanten Werte der westlichen Welt und ohne eine Notwendigkeit, substanzielle Veränderungen in den hier vorherrschenden Lebensweisen vorzunehmen.[39]

Das war kein Zufall, sondern hatte System, so der Vorwurf der beiden Engländer. Mehr noch, die geschilderte Entwicklung stand aus ihrer Sicht in direkter Beziehung zum aufkommenden Neoliberalismus und seiner Agenda der bedingungslosen Privatisierung von Produktionsmitteln und Gütern, inklusive der geistigen Werte. Demnach wurde im Osten zielgerichtet entnommen, was sich gut extrahieren, transportieren und im Westen gewinnbringend verwerten ließ. Im Gegenzug wurden Teile der westlichen Lebensweise im Osten deponiert: Der eigene Ansatz wurde gleich Brückenköpfen implementiert, auch kulturell – zu denken ist da an christliche Missionen, elitäre Klubs und Bildungseinrichtungen –, damit ein Abtransport der Kulturgüter vor Ort reibungsloser organisiert werden konnte. Die gut verdaulichen und mobilisierbaren Bausteine »exotischer« Welten wurden so überführt und einverleibt, zum Teil mit eher folkloristischem, zum Teil aber mit sehr substanziellem Inhalt. Das hatte weitreichende Folgen.

Kolonialisierung und Ausbeutung führten zu nachhaltigen Veränderungen, auch im Westen. Auch hier kam es zu neuartigen Synthesen, kulturellen und wirtschaftlichen Zusammenschlüssen unterschiedlicher Art, die allmählich ebenso eine Ausbeutung in den aufnehmenden Ländern vorantrieben – systemisch und kollektiv, aber genauso individuell, auf der Ebene des Einzelnen. Und so lautet ein weiterer Vorwurf an die zeitgenössische Spiritualität, dass sich die Praktizierenden ursprünglich meist asiatischer Achtsamkeits- und Weisheitstechniken heute *selbst* ausbeuten – indem sie sich mithilfe der Achtsamkeit zunehmend einem Diktat der Funktionalisierung unterwerfen.

Das sind schwere Geschütze, zugegeben. Es ist jedoch kaum von der Hand zu weisen, dass sich moderne Global Player einer weltumspannenden Achtsamkeitsbewegung zu spirituellen Weltstars aufgeschwungen haben, die heute große Hallen füllen, deren Online-Konferenzen riesige Gemeinden vor den Bildschirmen versammeln, deren Bücher Bestseller geworden sind und ein begeistertes Publikum zu willfährigen Konsumenten gemacht haben. Ob das beabsichtigt war oder nicht, ist dabei nicht unbedingt entscheidend, viel wichtiger ist die Tatsache, dass die modernen Wanderprediger ideal dem Zeitgeist eines To-go-Konsums von Kultur und Spiritualität entsprechen: Als Konsument kann ich mir am häuslichen Computer oder über das Smartphone genau die Dosis positiver »Schwingungen« einverleiben, die mir im Moment angenehm und leicht verdaulich erscheint und zugleich einen unmittelbaren Mehrwert verspricht. Schließlich müssen die *good vibes* in meinem Alltag Platz finden, zwischen all den anderen Dingen auf den persönlichen To-do-Listen. Und sie müssen sich möglichst nahtlos einfügen, dürfen dabei nicht allzu viel durcheinanderbringen.

Manche Kritiker nennen die moderne Achtsamkeit neoliberal. Immerhin geht es um eine möglichst punktgenaue, individualisierte Steuerung von Produktivität, Effizienz und Funktionalität. Der französische Soziologe Pierre Bourdieu definierte Neoliberalismus als ein Programm zur Zerstörung solcher kollektiver Strukturen, die die Logik des Marktes behindern könnten.[40] Der slowenische Philosoph Slavoj Žižek ergänzte passend dazu, dass Achtsamkeit gerade dabei sei, sich als die hegemoniale Ideologie eines globalen Kapitalismus zu etablieren, indem sie den Anschein individueller geistiger Gesundheit und Leistungsfähigkeit stärke, um so die Menschen zu befähigen, voll in die Dynamik eines neoliberalen Marktes einzusteigen.[41] Also: Prosperität statt Spiritualität? Der US-amerikanische Erziehungswissenschaftler David Forbes stellte dazu fest, dass der Kapitalismus sich bereits erfolgreich der Achtsamkeitsindustrie bemächtigt habe.[42] Manch einer seiner Kollegen mag denken, dass es genau andersherum gewesen sein könnte. Ronald Purser erkannte sogar eine »Achtsamkeitsverschwörung«.[43] Wie auch immer: Prominente Vertreter der Achtsamkeitsbewegung wie der angeschlossenen Forschung sind heute regelmäßige Gäste in den Zentralen der Weltkonzerne; selbst beim Weltwirtschaftsforum in Davos gehen sie mittlerweile ein und aus. Die Logik des kapitalistischen Markts und ein Beitrag der Achtsamkeit in diesem Zusammenhang werden nicht mehr grundsätzlich infrage gestellt.[44] Der Vergleich von McMindfulness mit McDonald's scheint gut begründet: So wie Fast-Food-Ketten ihr Essen auf stets gleiche Zutaten reduzieren und im Franchise-System verbreiten, reduzieren moderne »Achtsamkeitsprediger« buddhistische Meditation mitunter auf schnell zu erlernende und leicht verdauliche Bausteine.[45] Das muss nicht grundsätzlich verwerflich sein oder ein größeres Problem darstellen, macht aber aus den ursprünglichen Rohbestandteilen von Meditation und Achtsamkeit etwas Neues und Andersartiges. Man sollte es zumindest bedenken.

Achtsamkeit und Spiritualität sind klar im Trend. Das Gleiche gilt für das Glück. War Glück früher vielleicht etwas Romantisches oder Unerreichbares, ja etwas Göttliches, das einem möglicherweise infolge von Frömmigkeit »glücklicherweise« in den Schoß fiel (im Ausdruck »Glück« steckt das englische Wort »luck«, im Sinne eines Zufallsglücks oder »Glück gehabt«[46]), so haben Positive Psychologie und Glücksforschung doch deutlich zeigen können, dass Glück etwas mit persönlichen Verhaltensweisen, Lernprozessen und vor allem Einstellungen und Entscheidungen zu tun hat. »Glück ist innere Arbeit«, so Jon Kabat-Zinn.[47] Und folglich ist auch an dieser Stelle eine zunehmende Individualisierung und Entpolitisierung von früher kollektiven Sollbruchstellen zu sehen.

Wie bei der Achtsamkeit lässt sich ebenso beim Streben nach Glück eine Fokussierung auf den Einzelnen und die persönliche Verantwortung ausfindig machen. Und so wird aus dem Widerstand gegen Stress, gegen Unausgeglichenheit und Unglück eine individuelle Angelegenheit, ein Widerstand nach innen: ein Arbeiten an den innerlichen Hemmnissen für das Glück. Diesen Job nehmen die Menschen gegenwärtig scheinbar klaglos an. Von außen betrachtet könnte man meinen, dass auf diese Weise eine kritiklose und stromlinienförmige Masse entstanden sei, die systemische und strukturelle Ungleichheiten, auch in den Lebensverhältnissen, durch selbstbezogene Praxis und innerliche Reduktion von Stress und »Unachtsamkeit« auszugleichen versuche. Zugleich wird an einer Erhöhung der gesundheitlichen Resistenz und Resilienz gearbeitet – zur getreuen Erfüllung der erforderlichen Aufgaben im Kollektiv.[48]

Achtsamkeit hilft dabei, die Welt, so wie sie ist, besser zu ertragen. Einschließlich der Ungerechtigkeiten in ihr. Aber müssen Meditation und Achtsamkeit deshalb »schlecht« sein? Wo sie doch nachweislich wirksam sind? Muss man die geschilderten Umstände verurteilen, oder kann man sie differenzierter sehen? Selbstverantwortung, wörtlich genommen, beinhaltet Verantwortung, ein Kümmern und der prinzipielle Glaube an die Möglichkeit einer Veränderung, an eigene Ressourcen und Potenziale für einen Wechsel und die Beeinflussung des Gewohnten. An das Aktiv-Werden, im Gegensatz zum passiven Ertragen und resignierten »Kopf-in-den-Sand-Stecken«. Es beginnt immer mit einem selbst.

Der Aspekt der Akzeptanz, als weiterer Kernbestandteil von Achtsamkeit & Co., darin auch der Teil des Nicht-Bewertens, beinhaltet zusätzlich die Idee, dass Energie und Ressourcen gespart werden können, um nicht an einer vermeintlich unnützen, wenig wirksamen Stelle vergeudet zu werden. Fokussierung statt Reaktivität, ein Konzentrieren statt Agieren. Es geht darum, dass man nicht permanent blind gegen Windmühlen ankämpft, sondern dass man das, was nicht verändert gehört – oder schlicht nicht verändert werden kann –, gehen lässt. Dass man sich nicht ständig unnütz aufreibt. Eine Frage dabei ist, ob an anderer, vermeintlich sinnvollerer Stelle, dann aber mit einem klaren Blick, effektiv eingeschritten wird. Ob man das, was man ändern kann, wo man wirklich gefragt ist, auch ändert und tatsächlich eingreift. Oder ob stattdessen auch dieser »richtige« Moment auf dem Kissen weggeatmet wird und durch Akzeptanz und Nicht-Bewertung unbeantwortet bleibt, man eine Gelegenheit zur Übernahme von Verantwortung verpasst.

Ohne Frage: Das ständige Beschäftigen mit sich selbst kann in eine Art »Religion des Selbst« gipfeln – und die Achtsamkeitspraxis wäre ihr ein wichtiger Diener.[49] Beide entziehen sich dabei weitgehend dem Blick und Zugriff von außen, da sie Privatsache und ein Fall für die Erste-Person-Perspektive sind. Hier wird das Ego aufgeladen, vielleicht sogar aufgeblasen.

Manch einer wird dabei betriebsblind, bekommt womöglich einen Tunnelblick, und sieht dann nicht, was getan werden muss, handelt nicht mehr verantwortungsvoll. Und doch: Die Beschäftigung mit den inneren Zuständen, mit den eigenen Widerständen und Schattenseiten kann eine ungemein sinnvolle Tätigkeit darstellen, für den Einzelnen *und* das Kollektiv. Es geht hier darum, die vielfältigen Herausforderungen und bestehenden Bedrohungen im täglichen Leben zu sehen, sie anzunehmen und im besten Fall aufzulösen: *Meet your challenges* – sichere das Überleben! Und wachse *über dich hinaus!*

Jedenfalls: Ein Schwarz-Weiß-Denken hilft hier nicht weiter. Alles hat mehrere Seiten. Die ständige Erwartung jedoch, auch an uns selbst, allzeit stressresistent zu sein, stets ausgeglichen und »aktiv entstresst«, kann für sich schon einen enormen Druck aufbauen. Das Motto »*Be tough*« (»Sei resilient und abgehärtet«) klingt bereits nach Überforderung: Wenn uns seine Erfüllung nicht gelingt, wir einmal nicht elastisch, widerstandsfähig und robust sind, sei es beruflich oder privat, sind wir eben *selbst schuld.* Jeder ist für sich zuständig, jeder ist seines Glückes Schmied, jeder muss die Dinge selbst in die Hand nehmen. Das eigene Verhalten, das Innenleben, ist der eigene Zuständigkeitsbereich.

Die Annahme einer ausschließlichen Selbstverantwortung im Rahmen von Glück und Stressresistenz kann also selbst großen Stress erzeugen. »Ich schaff's nicht!« kann in einer Sackgasse der Selbstabwertung und Selbstbezichtigung enden. Hat man etwa nicht genug an sich gearbeitet? Nicht genug geübt? So entsteht ein Teufelskreis: Man arbeitet immer mehr an sich, gibt mehr Gas, beschleunigt, um einen Mangel auszugleichen, ein angenommenes Defizit zu beheben – und übt schließlich neuen Stress aus, im Namen der Anti-Stress-Bewegung.[50] Darunter leidet man dann nicht nur allein. Und so berichtet mancher Achtsamkeitstrainer, mancher Coach für Lebenszufriedenheit und Glück hinter vorgehaltener Hand vom eigenen Stress und eigener Überforderung. Das Hamsterrad dreht sich auch für sie ständig schneller: *Achtsam ins Burn-out!*

Das Thema Stressreduktion – mit Achtsamkeit und Glück im Gepäck – wird mit einer Art »Wellness-Spiritualität« in einen Zusammenhang gebracht. Kein zusätzlicher Druck soll hier erzeugt werden, stattdessen Wohlbefinden und Wohlgefühl auf allen Ebenen. Die Gegensätze könnten kaum deutlicher sein: Während uns im Garten, in den Bau- und Möbelmärkten ein zufrieden lächelnder Buddha anblickt, suggerieren uns Wohlfühloasen und Wellness-Tempel die Achtsamkeit als einfache Lösung für all unsere Probleme, als schnell wirksame Pille zur Linderung und Kompensation unseres stressigen Alltags. Und unterstützen so zugleich unsere Angepasstheit und Kontrolliertheit – die Aufforderung, stets produktiv und wirksam zu sein, eine möglichst schnelle Regeneration und Erholung zu ermöglichen, damit wir am nächsten Tag wieder voll einsatzfähig sind und fit für den stressigen Job. Für die Erfüllung all unserer Aufgaben. Implizit enthalten ist dabei die Aufforderung, unliebsame Emotionen besser zu kontrollieren und einen inneren Ausgleich zu finden. Damit der Stress uns nicht unterkriegt.

Die Fokussierung der Aufmerksamkeit funktioniert. Als Praktizierende der Achtsamkeit merken wir den Unterschied sofort: Es tut uns gut! Die mehr beobachtende Haltung jedoch kann bedingen, dass wir paradoxerweise weniger steuerbar, weniger vorhersagbar sind, auch für uns selbst: Manch

achtsamer Mensch, der sich offen auf die Gegenwart einstellt –
wirklich offen, so wie sie ist –, wird dadurch nämlich kaum
schneller, effektiver und produktiver sein. Nicht selten wird
er eher besonnener, fragender, kritischer, vielleicht sogar zu
einem Fremdkörper im Mainstream – im ansonsten gleich-
strömenden Kollektiv. Achtsamkeit kann disruptiv wirken.

Gewissenlose Achtsamkeit?

Achtsamkeit ist vielschichtig. Das gilt für ihre Praxis, aber
auch für die Theorie. Und genauso für die wissenschaftlichen
Resultate. Ambivalenz und Komplexität schüren zunehmend
eine Kontroverse über die mögliche Funktionalisierung und
Vereinnahmung von Meditations- und Achtsamkeitstechniken: Die Intention, mit der Achtsamkeit jeweils angewandt
wird, spielt bei ihren Ergebnissen und Auswirkungen eine
große Rolle. Und Intentionen können sehr unterschiedlich
sein.

Besonders angefeuert wurde der Diskurs durch die Frage,
ob Achtsamkeit möglicherweise das moralische Empfinden
schwächt; einige sprechen gar von einer »moralischen Entleerung«.[51] So haben Kollegen aus Kassel und Aarhus (Däne-
mark) zeigen können, dass mithilfe der Achtsamkeit einerseits
der Durchsetzungswille gestärkt wird, andererseits moralische »Irritationen«, die mit durchgesetzten Handlungen einhergehen können, weniger wahrgenommen werden.[52] Durch
die Konzentration auf das Nicht-Urteilen, auf die nüchterne
Erfahrung des Augenblicks, kann es dazu kommen, dass wir
uns unserer Schuldgefühle leichter entledigen, also weniger
ein schlechtes Gewissen beklagen. Vielleicht, weil wir unsere

Emotionen, angenehme wie unangenehme, insgesamt besser im Griff haben. Die Gefühle kontrollieren uns weniger, wir lassen uns weniger überrumpeln oder von ihnen diktieren, was richtig oder falsch (und dementsprechend zu tun) sei.

Interessanterweise konnte dieselbe Forschergruppe auch zeigen, dass Achtsamkeit den Willen zu einer Wiedergutmachung oder Reue nach einem verschuldeten Schaden abschwächt. Wird man also durch Achtsamkeit generell emotionsloser, ja, kaltblütiger? Hat das »Böse« dadurch ein leichteres Spiel? Werden wir fähiger, durch das Herunterregulieren unangenehmer Impulse und Emotionen, auch innerer Abwehrmechanismen, moralisch ansonsten klar negativ bewertete Taten zu begehen oder sie zumindest besser zu ertragen, zu dulden?

Oder, aus einer anderen Perspektive betrachtet: Sind wir, in Achtsamkeit geschult, weniger ohnmächtig gegenüber divergierenden Meinungen oder einer Fremdbestimmung von außen? Gegenüber an uns gerichtete Erwartungen ganz generell? Können wir, sind wir achtsam, *klarer sehen?* Emanzipieren wir uns dann effektiver und sichtbarer gegen Vorgefasstes und Eingefordertes, auch gegenüber vermeintlich erwünschten Emotionen? Sind wir dadurch letztlich authentischer und selbstbestimmter, selbstbewusster, konsequenter?

In jedem Fall wurde gezeigt, dass es im Rahmen geübter Achtsamkeitspraxis keinesfalls automatisch zu mehr altruistischem und mitfühlendem Verhalten kommen muss, sondern dass das persönliche Wohlbefinden mitunter deutlich über ein gemeinsames Miteinander gestellt wird. Kommt es dann unter Achtsamkeit generell zu einer stärkeren Entsolidarisierung? Der Vorwurf steht im Raum, kann aber so einfach nicht gehalten werden. Es ist eine bekannte Polarität: Sind die Verhältnisse verantwortlich für das »Schlechte« in der Welt? Oder sind es die Verhaltensweisen eines Einzelnen, die individuellen Taten, die hier stärker zu bewerten sind? Ist es doch die Selbstverantwortung, die zählt?

Wenn man etwas sicher sagen kann, dann das: Weder existiert das eine noch das andere in Reinform. Die Dinge bedingen sich gegenseitig, sie sind verschränkt. Die Grundlagenforschung zu Motivation und hirneigenem Belohnungssystem hat nachgewiesen: Was uns Freude macht oder Angst, was uns dazu bringt, das eine zu tun und das andere zu lassen, was uns motiviert oder abschreckt, hat immer etwas mit unserer persönlichen »Werkseinstellung«, unserem Belohnungssystem und dem erzeugten (und belohnten) Verhalten zu tun.[53] Und mit den Verhältnissen, dem gesamten Umfeld, in dem wir leben. Es gibt objektive, subjektive, individuelle und kollektive Anteile *zugleich*.

Wird die Achtsamkeit als zu individualistisch und elitär kritisiert, als nicht einmischend und unpolitisch, so von dem Soziologen Hartmut Rosa, dann ist diese Interpretation nicht von der Hand zu weisen.[54] Dennoch betont diese Sichtweise wieder nur eine Facette des Ganzen. Die Achtsamkeit unterstützt das Funktionieren – und sichert die Funktionen – im Außen (den Verhältnissen) sowie im Innen, im individuellen Denken und Handeln (dem Verhalten). Und sie ist doch noch viel mehr.

Einige Opponenten der Achtsamkeit sehen in ihr auch eine »Krankheit« unserer Zeit, ein »neoliberales Geschwür«, das die Probleme der Welt sowie den persönlichen Stress letztlich in unserem Kopf verortet, in das Gehirn verlagert, damit sie genau dort – und *nur* dort – eine Behandlung und schließlich Erleichterung durch mentales Training erfahren. Dabei könnte man genauso die These aufstellen, dass Achtsamkeit zuvorderst den natürlichen Selbsterhaltungstrieb unterstützt: durch eine nachgewiesene Stärkung der Selbstreferenz, durch die Fähigkeit, besser bei sich selbst sein zu können, nicht für alles zuständig zu sein. Durch diese Fähigkeit wird auch ein *freier Wille* gestärkt. So ging der US-amerikanische Philosoph und Psychologe William James davon aus, dass sich der freie Wille des Menschen vor allem dann zeigt, wenn es ihm gelingt, die Aufmerksamkeit intentional – das heißt *gewollt* – auf eine Sache zu konzentrieren, auch wenn Ablenkungen uns von dieser Aufgabe abhalten wollen.[55] Einfach gesagt: Wir bleiben bei einer Sache. Schweifen nicht ab. Eine andere Definition von Achtsamkeit.

Selbst wenn Moral und Gewissen dabei keine zentrale Rolle spielen – ist diese Fähigkeit generell zu verurteilen?

Seelenstyling

Es geht um unser Leben. Das wir erhalten wollen. Der Theologe und Mystiker Meister Eckhart (um 1260–1328) befand schon vor langer Zeit, dass es der Wille zur Lebendigkeit sei, der allem Leben innewohne. Alles wolle lebendig sein, auch die Seele sehne sich danach, existent zu sein und sich »in Schönheit« zu entfalten: »Richte dein Augenmerk auf dich selbst, und wo du dich findest, da lass ab von dir; das ist das Allerbeste.«[56]

Der zweite Teil, der mit dem Ablassen, scheint dabei das größere Problem zu sein. Und auch das mit dem Augenmerk auf sich selbst kann man übertreiben. Heute wird alles detailliert gemessen und verfolgt, »getrackt«, protokolliert und verglichen. Es wird fortwährend kontrolliert und optimiert. Wir selbst sind dabei Täter und Opfer zugleich. Bei der Vermessung unseres Alltags, unseres Innersten und Intimsten, der »Seele« unseres täglichen Lebens, helfen uns unsere Smartphones und Smartwatches, Gadgets, Wearables, digitalen Assistenten, Apps und Tracker. Sogar unsere Autos, Fahrräder, Roller oder Laufschuhe. Wir sind nie allein.

Doch was kam zuerst? War es der Wunsch, die eigene Performance durch Selbstbeobachtung – Self-Tracking – zu verbessern und dafür die zur Verfügung stehende Technik zu nutzen? Oder war es doch die Notwendigkeit, sich dem Einsatz des Trackings zu beugen, weil die Daten ohnehin »im Hintergrund« erhoben wurden, sodass man mitmachen musste, um mit den anderen mithalten zu können? In jedem Fall: Es beginnt mit dem Trainieren und Messen, dann wird angepasst und geformt, schließlich optimiert. Ist man jetzt Auftraggeber – und die Technik ein persönlicher Assistent oder Trainer? Oder wird man, genau umgekehrt, von ihr funktionalisiert und entspricht so der allgemeinen Erwartung nach Effektivität und Effizienz – und ihrer permanenten Steigerung?

Ist man nun Mensch oder Maschine?

Zweifellos: Die heutige Technik ist ein Segen. So hat sie dazu geführt, dass es zu einer »Demokratisierung der Sorge um sich« kommen konnte, wie es der Sozialforscher Gerhard Schulze nennt.[57] Jeder kann sich heute wichtig nehmen! Die Sorge um sich selbst ist mittlerweile zu einer Selbstverständlichkeit geworden. Jeder kann und *muss* sich um sich selbst kümmern. Hauptsache: ich! Dabei kann die Digitalisierung einer Demokratisierung effektiv Vorschub leisten. Weltweit ist das zu beobachten. Zugleich aber können sich im Digitalen Minderheitsmeinungen leichter viral verbreiten oder eine organisierte und gelenkte Mobilisierung verursachen, die einem demokratischen Grundverständnis – im Sinne eines repräsentativen Abbilds des Meinungsspektrums – widersprechen kann. Auch eine soziale Kontrolle ganzer Bevölkerungen durch staatliche Organe lässt sich digital leichter ausüben. Mehrheiten und Minderheiten (beziehungsweise deren Meinungen) müssen nicht mehr adäquat und ausgewogen im digitalen Raum vertreten sein. So kann auch im Bereich des Glaubens und der Spiritualität statt einer inneren Einkehr oder »beseelten« Achtsamkeit plötzlich die Ideologie der Selbstoptimierung dominieren.[58]

Selbstoptimierung klingt nach einem gewaltigen Wort. Auch ein bisschen vorwurfsvoll. Dabei kann sie ganz banal daherkommen – keine große Sache. Mitunter geht es hier allein um ein normales Wachsen, Lernen, Sich-Anpassen, um ein besseres *Einpassen* in die eigene Welt und deren Umgebung. Das wäre fraglos hilfreich und ohnehin immer wieder notwendig – und könnte viel Stress vermeiden, am Ende sogar zu mehr Glück und Zufriedenheit führen.

In der Tat aber geht es viel häufiger um eine Art »Seelenstyling«.[59] Um ein Maximieren und Eskalieren. Um Expansion statt Inversion. Das mag beizeiten ebenfalls nötig sein, wird jedoch nicht ohne erheblichen Stress und ein merkliches »Anecken« vonstattengehen. Denn: Wir stoßen an Grenzen. Soll dabei tatsächlich unser innerer Arzt gestärkt werden? Im Sinne eines fürsorglichen inneren Begleiters oder Therapeuten, der das Selbst sorgsam trägt und nährt? Oder ist der innere Therapeut ein strenger Coach, ein autoritärer Trainer, der uns mit Nachdruck verbessern und durch wiederkehrende Grenzgänge gängeln beziehungsweise auf diese Art weiter optimieren will? Für welchen Zweck und mit welcher Absicht oder Motivation tut er das? Und für wen?

Der innere Therapeut kann heute über digitale Instrumente ersetzt werden. Er kann ein freundlicher Erziehungsgehilfe sein oder aber ein digitaler Einpeitscher, unser »Bewährungshelfer«: Unsere digitalen Tools kennen uns heute manchmal besser als wir uns selbst. Sie wissen von all unseren Verfehlungen, erlauben keine Geheimnisse, sie vergessen nicht. Sie übernehmen das Beichten oder eine moralische Entlastung, sofern gewünscht. Sie haben kein Gewissen. Wir müssen bei ihnen nicht um Verzeihung bitten (das wäre ihnen sowieso egal). Sie sind auch unsere Mülleimer – *für alles*. Nur dass die Welt dabei manchmal zuschaut.

Die Welt ist online. Alles wird geteilt. Als Anwender nutzen wir die verfügbaren digitalen »Wirkstoffe« wie virtuelle Medikamente, die für oder gegen alles wirken, ähnlich wie therapeutische »Blockbuster Drugs«. Für jedes Problem gibt es eine digitale Lösung, eine versprochene, möglichst einfache Abhilfe. Wir werfen die virtuellen Pillen ein wie digitale Mega-Placebos, aufgeladen durch enorme Erwartungen, basierend auf Unmengen von Vorerfahrungen (dokumentiert durch die Likes oder Sternchen anderer User). Das ist wie Doping: eine schnelle und wirksame Medizin, die uns genau das tun lässt, was andere vor uns schon getan und was sie als Erfolg versprechend gekennzeichnet haben. Alle machen das so. Warum erst mühsam suchen, ausprobieren und dabei eventuell Fehlinvestitionen riskieren – eigene Lebenszeit vergeuden –, wenn es doch bereits eine ausreichend getestete und vielversprechende Lösung gibt? Die Intelligenz der vielen, sie lügt nicht. Zum Glück sind wir nicht allein.

Wie aber passt da hinein, dass die Einsamkeit auch durch das Digitale bisher nicht beseitigt werden konnte? Im Gegenteil: Immer mehr Menschen beklagen heute, einsam zu sein, auch und gerade in der digitalen Welt.[60] Wir sind nie mehr wirklich für uns, ganz mit uns allein, ständig guckt uns jemand über die Schulter. Und doch sind wir einsam. Wir sind virtuell vernetzt, aber nicht real füreinander da. Wir fliehen in den digitalen Raum – in dem Wunsch, einer ständigen Beobachtung zu entkommen, genauso wie der Einsamkeit. Ist das nicht paradox? Wir gehen in die Anonymität des virtuellen Universums und verschwinden dort in der Masse der Datenpunkte – Subjekte und Objekte, kaum mehr voneinander zu unterscheiden. Wir fürchten eine Langeweile oder Leere in unserer profanen Alltagswelt – und verlagern große Teile unseres Lebens ins Virtuelle, gleich einer Flucht aus der Realität. Und finden doch wieder nur die Leere, eine schier unendliche Weite, zuweilen trostlos, in der wir *uns* dann verlieren. Stellen wir uns überhaupt noch der realen Probleme im Hier und Jetzt? Oder sind wir gerade dabei, diese Alltagskompetenz zu verlieren? Wo ist der analoge Mensch? Das authentische, haptische, nicht gestylte oder optimierte, das nicht »gephotoshopte« oder perfektionierte Gegenüber? Das wahre *Ich*, das wahre *Selbst*?

Wir haben viele Freunde. Sehr viele, online. In den sozialen Medien sind wir viele, und wir sind die Mehrheit. Gefühlt zumindest. Dort, im digitalen Raum, hören wir uns auch gerne die Geschichten anderer an: Die Märchenstunden von heute sind die Podcasts und Clips, die wir uns in unserer persönlichen Komfortzone – abgeschirmt über Kopfhörer – in Endlosschleifen einverleiben. Zwischen den Ohren oder in den Chats und Apps auf unseren Displays sind wir *einer* Meinung. Was nicht passt, wird aussortiert.

Der App-Markt ist in den letzten Jahren förmlich explodiert. Längst sind die verschiedenen digitalen Medien und Branchen eng miteinander verzahnt, selbst mit der analogen Welt sind sie in Form von Hybrid-Angeboten zunehmend verbunden. Es gibt im täglichen Leben fast keinen Bereich mehr, der nicht irgendeine virtuelle Seite hat. Selbst der Spaziergang wird aufgezeichnet (wenn wir unser Handy in der Tasche haben), und jede Wanderung braucht mittlerweile die Unterstützung einer App.

So ist der digitale Raum zu einem Fitnessstudio für die Seele geworden. Wir machen kurze – weil intensive – Online-Trainings für die Selbstliebe, zum Entspannen oder für unser Mitgefühl. Und zur Stressreduktion. In der Regel reichen uns dafür fünf bis zehn Minuten pro Kurseinheit völlig aus. Wir sind schließlich trainiert. Wir erledigen die Dinge gern schnell und effektiv. Auch das »Seele-baumeln-Lassen« können wir mittlerweile mit einem Klick starten, *Instant Wellness* beruhigt und schmeichelt dabei unserem Sein.[61] Und zwischendurch führen wir einen 365-Tage-Soulfood-Kalender – online natürlich.[62] Das eigene Ego wird aufpoliert, aufgepolstert und aufgeplustert mithilfe von Konsum. Früher hätten wir dafür vor allem unseren Körper und das Symbolische genutzt, so Gerhard Schulze.[63] Heute nutzen wir verstärkt das Immaterielle. Es stimmt schon: In Ermangelung objektiver körperlicher Bedrohungen und physischer »Wettkampfarenen« im Alltag siedeln wir zur Selbstbehauptung vermehrt ins Virtuelle über. Wir benutzen digitale Konsumgüter, die vor allem unser ideelles Image pflegen und aufbessern – unser digitales Spiegelbild, unseren Avatar. Gleiches gilt für den Gesundheitsbereich: Wir wandern von eHealth zu iHealth, schließlich zu *I-Health* (»Ich-Gesundheit«). Wir schreiten vom Objektiven und Situativen zum Subjektiven und Narrativen.

Zu unserer persönlichen Geschichte, mit uns selbst als Ich-Erzähler, Hauptfigur in der bunten Welt in und um uns: *The Story of My Life*.

Die eigene Geschichte ist oftmals großartig (wenn wir sie erzählen). Aber auch vollgepackt und intensiv. Ruhezeiten werden von uns geflissentlich ausgeklammert. Finden wir noch Zeit zum Durchatmen? Oder sind wir bereits atemlos? Wo ist die Pause, die oft beschworene Entschleunigung? Nach der wir uns doch so sehr sehnen ... Eine Welt voller Paradoxien: An der Zeit interessiert uns mittlerweile vor allem die Auszeit, am Leben die Pause.[64] Und zugleich wechseln wir auf die Überholspur. Wir gehen in den digitalen Raum, um eine virtuelle Entgiftung (»Digital Detox«) vorzunehmen. Und wir erlernen online das Abschalten.

Und immer sorgen wir uns. Die »Nicht-Sorge« erzeugt schließlich keinen Verkehr auf den digitalen Autobahnen, auf denen wir uns bewegen. Und bewegen wollen (und sollen) wir uns! Dabei hat das ständige Sorgen auch gute Seiten: Wir kümmern uns, wir trainieren die Aufmerksamkeit und die Innenschau. Die permanente Sorge, vor allem um uns selbst, schließt den anderen keinesfalls kategorisch aus. Es ist letztlich eine Fähigkeit, die da trainiert wird. Die Kompetenz etwa, auf eine Sache oder Person achtzugeben, sorgfältig zu sein, ein »Gegenüber« sorgsam anzunehmen, wie es ist, selbst wenn es sich dabei primär um uns selbst handelt. Wir lernen wieder, uns zu konzentrieren, bei der Sache zu sein. Diese Fähigkeit kann auch anderen zugutekommen, wie die Hirnforschung zeigt.[65] Sie hat ganz sicher einen Wert. Wir arbeiten fortwährend an uns, stimmen uns innerlich ein, sind vielleicht voller Mitgefühl – und beeinflussen so die anderen. Geht man ins digitale Seelen-Fitnessstudio, bevor man zum Beispiel nach einem stressigen Arbeitstag nach Hause kommt, ist man vielleicht auch ein besserer Mensch. So beschreibt es zumindest der Brite Andy Puddicombe, Gründer von Headspace, der umsatzstärksten Achtsamkeits-App weltweit: »Ich bin ein besserer Vater, wenn ich mir nach einem schwierigen Tag zehn Minuten Pause gebe, bevor ich zur Haustür hereinkomme.«[66]

Fake-Spiritualität

Die Predigten des 21. Jahrhunderts finden heute online statt. Nicht nur wegen Corona. Dabei sind die Protagonisten nicht mehr im Talar unterwegs, und gepredigt wird auch nicht von der Kanzel. Die moderne Gemeinde tritt im Netz zusammen und lauscht den TED-Talks, Instagram-Posts, Slams und Podcasts. Die digitalen Kirchen und Klöster unserer Zeit befinden sich in unserem Bewusstsein, in unserer Fantasie, wenn wir den virtuellen Messen lauschen. Dabei können wir unser persönliches Potpourri zusammenstellen, ganz nach unseren Vorlieben. Wir sind nicht mehr auf Konfessionen, Religionen, konkrete Orte, Formen und Konventionen beschränkt.

Wird dann die Messe im digitalen Raum gelesen, spielen Achtsamkeit und Meditation eine Hauptrolle. Der Umsatz mit Achtsamkeits-Apps und meditativen Online-Angeboten macht allein in den USA inzwischen über zwei Milliarden US-Dollar jährlich aus.[67] Angeheizt sicher auch durch manch eine Vorstellung, die aus der modernen Spiritualität eine neue Postmoderne ableitet: Dem urmenschlichen Wunsch nach Unsterblichkeit und einem Traum vom ewigen Leben, wie er traditionell von den Religionen und Weltkirchen aufgenommen, für sich genutzt und »vermarktet« wurde, entspricht heute eine ganze Palette von Angeboten, Heilsversprechen, Predigten und Segenswünschen. Dabei löst sich der Markt mehr und mehr vom rein Symbolischen (oder Materiellen) ab und öffnet sich vollends ins Immaterielle: Der moderne Transhumanismus will die Grenzen menschlicher Möglichkeiten erweitern, sei es intellektuell, physisch oder psychisch. Dafür propagiert er den massiven Einsatz digitaler, technologischer Verfahren und ist für viele »Techies« (oder »Tekkies« – die *Technikfreaks* unserer Zeit) als Ersatzreligion an die frei gewordene Stelle getreten.[68] Hier geht es um die Mensch-Maschine-Interaktion und das Aufweichen der ursprünglichen Begrenztheit des Menschen, seines Geistes, auch seiner Seele, im Hier und Jetzt – und in seinem Körper. Alles ist größer und weiter, schon aus sich heraus. Es braucht keinen Gott mehr oder etwas Überirdisches, stattdessen nur noch die moderne Technik, um den Menschen unsterblich zu machen. Geboren im Silicon Valley, führt uns der Transhumanismus als neue Heilslehre raus aus der piefigen Enge unseres alten und rückständigen Lebens. Und aus unserem Körper.[69]

Wohin geht die Reise? Nach Postmaterialismus und Transhumanismus droht bald vielleicht der Posthumanismus? Eine Welt, in der nur noch die Maschinen den Ton angeben, möglicherweise im Besitz eines ursprünglich »menschlichen« Geistes (der perfektioniert wurde, nun nahezu vollkommen, fast »gottgleich« ist)? Eine Welt, wo der Mensch sich seines Körpers entledigt hat und in der alles, was ihn einmal ausmachte, in den virtuellen Raum verlagert wurde, wo er nun digital oder als Cyborg, Avatar oder Roboter weiterexistiert?[70] Sofern man von einer Existenz (oder einem Leben) dann noch sprechen mag. Krankheiten gibt es keine mehr, auch keine Viren, allenfalls digitale. Der Tod ist Geschichte. Fällt einmal ein »Gerät«

aus, steht bereits ein Klon zum Ersatz bereit. Das Paradies auf Erden ist entstanden.

Ernsthaft?

Welches Menschenbild wird hier gezeichnet? Die sozialen Medien sind heute schon in der Lage, einen enormen sozialen Druck aufzubauen. Der Gruppenzwang würgt manch kontroverse Diskussion ab, manche Frage wird öffentlich nicht mehr gestellt, auch weil der ein oder andere Fragende – in der digitalen Arena entblößt und kaum geschützt – schon den »Tieren« zum Fraß vorgesetzt worden ist. Das individuell Menschliche wird an den Rand gedrängt (oder es gerät unter Druck), ebenso die erkennbare spirituelle Persönlichkeit. Alles wird abgewertet – oder aufgeladen. Am Ende gibt es nur noch Freund oder Feind, Schwarz oder Weiß, Angriff oder Flucht. Und es siegt immer die Mehrheit. Die Anteile und Bewertungen – auch die Shareholder-Values – sind hier klar verteilt. *Diese* Messe ist bereits gelesen.

Ist das Ergebnis eine »Ent-Menschlichung«? Dieser Ruf wird lauter. Er ist kaum zu entkräften. In der Regel warnend gemeint, mit dem erhobenen Zeigefinger, interpretiert aber nicht jeder, je nach Standpunkt, diesen Ruf automatisch negativ.[71] Das menschliche Treiben hat auch viel Unglück über die Erde und die Menschheit auf ihr gebracht. Corona und Klimawandel werden ebenfalls angeführt. Das System fährt absehbar irgendwann gegen die Wand. Braucht es dann vielleicht Transhumanismus & Co., damit überhaupt etwas (ursprünglich) Menschliches überdauern kann? Eine grundsätzliche Befreiung von menschlichem Leid könnte, so die Protagonisten und Befürworter, mit einem »Update« des Menschen einhergehen – das Ende seiner biologischen und medizinischen Begrenztheit. Immer wieder wird zudem behauptet, dass so der Mensch (insbesondere sein bewusster Geist als »höchstes Gut«), und *nur so*, unter Überwindung seiner natürlichen Grenzen, zu seiner wahren Bestimmung und Vollendung geführt werden könne. Durch Umgehung (oder Optimierung) der systemimmanenten Schwachpunkte. Doch was wäre diese »wahre Bestimmung« des Menschen? Und ist der Mensch dann »gut«? Die Welt auch? Was wäre das *Mensch-Sein* darin? Und wie würde sich das dann anfühlen?

Man könnte fragen: Wofür das Ganze? »Für dich!«, würde es uns als Antwort aus dem digitalen Raum entgegenschallen. Es beginnt immer mit dem Selbst – mit *mir* selbst – und mit meiner Weiterentwicklung. Auch mithilfe eines neuen Spiritualitätsverständnisses.

Untersucht man die beliebtesten YouTube-Meditationen auf die Wörter, die in ihnen am meisten verwendet werden, ist das Ergebnis ein »Lexikon des Narzissmus und der Egomanie«, wie es der Journalist Tin Fischer nennt.[72] Die häufigsten Wörter sind demnach »du«, »dich«, »dir«, »jetzt« und »deine«. Eigentlich meint Meditation, den Atem und die Gedanken zu beobachten, ein Mantra zu wiederholen, sich auf Objekte zu konzentrieren, Gefühle zu kontrollieren versuchen, die Liebe zu »Gott« zu pflegen, aufmerksam zu sein, sich zu öffnen. So beschreibt es der Psychologe Peter Sedlmeier von der Technischen Universität Chemnitz.[73] Im Netz entdeckt man aber auch eine andere Praxis: sich etwas »einreden lassen«.[74] Man findet hier ein materialistisches Wunschkonzert, weniger spirituelle Einkehr. Oft geht es darum, durch Suggestionen und Affirmationen Wünsche und Ziele leichter (und rascher) erreichen zu wollen. Und darum, das Gehirn für den eigenen Erfolg neu zu programmieren.

Da reiht sich problemlos ein, dass mehr und mehr Apparaturen und komplexe, vor allem neurowissenschaftliche Versuchsanordnungen entstehen, um mithilfe von Biofeedback und anderen Techniken das Gehirn auszutricksen, seine Performance dramatisch zu steigern: mentales Training in Reinform. Dabei wird nicht nur die Software, sondern ebenso die Hardware (die Struktur des Gehirns) nachweislich umgestaltet.[75] Das Beängstigende daran: Es funktioniert!

Mithilfe etwa von EEG-Messgeräten und anderer Bildgebung, eingebunden in digitale und visuelle Feedbackschleifen, mithilfe von Lichtblitzen, akustischen Impulsen unterschiedlicher Frequenzen, von »binauralen Beats« oder Autonomous Sensory Meridian Responses (ASMR) können Strukturen im Gehirn, die für die Bewältigung von Angst oder Stress zuständig sind, die die Merkfähigkeit, das Gedächtnis oder sogar die Regionen für Empathie und Mitgefühl beeinflussen, substanziell verändert werden.[76] Was bisher nur besonders geübten Meistern vorbehalten schien – so dem tibetisch-buddhistischen Mönch Matthieu Ricard, der die Aktivität bestimmter Hirnregionen für Mitgefühl im Rahmen seiner Meditationspraxis willentlich beeinflussen kann und dieses auch im Labor sichtbar zu wiederholen vermag (nämlich die Empathie »physiologisch« und auf Zuruf nach oben oder unten zu fahren)[77] –, kann heute experimentell, über die Kombination mit einem Gerät, relativ einfach demonstriert werden.

Solche hybriden, also digital-analogen Versuchsanordnungen, bei denen autoregulative und autosuggestive Mechanismen eingebaut sind, werden in der Bewusstseinsforschung beziehungsweise zur Bewusstseinserweiterung oder -lenkung zunehmend eingesetzt. Was man in den Sechziger- und Siebzigerjahren noch über Drogen oder Pilze heimlich und aufwendig zu erzeugen versuchte, oft in Kombination mit Trance, Tanz oder Musik, kann heute auf dem heimischen Sofa passieren. Mithilfe moderner Technik, ganz bequem. Und ist dabei womöglich noch effektiver.

Damit kommt alles auf den Prüfstand. Aus systemtheoretischer Perspektive gibt es ja für den Menschen keine wirklich objektive Wahrheit, keine von der Wahrnehmung unabhängige objektive Welt. Der Philosoph Martin Heidegger verneinte gänzlich die Trennbarkeit von Subjekt und Objekt.[78] Wer also die Wahrnehmung beeinflusst, verändert die Welt. Es ist ein ständiges Spiel zwischen Ist- und Sollwerten, dem Bauplan des Lebens. Verstellt man die Sollwerte, wie es in einem kybernetischen Regelwerk von außen geschehen kann, von einer entsprechend befähigten Technik (oder auch über eine digital »angereicherte« Meditation), so greift man direkt in den Maschinenraum der »Schöpfung« ein. Und macht damit aus einem lebendigen Wesen eine Maschine, einen Apparat. An dieser Grenze zwischen *lebendig* und *nicht lebendig* operiert der Transhumanismus ganz bewusst. Dabei steht im Mittelpunkt das Subjekt, das Selbst. Dieses ist der neue Gott und Schöpfer.

»Mentale Selbstbefriedigung« nennt das Beschriebene, etwas läppisch, der buddhistische Meister Muho.[79] Ursprünglich aus Deutschland kommend, lebt er seit Jahrzehnten in Japan, wo er für viele Jahre ein Zen-Kloster in den Bergen nördlich von Osaka leitete. 2020 legte er den Abt-Titel ab. Und schildert zugleich die Gefahr, dass Meditationen wie die der »liebevollen Güte« oder des Selbstmitgefühls zu egozentrierten Techniken der Seelenbesänftigung verkommen könnten. Um dann im Folgenden, mit leichtem Augenzwinkern und einer Portion Selbstironie, von seinen Kindern zu erzählen (in seiner Tradition dürfen Äbte eine Familie haben): »Meine

Kinder wollten wissen, was das denn sei, was die Menschen im Kloster bei uns zu finden meinten. Was ihnen denn im Leben bisher gefehlt habe. Menschen, die eine Karriere aufgegeben hatten und ganze Ozeane überquerten, um in den Bergen das Fehlende zu finden. Ich antwortete ihnen, dass jeder seinen eigenen Ausdruck dafür habe. Die einen suchten nach ihrem wahren Selbst, andere nach dem Sinn des Lebens. Die meisten von ihnen hätten festgestellt, dass sich die moderne Welt in eine Sackgasse manövriert habe. Sie glaubten, dass das Klosterleben eine Alternative zum Alltag im Kapitalismus sein könne. Spätestens wenn ich an diesem Punkt meines Vortrags angelangt bin, verdrehen meine Kinder die Augen. Vielleicht haben sie ja recht, wenn sie sagen: ›Papa, glaubst du wirklich, dass deine Gäste dafür eine Karriere opfern würden? Die haben nie eine Karriere gemacht, deshalb sind sie hier gelandet – genau wie du!‹«[80]

Am Ende kommt alles an seine Grenzen. Das ist auch gut so, irgendwie beruhigend. Ein ständiges Begrenzen auf die Funktionen, das Messbare, die Performance, die Gesundheit, auf einzelne Indikatoren unseres Daseins bildet eben nicht das Große und Ganze ab. Wie sagt der Autor, Journalist und Philosoph Mark Siemons so treffend: »Bei Buddha ging es ja auch nicht darum, wie man besonders gut schläft, sondern dass man aufwacht!«[81]

Wer hat das Problem?

In den vorherigen Abschnitten habe ich mich durchaus kritisch mit der Meditation und dem Selbst beziehungsweise dem Hang zu seiner Optimierung auseinandergesetzt. Dabei ist die innere Arbeit, die auch der Meditation zugrunde liegt (oder ihr eigentliches Ergebnis ist), oftmals fruchtbar und notwendig. Wo stünden wir heute, als Einzelne oder als Gesellschaft, wenn wir nicht die Fähigkeit besäßen, an uns selbst zu arbeiten? Solche Prozesse sind hilfreich. Sie liegen jedem Reifungsprozess, jedem Wachstum zugrunde. Nur durch ein erfolgreiches Lernen sind wir letztlich in der Lage, uns in die Welt wirksam einzufinden, kollektiv wie individuell. Dieses erfolgreiche Einpassen bedeutet nicht nur mehr Zufriedenheit, sondern ist auch eine Voraussetzung dafür, dass Werte, Traditionen und der »Klebstoff«, der Familien und Gesellschaften zusammenhält, von Generation zu Generation weitergegeben werden können. Und so ist die innere Arbeit für einen selbst, aber auch für das System, absolut grundlegend. Sie ist, ganz nebenbei, auch gesund. Und sie funktioniert.

Untersuchungen zeigen immer wieder, dass Persönlichkeiten, dass Persönlichkeitsmerkmale enorm stabil sein können, sogar über die gesamte Lebenszeit.[82] Außer man arbeitet bewusst an und mit ihnen. Das ist ja auch das Wesen von Psychotherapie ganz generell. Und so »arbeiten« auch Meditation und Achtsamkeit an der Person, durchaus vergleichbar einer Operation im »Saal der Seele«. Das mag etwas pathetisch und vielleicht beängstigend klingen (wer würde das wirklich wollen?), aber der beschriebene Prozess ist nur das Kondensat dessen, was ohnehin im Normalfall über Prägungen, Reifungsprozesse oder auch die Erziehung passiert. Das gesamte Leben ist schließlich ein »Operationssaal« – und wir selbst, unsere Seele, unser Geist, sind mittendrin: Patient und Operateur zugleich. Mit dem Unterschied, dass wir bei der Meditation im Führerhaus sitzen, eine Entscheidung getroffen haben und den Prozess nun intentional steuern, somit mehr Chirurg sind als Patient. So sollte es zumindest sein. Meditation ist eben auch Ausdruck des freien Willens.

Also: Meditation, Achtsamkeit und Co. können manifeste und nachhaltige Wirkungen auch auf der Ebene der Person erzeugen. Deswegen ist es wichtig, sich genau darüber bewusst zu werden und mögliche Auswirkungen zu bedenken. Wir sollten ebenso die wichtigsten Risiken und Nebenwirkungen, die möglichen *unerwünschten* Folgen kennen und einschätzen können. Dabei sollten wir weder blind oder »wissenschaftsgläubig« sein noch sollten wir kulturell überkommene Dogmen oder diskriminierende Anteile unkritisch oder naiv übernehmen.

Es ist heute mehr als erlaubt, Aspekte von Meditation, Glaubensbekenntnissen, Katechismen und Religionen genauer zu hinterfragen. Insbesondere solche, die offenkundig nicht mehr in unsere vernetzte, globale Welt passen. Eine frische, säkulare Betrachtung spiritueller Praxis vermag nicht nur zeitgemäß und innovativ zu sein, sie kann auch manch einen Fehltritt – oder Schlimmeres – vermeiden. Wenn gut ausgeleuchtet, kann die meditative oder religiöse Praxis nunmehr transparent und dennoch angemessen tief und authentisch erfolgen.

Darüber hinaus ist es genauso angezeigt, die Wurzeln und kulturellen Hintergründe der jeweiligen spirituellen Ansätze nicht einfach achtlos über Bord zu schmeißen. Bei einem derart undifferenzierten »Häutungsvorgang« könnten wichtige Anteile wie etwa die ethische Einbettung eines spirituellen Weges verloren gehen. Das Ergebnis wäre dann sicher nicht im Sinne der ursprünglichen, über Jahrtausende erfolgreich ausgeübten Praxis. Und es wäre arrogant und anmaßend.

Schließlich sollte man sich davor hüten, geflissentlich zu

übersehen, dass auch hinter dem Gewand eines säkularen Buddhismus – oder einer »westlichen« Ersatzreligion – manch verstörender Wert zum Vorschein kommen kann. Der dann unter Umständen, wenn weitgehend unreflektiert »eingeatmet« und übernommen, zu Unheil aus Unachtsamkeit führen kann. Wenn das passiert, geschieht dieses meist ohne »bösen Willen«, kann aber am Ende bedeuten, dass ein Wolf im Schafspelz auf unserem Meditationskissen Platz genommen hat.

Eine Meditationspraxis, die auf die Suche nach dem Selbst führt, mit dem Wunsch, es zu stärken, es besser einzupassen in die Welt, kann über ihr Ziel hinausschießen. Oder es gänzlich verfehlen. So ist ein zentraler Ansatz der Meditation, die Welt, wie sie ist, (er)tragen zu lernen. Dem wahren Sein (unserem authentischen Wesen) zu begegnen, es mit sich selbst und der Welt gut aushalten zu können. Ob das gelingt, ist keineswegs gewiss. Auch nicht, ob das immer gut ist. Manches in der Welt ist unerträglich und gehört schlicht nicht ausgehalten, sondern verändert.

Im Zentrum der Begegnung mit der Welt steht oft eine Leere, das »Gar-nicht-so-phänomenale-Dasein«. Im Grunde versuchen wir ja ständig, genau diese Leere im Alltag zu vermeiden, sie zu umgehen. Sie nicht zu sehen oder zu fühlen. Meditation kann uns hier auf die falsche Fährte bringen. Eine Ablenkung verstärken, statt das »Klar-Sehen« zu fördern. Wir agieren dann wie das Kaninchen vor der Schlange: Können wir die Leere, unsere eigene Realität, wie sie gerade ist, wirklich aushalten? Schaffen wir es tatsächlich, die eigene Wirklichkeit zu ertragen? Sind wir auf die Begegnung mit unserem authentischen Selbst wirklich vorbereitet? Auge in Auge? Und können wir es dann so sein lassen, wie es ist? Müssen wir?

Es geht nicht nur um uns allein. Meditation ist ebenso politisch. Selbst das Unpolitische an ihr ist letztlich wieder politisch: Meditation wird genutzt, auch ausgenutzt, und das nicht nur von uns selbst. Alles muss anders sein, weil es vermeintlich anders gehört. Zumindest verhalten wir uns so, nicht anders ganze Gesellschaften und Nationen. Im Namen des Glaubens und der Religionen werden Kriege veranstaltet. Das war schon immer so. Im 21. Jahrhundert ist es nicht anders, nur die Mittel sind heute andere. Es sind vor allem ökonomische Zwänge und Kräfte, die die Welt von heute formen. Aber war es denn wirklich je anders? Wer profitiert am Ende? Auch von unserer individuellen Meditationspraxis? Sicher nicht nur wir selbst.

Sinnsuche und Sinnstiftung sind mitnichten rein persönliche oder altruistische Motive. Ganze Industrien sind hier entstanden. Dahinter stehen Expansion, Einfluss und Deutungshoheit. Wer in die Köpfe der Menschen hineinregieren kann, wer ihre Gedanken, ihr Bewusstsein und damit ihr Verhalten ändern kann, sie manipuliert, der ist mächtig: Der beherrscht die Welt. Dabei schafft diese Form von Macht nicht nur materielle Werte, sie ermöglicht vor allem einen Gestaltungsraum. Je mehr sich die Masse stromlinienförmig verhält, den Fokus von außen vorgegeben bekommt und unkritisch übernimmt, desto leichter wird sie steuerbar. Sie verhält sich marktkonform, in ihrem Konsum oder im Wahlverhalten.

Die geschilderten Zusammenhänge sind keinesfalls Einbahnstraßen. Glücklicherweise. Gerade wegen der Wirksamkeit der Meditation werden Veränderungsprozesse und inneres Wachstum ermöglicht, die wieder das Subjekt, das Instrument selbst, verändern können. Und so wird manch ein »Novize« von Meditation und Achtsamkeit über die Zeit immer selbstbewusster, wozu auch die Fähigkeit gehört, sich der Realität mit offenem Gewahrsein vollends zu stellen, auch ihr *entgegen*. Das jeweilige Ergebnis ist dann kaum mehr von außen zu bestimmen oder vorherzusagen. So wird etwa beobachtet, dass die Praxis des offenen Gewahrseins im Gehirn andere Netze und Regionen aktiviert als die fokussierte Aufmerksamkeit. Dazu passt, dass besonders erfahrene Praktizierende häufiger von »All-Einheits-Erfahrungen« berichten, dem sogenannten *Global Binding*, nicht selten in Kombination mit dem Gefühl tiefer Verbundenheit – mit der Welt und »allen Lebewesen« (zumindest mit den Menschen in der eigenen Umgebung). So kann eine ernsthafte und kontinuierliche Beschäftigung mit dem *Selbst*, über das gestärkte *Ich*, schließlich auch ins *Wir* und in eine allgemeine Transzendenzerfahrung münden. In vielen spirituellen Kontexten ist genau diese Transzendenz sogar das letzte Ziel – die Auflösung des Selbst, genauer: die Dekonstruktion des Ichs. Das ultimative Loslassen.

Wenn aus dem Geschilderten eine Hierarchisierung von Erfahrung und Güte der Meditationspraxis herauszulesen ist, dann wäre die fokussierte Aufmerksamkeit – das, was umgangssprachlich meist unter Meditation verstanden und hierzulande vornehmlich praktiziert wird – lediglich ein »Türöffner«, ein sinnvoller Anfang. Nicht mehr als ein Einstieg, aber durchaus erfolgreich und keineswegs von vornherein zu verdammen. Und wer am Ball bleibt, wird seine Meditationspraxis vertiefen und sich mutmaßlich auch wieder stärker nach außen öffnen.

Eine Polarität zwischen Fokussiert-Sein und Offen-Sein ist also weniger problematisch als ein Gegensatz zwischen Fülle und Überfüllung auf der einen sowie Erfüllung und Glückseligkeit auf der anderen Seite. Bleiben wir mit unserer Praxis bei der Überfüllung stecken – dem Anhäufen, Maximieren und dem Müssen – und gehen wir nicht zur Muße oder einem Müßiggang über, dann können Meditation und Achtsamkeit zum Brandbeschleuniger einer aus den Fugen geratenen Welt werden. Nicht mehr Türöffner zur Rückbesinnung, zu Entschleunigung oder innerem Frieden, sondern Wegbereiter und Brecheisen von Neoliberalismus und Selbstausbeutung. Das kann passieren, wenn wir uns selbst kasteien, um stets zu funktionieren oder einer Erwartung zu entsprechen. Wir würden dann unter Druck geraten, eng werden – und Aspekte wie innerliche Freiheit, Gelassenheit und Ruhe aus dem Auge verlieren. Wir würden mehr abliefern, aber weniger bekommen, weniger bei *uns* sein.

Müssen oder Muße? Selbstgenügsamkeit oder Selbstgefälligkeit? Welche innere Motivation steckt hinter der jeweiligen Praxis: Welcher Mensch wollen und sollen wir sein – oder werden? Das sind große Fragen, mit denen sich nicht nur Philosophie und Geisteswissenschaft, Religion und Spiritualität befassen, sondern zunehmend auch Neuro- und Naturwissenschaft, die Psychologie und jetzt sogar die Medizin.

Glaube, Meditation und Achtsamkeit – allesamt sind das keine Pillen, die man gedankenlos einwirft. Und doch sind sie häufig genauso wirksam. Oder weitaus mehr. Dieses »Medikament« aber braucht einen Kontext, damit es »weiß«, in welche Richtung es wirken soll. Der Kontext kann ein vorgegebener Fokus sein. Nichts anderes wäre auch ein Placebo. Oder ein Raum, eine Haltung, eine Kultur.

Wenn Meditation vor allem eine Haltung oder eine Kompetenz ist, wie etwa die zu (mehr) Mitgefühl und Empathie, dann ist ihre Wirkung dennoch physiologisch. Beteiligt ist das hirneigene Motivations- und Belohnungssystem unter

Einbeziehung von endogenen Opiaten, Endocannabinoiden, Dopamin, Serotonin, Melatonin, Oxytocin oder körpereigenem Cortisol, Adrenalin und Acetylcholin.[83] Das sind die harten Fakten. Gerade die angenommene Ausschüttung von endogenem Morphium lässt den Satz »Religion ist Opium für das Volk« (frei nach Karl Marx) in einem ganz anderen Licht erscheinen.

Meditation ist eine Art Labor, ein Übungsfeld für die reale Welt. Für unser Tun und die Reaktivität darin, abgebildet im inneren Raum des Bewusstseins. Da sie wirkt, kann man sie nutzen, auch ökonomisch. Sie lässt sich einsetzen, um Prozesse – insbesondere solche mit hoher Interaktion, mit wiederkehrenden Ritualen und Beziehungsaktivitäten – zu ökonomisieren, sie effektiver und möglicherweise nachhaltiger zu machen. Unser Gehirn unterscheidet kaum, ob ein Mitgefühl oder ein empathischer Impuls im Rahmen der Meditationspraxis oder in der realen Interaktion mit einem echten Gegenüber entstanden sind. Dabei können Achtsamkeit und Meditation das wahre Leben nicht vollständig ersetzen – das Abenteuer unseres Daseins, Stürme der Liebe oder eine tiefe Trauer, wenn Beziehungen entstehen oder vergehen.

Im Gegenteil: Die Meditationspraxis auf dem Kissen ist nur eine Ersatzhandlung, ein geschützter Raum, in dem geübt wird. Dort können wir lernen, gelassener, robuster, widerstandsfähiger oder resilienter, elastischer und flexibler zu werden. Und kontrollierter, in nahezu allen Lebenslagen. Auch können wir Probleme häufig besser lösen; sie gleich vermeiden oder früher erkennen. Dagegen kann man wenig einwenden.

Sehr wohl aber kann uns Kopfschmerzen bereiten, dass Meditation unter Umständen bewirkt, dass wir passiver oder unbeteiligt werden. Dass wir uns nur noch um uns selbst kümmern, unsere Welt sich dann nur noch um uns dreht. Auch wenn erfahrene Praktizierende immer wieder betonen, dass es darum eben nicht ginge, sondern die Meditation stattdessen helfe, aus einer Haltung der Unabhängigkeit und Klarheit zu agieren, also insgesamt freier zu sein und sich aus dieser Position heraus effektiver zu engagieren, so bleibt doch die Möglichkeit eines Rückzugs, eines »Mit-sich-selbst-alles-Ausmachens«. Meditation kann ein soziales Anästhetikum sein, eine Wellness-Oase vorgaukeln und uns Wohlgefühl vermitteln, wo doch eigentlich ein Stachel in unserem Fleisch oder dem der Gesellschaft steckt. Vielleicht gehen wir mehr in die Ignoranz oder Vermeidung? Verdrängen wir möglicherweise, was gesehen und angepackt werden will – und muss? Schieben wir vermehrt auf, vielleicht wichtige Entscheidungen, oder verpassen wir das Einnehmen eines Standpunkts – und sei es eines moralischen?

Dennoch müssen wir die Dinge immer in Relation sehen. In diesen stressigen Zeiten, in denen alles unsicher erscheint, sollten wir uns selbstkritisch fragen: Wer schläft denn schlecht, bekommt Bluthochdruck oder einen Herzinfarkt, wer bleibt in einer Wolke aus Angst und Stress hängen oder begrenzt sein Potenzial, auch das zu Reifung und Wachstum, zu Selbstwerdung oder innerem Frieden? Wer ist hier der Leidtragende? Ist es das System, oder sind es wir selbst? Und wo können wir selbst sofort einen Unterschied machen?

Geht es uns ums Rechthaben – oder mehr um Glück? Um mehr Zufriedenheit?

Wer würde von Meditation und Achtsamkeit, von mehr Selbstliebe und Mitgefühl zuallererst profitieren?

Wem »gehört« das Bewusstsein?

Die reine Leere

Nada Brahma – Nichts ist nicht nichts – Form ist
Leere – Nach Hause kommen – Heiligt der Zweck
die Mittel? – Keine Angst – Freiheit (Lass los!)

Viel schrieb ich zuvor über Fülle. Über wachsende Märkte
und eine mögliche »Überfüllung« – etwa im Zusammenhang
einer allgemein ausufernden Ökonomisierung sowie in dem
der utilitaristischen Forderung nach Nutzbarmachung all
unseres Handelns. Fülle genauso im Bereich von Glauben
und Spiritualität – und der zunehmend von uns eingeforder-
ten persönlichen Bewusstseinsarbeit.

Jetzt, im Folgenden, soll es um die Bewegung von der Fülle
zur Leere gehen. Um *weniger* statt mehr.

Um zur Leere vorzustoßen, dürfen wir nicht mehr nur nach
außen wirken und agieren. Im stetigen Auftrag, an uns gerichtete Erwartungen zu erfüllen, auch die eigenen, sind wir zunehmend gefangen in Abhängigkeiten – bis zur Bewegungslosigkeit.

Wir sind gehalten, stattdessen dem »unkonditionierten«
Bewusstsein mehr Raum zu geben, außen wie innen. Uns zu
öffnen – offen zu sein für das, was kommt. Für das, was *ist*, für
das *Sein an sich*. Kein Müssen oder Werden mehr, kein »um
zu«, wo alles einem Zweck dienen muss, wo alles ein vordefi-
niertes Ziel hat.

Sondern das Sein für sich, einfach so. Jenseits von Konzepten.

Diese Sichtweise hat Tradition. Ursprünglich aus den Religionen kommend, der Mystik oder Metaphysik, findet man sie stärker denn je in der säkularen Welt von heute. Wieder und wieder sehen und hören wir sie. Eine besonders *hörbare* Domäne ist die der Musik.

Nada Brahma

Die Welt ist Klang! Oder: »Gott« ist Klang, wie immer man das Sanskritwort »Nada Brahma« übersetzen will. Dabei gilt der Ur-Ton »Nada« in der indischen Mythologie als Anfang aller Dinge. Hieraus leitet sich auch der Name »Nada Brahma« ab – als Ton oder Klang des vedischen Schöpfergotts Brahma.[84] Der die Welt schuf. Am Anfang war der Klang. Danach jede Schwingung ein energetischer Impuls Gottes. Außerhalb von ihm existiert nichts.

Seit jeher beschäftigt die Menschen die Suche nach der Ur-Resonanz, dem Ur-Klang oder nach einem tiefen (biologischen, angeborenen) und zugleich einfachen »Zurückklingen«, einem Echo oder Widerhall (lateinisch »resonare«) der Welt *in uns*. Oder nach dem Klang *von uns*, unserem hörbaren Sein in der Welt. Der Klang des Göttlichen – in und um uns.

Dabei hat die Suche nach dem einen Grundton (dem »Welt-Einklang«) eine lange Geschichte. Die Pythagoreer befassten sich bereits 500 Jahre vor unserer Zeitrechnung mit einer »Harmonik des Himmels«.[85] Im ersten Kapitel der biblischen Schöpfungsgeschichte – analog zu den indischen

Veden – ist ebenfalls vom göttlichen Ur-Klang die Rede. Priester und Sterndeuter leiteten im Altertum aus wiederkehrenden Ereignissen – Sonnen- und Mondphasen – Zahlen und Algorithmen ab, mit denen sie ein Maß für die Harmonien der Sphären bildeten.[86] Solche Zahlen, wie die Kreiszahl Pi oder der Vollwinkel (360°), haben noch heute eine universelle Bedeutung. Auch der Astronom und Naturphilosoph Johannes Keppler befasste sich im 17. Jahrhundert mit der »Sphärenmusik« der Planeten. In seinem 1619 veröffentlichten Werk *Weltharmonik* beschreibt er die Gesetze der Planetenschwingungen sowie ihre musikalische Notierung. Es war der erste neuzeitliche Versuch, astronomische Gesetze mit der Musik in einen direkten wissenschaftlichen Zusammenhang zu bringen.[87]

Der Musikjournalist Joachim-Ernst Berendt hat sich in seinem epochalen Werk *Nada Brahma* ebenfalls darangemacht, eine klangliche Beziehung zwischen universalen Grundfrequenzen – wie den Umlaufzeiten von Planeten, dem »Intervall« einer Umkreisung von Erde und Sonne (dem »Erdenjahr«) – und konkreten Tönen herzustellen.[88] Der Schweizer Mathematiker Hans Cousto und andere taten es ihm gleich.[89] Man war bemüht, aus astronomischen Periodenzeiten »Planetentöne« zu errechnen und diese durch Transposition und andere komplizierte Übersetzungen hörbar zu machen. Berendt schrieb auf diese Weise bekannten Planeten – über ihre jeweilige Umlauf- und Rotationsdauer – spezifische Frequenzen und somit individuelle Töne zu: Eine »Planetensinfonie« oder »Sphärenharmonie« wurde hörbar. Besonders wichtige und eindrückliche Töne waren dabei etwa die Noten G und Cis – »natürliche Obertöne«.[90]

Ob es eine »Erdfrequenz« gibt, wie von Berendt behauptet, eine tiefe Resonanz, die uns in Klang und Raum umspült und unsere Sehnsucht nach Verbundenheit und Göttlichem stillt, sei dahingestellt. Dass es jedoch Entsprechungen in der Musik zu irdischen Phänomenen gibt, die aus Alltäglichem etwas Größeres erscheinen lassen, welches uns ein Gefühl von Spiritualität und Ganzheitlichkeit vermittelt, jenseits von Kognition und Worten, sei unbestritten. Es begegnet uns immer wieder.

Von den ersten Knochenflöten, die bereits vor über 40 000 Jahren gespielt wurden, über das schamanische Trommeln, das buddhistische Chanting oder Oberton-Singen, die Fünfton-Musik (die Musik vieler indigener Völker Asiens, Afrikas, Amerikas und des frühen Europas) bis zu den gregorianischen Gesängen. Weiter über Johann Sebastian Bachs Fugen und Präludien bis hin zur Einton-Musik eines John Cage oder schließlich der Minimal Music unserer Zeit (Steve Reich, Peter Michael Hamel, ebenfalls unter Verwendung von Planetentönen und »Universalharmonien«): Die Musik wurde in Teilen ständig einfacher, einerseits, und zugleich tiefer. Seit jeher besaß sie das Potenzial, Menschen in ihrem tiefsten Sein und das Göttliche oder Höchste – in der Welt oder in ihnen selbst – anzurühren.

Die Schönheit von Einfachheit, Schlichtheit und vor allem Klarheit (auch von einer klanglichen Ästhetik) hat die Menschen stets fasziniert und inspiriert. Und so ist es sicher kein Zufall, dass das Prinzip der Reduktion nicht nur die Musik, als Ausdrucksform einer höheren Verbundenheit, sondern auch die Religionen und spirituellen Strömungen von Anbeginn durchzieht. Besonders deutlich wird dieser Aspekt im Zen, wo die Klarheit – von Formen wie von Ritualen – sehr eindrücklich ist. Gerade im Buddhismus finden wir generell die Idee einer All-Einheits-Erfahrung, der »One-Pointedness« oder »All Oneness«.[91] Der Erfahrung von allumfänglicher Verbundenheit in absoluter Schlichtheit und Eintönigkeit.

In der »jüngeren« Musik, nur 300 Jahre alt, gibt es ebenfalls deutliche Entsprechungen. Bach wird wie kein zweiter Komponist von Jazzmusikgrößen, Minimalmusikern und Menschen auf einem ernsthaften religiösen oder spirituellen Weg gleichermaßen verehrt.[92] Das liegt auch an seiner genialen Kunst der Reduktion. Besonders spannend aber ist, dass man gerade bei der Musik von Bach starke Verbindungen zu unserem Belohnungssystem im Gehirn nachweisen konnte – eine gut sicht- und messbare Auslösung von Emotionen, bereits durch wenige Töne und Sequenzen, die bei einem Großteil der Menschen eine Gänsehaut erzeugen.[93] Bach vermag unsere innere Biologie zu beeinflussen.

Forschungen in diesem Bereich haben zuletzt interessante Verbindungen zwischen der Evolution des Menschen einerseits und musikpsychologischen Aspekten andererseits herstellen können.[94] Sie attestieren der Musik generell eine Bedeutung für die Evolution und glauben nicht an einen Zufall, wenn es um die Frage geht, warum Musik uns so tief berührt. Studien konnten zusätzlich zeigen, dass es zum Teil extrem kurze Ausschnitte von Musikstücken sein können, die einen »Chill-Faktor« besitzen – gemeint ist der Glücksschauer, der einen überkommt, wenn man beim Musikhören das Gefühl hat, tief berührt oder inspiriert zu werden, einem vermeintlich »göttlichen Moment« beizuwohnen.[95] Solche Musik wird oft geistlich genannt. Doch ihre Wirkung ist vor allem körperlich. Bemerkenswert vielleicht, dass hier unter anderem das Hormon Oxytocin eine wesentliche Rolle spielt, welches exemplarisch für die tiefe Verbundenheit zwischen

Mutter und Kind steht – wenn es um die Fürsorge der Mutter für das Kind geht. Oxytocin ist im Übrigen auch für das Aufrichten der kleinen Härchen bei der Gänsehaut verantwortlich. Bestimmte Sequenzen etwa im Werk von Bach können eindrücklich den Chill-Effekt bewirken.[96] Geradezu aberwitzig erscheint jedoch, dass die in diesem Kontext identifizierten Tonsequenzen offenbar eine bemerkenswerte Nähe zu den einfachen Tönen und Intervallen frühester Knochenflöten besitzen. Und auch jene vermögen, wie es aussieht, eine Gänsehaut (und Oxytocin-Ausschüttung) zu triggern.[97] Manchmal kann ein einziger Ton einen wohligen Schauer auslösen. *Es braucht so wenig, um viel zu bewirken. Schon ein Ton kann einen ganzen Raum erfüllen.*

Nichts ist nicht nichts

Manchmal braucht es wenig, um vieles zu bewirken. Manchmal können die kleinen, ja die kleinsten Dinge – fast *nichts* – enorme Wirkungen entfalten. Wenn ihnen Raum und Aufmerksamkeit zuteilwerden:»Denn das ist eben die Eigenschaft der wahren Aufmerksamkeit, dass sie im Augenblick das Nichts zu allem macht.«[98] Dieses Zitat von Johann Wolfgang von Goethe aus *Wilhelm Meisters Lehrjahre* macht mehr als deutlich, dass das Nichts sehr viel mehr sein kann als *nichts*, ja beizeiten *alles* sein kann, insbesondere, wenn wir ganz – oder wahrhaftig – aufmerksam sind und dadurch den gegenwärtigen Augenblick zu *allem und nichts* zugleich machen.

Eine Analogie kennen wir aus der griechischen Mythologie.[99] Während der griechische Gott Chronos – Vater des

Zeus – die laufende Zeit repräsentiert, die wie eine Sanduhr oder ein tickender Sekundenzeiger auf dem Uhrblatt verrinnt, so steht Gott Kairos – Sohn des Zeus – für den rechten Augenblick, den zeitlosen Moment, der subjektiv auch ewig dauern kann: Kairos, der *eine* entscheidende Augenblick selbst, wie es in der Philosophie heißt. Er ist flüchtig, kann aber zugleich durch Achtsamkeit gehalten – und so »aufgehalten« – werden. Kairos bezeichnet ein qualitatives Zeitempfinden, falls überhaupt eine »Zeit«, wohingegen Chronos quantitativ und somit auch objektiv zu »beziffern« ist. Chronos steht für Erfahrung, Kairos für Möglichkeiten. Chronos ist die Vergangenheit und die Zukunft, Kairos die Gegenwart, der gedehnte (oder gestauchte) Moment. Chronos ist beschränkt, Kairos dagegen dimensionslos.

Die Zeit ist vielschichtig. Schließlich haben wir es seit jeher gewusst: Rein objektiv betrachtet wäre viel immer viel und wenig immer wenig. Man könnte beides messen und vergleichen. Aber es gibt nun einmal noch die andere Ebene: das *Zeitempfinden*. Und auch ein Mengen*empfinden* – den subjektiven Gehalt und die empfundene *Qualität* von Mengen. Was für den einen viel ist, mag für den anderen wenig sein.

Der Volksmund kennt das geflügelte Wort »Weniger ist mehr«. Hiermit sind nicht eine besänftigende Selbsttäuschung oder das Ruhigstellen von natürlichen Bedürfnissen nach Wachstum und Expansion gemeint. Vielmehr umschreibt der Ausspruch die Erfahrung, dass es manchmal die kleinen Gesten oder spezifischen Mini-Interventionen sind, die, wie homöopathische Dosen am richtigen Ort und zur richtigen Zeit gegeben, eine große Wirkung entfalten können. Die besonders wirksam sein können oder Anstoß geben für tiefgreifende Regulationsprozesse in einem größeren Kontext. Hier ist das Feinbesteck und nicht der Holzhammer gefragt. Solche eher dezenten Eingriffe bedingen in der Regel Erfahrung, Selbstbewusstsein oder ein Zutrauen, ebenso den gezielten Verzicht und eine Begrenzung oder Entsagung. Und das genaue Einschätzen der eigenen Möglichkeiten, der Selbstwirksamkeit des Anwenders. Manch einer würde hier wohl auch von Weisheit sprechen. Ein bloßes Maximieren oder Anhäufen dagegen erscheint grob, vielleicht einfacher, aber es übergeht mitunter die kleinen Zeichen, übersieht eine wichtige Abzweigung oder überrollt das Selbstgeschaffene: Das eben noch mühsam Erbaute wird gleichsam wieder eingerissen.

Ähnliches gilt für die Idee, die eigene Gesundheit zu maximieren, oder zumindest zu optimieren, um jeden Preis. Davon war bereits ausführlich die Rede. Ebenso vom Zufriedenheitsparadoxon und von den Älteren, die trotz objektiv eingeschränkter Gesundheit ein hohes Maß an subjektiver Lebensqualität und innerem Frieden empfinden können. Nicht nur arrangieren sich Ältere offenbar leichter mit ihrem Zustand, dem eigenen Sein, mit der Realität, so wie sie sich ihnen gerade zeigt, inklusive der sichtbaren »Mängel« darin, sondern es scheint fast, als wenn eine tiefe Zufriedenheit, ein inneres Glück erst entstünde in dem Moment, wenn die Vorstellung einer strahlenden Gesundheit als Voraussetzung von Zufriedenheit gehen gelassen – das heißt davon *abgelassen* – werden kann. Das ist nun einmal das Wesen der Gelassenheit: Die innere Zufriedenheit ermöglicht offenbar Glückseligkeit und Freude über das Maß eines bloßen »Sich-Abfindens« hinaus und vermag zugleich ein jugendliches und unbekümmertes Glück noch zu übersteigen.

Und so haben wir eine Ahnung davon, dass auch die Idee

von einer Gesundheit, die zwar *nicht alles* sei, aber ohne die *alles nichts* sei, auf die falsche Fährte führt, in sich nicht stimmig ist. Denn ohne Gesundheit ist *nicht* automatisch alles nichts!

Neben den Älteren, die für eine Alterszufriedenheit, eine kristalline Weisheit und eine Erklärung des Zufriedenheitsparadoxons die »natürlichen Experten« sind, gibt es noch eine andere (schon bekannte) Zielgruppe, die hierüber Auskunft geben kann: Es sind dies Menschen, die aufgrund eines persönlichen Schicksalsschlags, einer Erkrankung, eines Traumas oder eines einschneidenden Verlusts ihre normale Lebenskurve, den Verlauf von Glück und Zufriedenheit über die Lebensspanne, so nicht werden fortsetzen können. Die Dinge ereignen sich anders als geplant, und Glück oder Zufriedenheit scheinen plötzlich in weite Ferne, in eine Unerreichbarkeit gerückt zu sein. Und dennoch beschreiben genau diese Menschen – nicht immer, und auch nicht grundsätzlich (eine solche Annahme wäre zynisch) – wiederkehrend ein hohes Maß an Zufriedenheit, nicht selten sogar Dankbarkeit für das Leben. Von außen betrachtet mag das schwer nachzuvollziehen sein, aber trotzdem sind derartige Schilderungen keine Einzelfälle. Wir untersuchen derartige Schicksale gerade im Rahmen eines Forschungsprojekts systematisch, und doch kennt ein jeder von uns mit großer Sicherheit solche Menschen, mit denen wir nicht tauschen wollten, weil ihr Leben uns beschwerlich, mühsam und leidvoll vorkommt, die aber trotzdem eine Klugheit, Weisheit und, nicht selten schon an ihren leuchtenden Augen zu erkennen, Lebensmut und Lebensfreude ausstrahlen. Diese Freude kann geradezu ansteckend sein. Wie ist das möglich?

Zufriedenheit ist ein inneres Gut, das Ergebnis eines Prozesses oder gar der Prozess selbst. Sie ist keine einfach messbare Größe. Und oft, sehr oft, ist weniger mehr.

Kennen Sie Kristina Vogel? Die seinerzeit amtierende Bahnrad-Olympiasiegerin, mit olympischen Goldmedaillen von 2012 und 2016 sowie elf Weltmeistertiteln, erlitt 2018 im Training auf der Straße einen schweren Unfall. Seit diesem Ereignis ist sie querschnittsgelähmt und auf einen Rollstuhl angewiesen. In bemerkenswerter Weise und mit großer Offenheit lässt sie die Öffentlichkeit an ihrem Schicksal teilhaben. Geradezu atemberaubend erscheint ihr Mut und ihre Fähigkeit, die neue Situation anzunehmen und aus ihr nicht nur das Beste, sondern womöglich noch etwas Besseres zu machen. Jetzt könnte man denken, dass Sportler geradezu prädestiniert dafür sind, das Leben als eine große Challenge, als eine einzige Herausforderung zu sehen, die es schlicht zu meistern gilt. Und vielleicht ist da etwas dran. Aber dennoch hören wir Sätze wie die folgenden, hier von Kristina Vogel, in der einen oder anderen Form auch von weniger prominenten oder weniger sportlichen Menschen, nach erlittenem schwerem Schicksalsschlag:»Ich bin immer der Meinung, je schneller man eine neue Situation akzeptiert, desto besser kommt man mit ihr klar.« Und weiter, in Bezug auf ihr konkretes Leben nach dem Unfall, nunmehr dauerhaft im Rollstuhl sitzend:»Zum ersten Mal in meinem Leben muss ich nichts, ich kann. Diese Situation möchte ich genießen. Im Grunde genommen bin ich zum ersten Mal frei.«[100]

Wie schon erwähnt, werden derartige Äußerungen und Einstellungen von uns unter dem hypothetischen Begriff »Inhibitionstheorie« zusammengefasst. Damit ist gemeint, dass die verschiedenen Lebensphasen – auch die unterschiedlichen Motivationen über die Lebensspanne, die wechselnden Motive für das tägliche Aufstehen am Morgen – normalerweise in einer biologisch »sinnvollen« Reihenfolge ablaufen, sich also gegenseitig hemmen, inhibieren. Das jugendliche, eher lustbetonte Glück der Vorfreude und des Abenteuers, der Ekstase, ist dabei abzugrenzen von dem mehr stressbetonten »Erleichterungsglück« der mittleren Lebensphase, wenn das Glück tendenziell nur sporadisch daherkommt und in der Regel bedeutet, dass eine schwierige Situation, ein Druck, Konflikt oder eine Krankheit, eine Pause einlegt. Und dann ist da schließlich noch die Zufriedenheit, die Glückseligkeit oder tiefe innere Freude der Älteren, wenn alles irgendwie passt, so wie es ist.

Diese Phasen sind zwar miteinander verwoben – so kennt auch der Jugendliche durchaus das Gefühl der Zufriedenheit, und der Ältere kann durchaus noch ekstatisches Erleben erfahren –, aber neurobiologisch und soziologisch lassen sich die verschiedenen Phasen doch voneinander trennen. Dabei hemmt eine Phase bis zu ihrer Erfüllung mutmaßlich die jeweils nächste – oder andersherum.

Im Fall jedoch von schweren Schicksalsschlägen, weil biologisch so nicht vorgesehen, wird diese gegenseitige Hemmung möglicherweise aufgehoben (weil sie keinen »Sinn« macht). Und so mag beispielsweise eine tiefe Zufriedenheit, eine Dankbarkeit, die in der Gefühlswelt als »eudaimonische Lebensleistung« an sich erst für die zweite und vermeintlich »bessere« Lebenshälfte vorgesehen sind, schon früher entstehen.

Itzhak Perlman, der israelisch-US-amerikanische Geiger, kommt wegen einer Poliomyelitis (Kinderlähmung) nur mit

Krücken und Bandagen und unter größten Mühen auf die Bühnen dieser Welt. Während eines Solokonzerts 1995 im New Yorker Lincoln Center riss eine Saite seiner Geige. Das elektrisierte Auditorium erwartete damals, dass Perlman die Tortur des Verlassens und Wiederbetretens der Bühne (nach Neubespannung seiner Geige) wohl auf sich nehmen musste, vor Tausenden von Zuhörern. Umso überraschter und schließlich völlig »aus dem Häuschen« war man, als Perlman nach kurzer Besinnungszeit dem Dirigenten das Zeichen gab, das Konzert fortzuführen. Von da an spielte er mit größter Hingabe, Kraft und Klarheit. Er modulierte, rekomponierte, transponierte, improvisierte in Windeseile – und brachte so das Unmögliche fertig: das Stück in Vollendung auf nur drei Saiten seiner Geige zu Ende zu spielen.

Im Publikum hatte man das Gefühl, Töne zu hören und Dinge zu erleben, die schlicht genial waren. Solche Schönheit – oder »Heiligkeit«, wie man sagte – hatte man an diesem Ort noch nicht gehört. Die Menschen waren zutiefst berührt.

Als Perlman fertig war, herrschte absolute Stille im Saal. Dann setzte plötzlich Jubel ein, schnell anwachsend, schließlich ein ohrenbetäubender Applaus wie sonst nur im Football-Stadion beim Super Bowl: Die Zuhörer sprangen auf und schrien vor Begeisterung, sie waren glücklich und voller Bewunderung – es war ein einmaliges Erlebnis. Perlman lächelte, wischte sich den Schweiß von Stirn und Augenbrauen, hob seinen Bogen, um dem Publikum zu bedeuten, noch einmal innezuhalten. Ruhig sprach er: »Wissen Sie, manchmal ist es die Aufgabe des Künstlers herauszufinden, wie viel Kunst noch möglich ist mit dem, was geblieben ist.«[101]

Aber das gilt offenbar nicht nur für Künstler und Sportler. Veronica Carstens, Ärztin und Ehefrau des ehemaligen

Bundespräsidenten Karl Carstens, erzählte einmal folgende Geschichte:»Ein Medizinstudent wurde wegen eines Forschungsprojektes zu einer alten Frau geschickt, die sehr krank in der Mansarde eines Hochhauses schon seit Monaten im Bett lag, nur selten und immer in Eile vom Pflegedienst besucht. Von ihrem Bett aus sah sie durch das Fenster die grünen Zweige eines hoch gewachsenen Baumes. Das war alles. Etwas unsicher näherte sich der junge Mann der Kranken. Denn er fragte sich, wie bewältigt die von der schweren Krankheit gezeichnete Frau wohl diese Abgeschiedenheit ohne Unterbrechung, ohne Kontakte, ohne Hoffnung? Doch es kam ganz anders. Mit Staunen erfuhr der angehende Arzt, wie zufrieden, ja, fast glücklich die Patientin aussah. Sie erzählte dem jungen Mann von dem Leben der Vögel in dem schönen Baum, von ihren Nestern, den ausschlüpfenden Jungen, dem emsigen Füttern der Kleinen durch die Mutter und den ersten Versuchen zu fliegen. Sie erzählte vom frühen Licht am Morgen und den verschiedenen Farben des Laubes im Jahreswandel, von wunderschönem Gesang am Abend und den leiser werdenden Zwiesprachen der Vögel in der Dämmerung. Und das Erstaunlichste: Die Patientin war von tiefer Dankbarkeit erfüllt, dass sie in einem solch wunderbaren Zimmer lag, wo nichts sie störte und sie nur Freude erlebte. Bewegt hörte der junge Mann ihr zu. Er konnte es einfach nicht fassen, dass hier ein Mensch lag, der eigentlich allen Grund hatte, mit seinem Schicksal zu hadern, aber nur von Freude und Dankbarkeit sprach und nichts zu vermissen schien. Nachdem er seinen medizinischen Auftrag durchgeführt hatte, wurde er sehr nachdenklich und hatte das Gefühl, etwas Einmaliges erlebt zu haben, das er nie vergessen wollte: Nämlich, dass Dankbarkeit, Zufriedenheit und Freude nicht von Besitz, Erfolg, Ansehen oder Reichtum abhängen, sondern aus dem Herzen kommen, aus der ganz anderen Sicht der Dinge. Er schwang sich auf sein Fahrrad und war so glücklich, dass er vor lauter Freude singen musste. Am Abend rief er seine Mutter an, um ihr von einem der wichtigsten Tage in seinem Leben zu berichten.«

Veronica Carstens schloss die Geschichte mit dem Kommentar:

»Ist es nicht wie ein Wunder, dass ein Mensch – arm, krank, ohne Hoffnung – dennoch ein königlicher Schenker sein kann, wenn er vom Geist der Freude, Liebe und Dankbarkeit erfüllt ist?«[102]

Das Nichts ist nicht nichts. Das Nichts hat viele Facetten. Man kann es differenzieren: Es kann ein jäher Abgrund sein, eine gähnende Leere oder eine Ausweglosigkeit. Eine Gefühllosigkeit, das finale Ende: *Das Spiel ist aus.*

Oder ist es eine vollständige Reduktion auf das Wesentliche, auf den Kern oder eine Essenz? Auf das, was geblieben ist – was weit mehr sein kann als ein schlichtes »Weniger« oder gar »Nichts«?

Vielleicht ist es auch *mehr* als der ursprüngliche Ausgangszustand, der Ort, von dem alles kommt? Oder wo alles hinführt? Mehr als ein bloßes Vorher-Hinterher, die Differenz eines abgelaufenen Lebens, im Ergebnis nichtig und unbedeutend?

Ist es vielleicht mehr Kairos als Chronos? Ein zeitloser Augenblick, der das Nichts zu allem macht?

Das Nichts beinhaltet ein Ablassen von dem, was nicht notwendig ist.

Oder von dem, was einfach nicht mehr da ist.

Form ist Leere

Welchen Charakter hat das Nichts? Ist das *Nichts* leer? Zumindest seine äußere Hülle, die sichtbare Form, ist leer: »Form ist Leere, Leere ist Form.« So lautet einer der berühmtesten Kernsätze des Buddhismus überhaupt. Er stammt aus dem Herz-Sutra, so genannt, weil es über das Herz – den Kern – der buddhistischen Lehre spricht.[103] Die *reine Lehre.* Das Sutra besagt, dass letztlich alles leer und unbeständig ist. Dass sich alles wandelt und nichts wirklich von Dauer ist. Dass diese Leere aber nicht das endgültige Ende oder die Sackgasse allen Seins ist, sondern dass in ihr alles und nichts zusammen enthalten ist – ganz so wie im christlichen Alpha und Omega, festgehalten etwa in der Offenbarung des Johannes, der Apokalypse.[104] Form ist Leere: Nichts ist fest oder von Bestand. Nichts hat letztlich Gehalt. Genau dieses »Naturgesetz« aber ist unumstößlich und ewig.

Der Satz von der Leere ist jenseits des reinen Verstands zu begreifen. Er ist mehr zu erfühlen, schon auch mit dem Verstand, mit dem Bewusstsein, vor allem aber mit dem Körper, seinem Geist und seinen Gefühlen. Wie bei einem Koan – einer formalisierten buddhistischen Kurzgeschichte, verbunden mit einer Lehrfrage, die meist paradox erscheint und auf direktem, verstandesmäßigem Weg unlösbar bleibt – passiert erst in der Beschäftigung mit dem Inhalt »hinter« dem Text, mit der Auseinandersetzung *zwischen Frage und Antwort,* der eigentliche Erkenntnisgewinn. Und der vom fragestellenden Meister beabsichtigte Reifungsprozess im Schüler.

Form ist Leere, Leere ist Form: Alles ist nichts, und nichts ist alles. Das ganze Universum in einem einzigen Atom – oder weniger.[105]

Im buddhistischen Herz-Sutra geht es um Weisheit. Leerheit ist hier das Vehikel, der Weg. Übersetzt man den Langtitel des Sutras ins Deutsche, so geht es um die *Essenz des erhabenen Hinübergelangens ans jenseitige Ufer der Weisheit*.[106] Erhabenheit kann man im Buddhismus mit Heiligkeit oder einer höheren Verwirklichungsstufe gleichsetzen. Es geht also um die Frage, wie man über den Weg einer höheren Verwirklichungsstufe zur tieferen Weisheit – zur Weisheit *jenseits* der Weisheit (manchmal auch »Erwachen« oder »Erleuchtung« genannt) – kommt. Verwirklichen kann man sich nur über die Praxis, über ein Tun. Über ein Loslassen und Überwinden von Leid oder innerer Unfreiheit. Über das Verlassen eines »anheftenden« Selbstbezugs. Der Weg dahin geht über eine intensive Kontemplations-, Achtsamkeits- oder Meditationsarbeit. Ganz wie in der christlichen Mystik: Die Theorie steht hintenan. Anders gesagt: Erst durch die Praxis erfüllt sich die Theorie.

Sutren sind die zentralen theoretischen Lehrsätze und Lehrreden im Buddhismus, und in diesem Sinne sind sie »wahr«. Sie bilden die Essenz des Buddhismus. Aber Interpretationen von ihnen bleiben oft schwierig und mitunter widersprüchlich. Dies gilt auch für die daraus abzuleitenden konkreten Anleitungen für das eigene Leben. Was wieder damit zusammenhängt, dass im Buddhismus stets darauf abgestellt wird, dass es die eigene Erfahrung ist, die im Zentrum stehen soll und in dem Sinne wichtiger ist als Schriften oder Lehrreden oder Meinungen. Und so schließt sich an dieser Stelle eine weitere Paradoxie aus dem Herz-Sutra an: »Buddhas sagen: Leerheit ist das Aufgeben von Ansichten.«[107]

Ansichten, Formen, Überlieferungen und Lehrreden zählen am Ende wenig. Oder gar nichts.

Form ist Leere, Leere ist Form heißt auch, dass »alles« das Potenzial zu allem und zu nichts zugleich hat: In der Gesamtheit der Formen ist die ganze Leere und in der ganzen Leere sind alle Formen potenziell enthalten.

Spätestens seit Albert Einstein und dem von ihm im Rahmen der Relativitätstheorie beschriebenen Naturgesetz, wonach Masse und Energie eines Objekts über die Formel $E = mc^2$ miteinander äquivalent sind, sich also proportional zueinander verhalten, ist bekannt, dass Objekte sowohl Energie als auch Masse haben, zwei Zustände in einem, untrennbar verbunden über die Lichtgeschwindigkeit c.

Energie hat also eine Masse und ist auch Materie für sich, nicht nur eine »leere« Welle oder ein masseloses Feld. Und umgekehrt.

Hieran schließt Einsteins Beschreibung des photoelektrischen Effekts[108] an und später die Erkenntnis des Welle-Teilchen-Dualismus, basierend etwa auf dem Doppelspaltexperiment des britischen Medizinphysikers Thomas Young, der in Göttingen promoviert und den Wellencharakter des Lichts vermutet hat.[109] Auch die prinzipielle Aufspaltbarkeit von Lichtwellen konnte man im Rahmen der Quantenphysik im 20. Jahrhundert schließlich bestätigen, dass Licht sich also als Welle ausbreitet und dabei gleichzeitig Lichtquanten (Photonen) überträgt. Schon Einstein hatte in seiner Lichtquantenhypothese festgestellt, dass Licht ein Strom von »in Raumpunkten lokalisierten Energiequanten« ist.[110] Diese können sich als Energie (ohne Masse) wellenförmig ausbreiten oder sich als Teilchen (mit Masse) materialisieren. Licht ist folglich sowohl Welle als auch Teilchen. Es ist die Art der Beobachtung, der Messung im Experiment, die darüber entscheidet, ob Lichtphotonen konkret Teilchen oder Wellen sind. Bis dahin aber sind sie potenziell beides. In der Regel »sehen« wir jedoch Licht als Licht, begegnen ihm in seinem Wellencharakter.

Materie ist auch Energie. Festes ist auch Welle (also nicht materiell, nicht fest), beide zusammen beinhalten wiederum die Energie. Manifestiert sich das eine (Teilchen oder Welle), gerät das andere in den Hintergrund. Diese prinzipielle Gleichzeitigkeit und Indifferenz von Zuständen – bis sie von einem Untersucher oder Beobachter in die eine oder andere Richtung »gedrängt« werden, durch den puren Eingriff der Betrachtung – ist ein großes Dilemma beziehungsweise das große Paradoxon der Quantenphysik. Seine Übertragbarkeit auf die sichtbare Welt ist bis heute eine umstrittene Frage in der Wissenschaft, zuweilen auch ein Ärgernis. Die Diskussion hierüber kumulierte schon 1935 im berühmten Gedankenexperiment des österreichischen Physikers Erwin Schrödinger, das unter dem Namen »Schrödingers Katze« weltberühmt wurde:

Schrödinger legte in einer Serie von Aufsätzen das Problem einer Übertragbarkeit quantenphysikalischer Gleichzeitigkeits- oder Unbestimmtheitszustände auf die menschliche Alltagswelt dar.[III] In seinem Experiment konstruierte er eine Stahlkammer, in die er – gedanklich, wohlgemerkt – eine Katze sperrte. Zusätzlich befand sich in der Kammer eine radioaktive Substanz, die mit einer fünfzigprozentigen Wahrscheinlichkeit im Lauf einer Stunde den Zerfall eines einzigen Atomkerns erzeugen würde. Zerfiele ein Kern, so würde ein Geigerzähler im Inneren der Kammer anschlagen, was über einen Mechanismus ein Hämmerchen betätigen würde. Der würde dann einen kleinen Kolben mit Blausäure zertrümmern. In der Konsequenz würde die Katze sterben.

Wollte ein Untersucher nun wissen, ob tatsächlich ein Atomkern nach Ablauf einer Stunde zerfallen war (und die Katze tot), so musste er aktiv nachschauen.

Das Paradoxe: Bis zum tatsächlichen Öffnen der Kammer würde in ihrem Inneren, folgt man einer quantenphysikalischen Betrachtung, eine »Vermischung« von lebendiger und toter Katze vorliegen, eine Gleichzeitigkeit beider Zustände – unbestimmt, bis zum aktiven Nachprüfen. Diese Unbestimmtheit aber wird erst durch die Beobachtung (Öffnen des Kammerdeckels) aufgelöst. Die Überlagerung solcher Zustände, wie sie quantenphysikalisch durchaus konstruiert werden können, sie also theoretisch möglich sind, würde uns in der makroskopischen Welt unsinnig erscheinen. Das Experiment wurde in vielen verschiedenen Versionen kolportiert und weiterentwickelt. Eine grobe Vereinfachung etwa sieht einen Revolver vor, der im Inneren einer Kammer angebracht ist, in der sich wieder eine Katze befindet. Der Mechanismus zum Öffnen der Kammer ist so mit dem geladenen Revolver verbunden, dass im Moment des Hebens des Deckels ein Schuss ausgelöst wird. Dieser Schuss kann die Katze treffen – und mutmaßlich töten – oder auch nicht. Das »Ergebnis« hängt im Wesentlichen von der (dem Beobachter vor Öffnung des Deckels nicht bekannten) Position der Katze im Inneren der Kammer ab.

Wenn ein Untersucher also entscheiden (sehen) will, ob die Katze noch lebt beziehungsweise einen mechanisch ausgelösten Schuss beim Öffnen des Deckels überleben wird, muss er an irgendeinem Punkt den Deckel der Kammer tatsächlich öffnen. In dem Moment aber entscheidet sich der Zustand der Katze. Bis dahin hat sie potenziell – theoretisch – zwei gleichzeitig bestehende Optionen, befindet sich in einer Art

»Übergang« zwischen zwei Zuständen, inmitten einer »Zwischenwelt«. Beide Optionen sind miteinander verschränkt und nicht unabhängig voneinander. Manifestiert sich der eine Zustand, gerät der andere in den Hintergrund. Er schließt sich in dem Moment aus, fällt in sich zusammen. Erst ist die Katze tot *und* lebendig, dann ist sie tot *oder* lebendig. Beide beschriebenen Zustände bedingen sich gegenseitig, es sind Polaritäten zueinander. Sei es, wenn sie gleichzeitig auftreten, oder auch nacheinander, sie sind aneinandergekoppelt, sodass der eine Zustand prinzipiell nicht ohne den anderen existiert.

Das oben entwickelte Bild entspricht auch dem asiatischen Yin-Yang-Prinzip. Im chinesischen Daoismus, der den heutigen Zen stark beeinflusst, steht dieses für polar zueinander entgegengesetzte und dennoch aufeinander bezogene duale Kräfte oder Zustände, die sich nicht bekämpfen, sondern ergänzen.[112] Das eine ist Teil des anderen, im anderen »versteckt«, mit ihm angelegt, verwoben, und doch eigenständig. Bis eine Entscheidung getroffen ist, je nach Perspektive oder Fragestellung, kann das eine Teil prinzipiell zum anderen »überspringen«. In jedem Fall aber bedingt der eine Zustand die Wirkung und den konkreten Zustand des anderen.

Anteile tauschen sich gegenseitig aus, pendeln hin und her – wie die berühmten Bilder oder Kippfiguren, bei denen man in einem gezeichneten Gesicht sowohl eine junge als auch eine alte Frau erkennen kann. Je nachdem, wie man guckt, auch wie lange man die Zeichnung jeweils betrachtet, »kippt« beim bloßen Betrachten die Perspektive, das heißt das »Bild« (das, was man in ihm sieht) verändert sich *von selbst* in die eine oder andere Richtung. Nie jedoch kann man gleichzeitig die junge und alte Frau im selben Moment im Bild erkennen. Es geht um »Möglichkeits-Wolken« (in der theoretischen

Physik: Wahrscheinlichkeitswellen). Das Potenzial für beide Erscheinungen ist zu jeder Zeit enthalten, gleichzeitig. Was man jedoch konkret sieht, im Resultat, ist vor allem eine Frage des Beobachters, genauer, des *Vorgangs des Beobachtens.* Durch das aktive Beobachten wird aus den theoretisch möglichen Optionen, aus allen Möglichkeiten, eine ausgewählt. Und so kommen wir zu einem zentralen Aspekt zurück: zur Frage des Perspektivenwechsels. Liegt eine Erste-Person- oder eine Dritte-Person-Perspektive vor? Beides ist möglich, hat aber konkrete Auswirkungen auf den beobachteten Vorgang selbst und auf sein jeweiliges Ergebnis.

In unserem eigenen Labor vermochten wir in diesem Zusammenhang zu zeigen, dass schon eine einfache Achtsamkeitsübung das Kippen der Perspektive (in den beschriebenen Kippbild-Experimenten) verlangsamen konnte. Durch ein Trainieren der Aufmerksamkeit scheint es also möglich zu sein, die Stabilität der jeweils gewählten Perspektive (»Ansicht«) zu sichern.

Festzuhalten ist: Die moderne Physik bildet interessante Schnittmengen mit dem traditionellen Buddhismus. Auch im Buddhismus sind Unbestimmtheitszustände, Verschränkungen (genannt: Bedingtheiten und Abhängigkeiten) und Paradoxien wichtige Ankerpunkte in Theorie und Praxis. Und so ist es sicher kein Zufall, dass es seit den Sechzigerjahren Freundschaften zwischen buddhistischen Gelehrten einerseits sowie Physikern – zumal Quantenphysikern – andererseits gibt.[113] Besonders hervorzuheben sind hier der Dalai Lama oder Yongey Mingyur Rinpoche auf der einen und Carl Friedrich von Weizsäcker, David Bohm oder Anton Zeilinger auf der anderen Seite.[114]

Die Mythen im Buddhismus erzählen bis heute in unendlicher Detailliertheit und Vielschichtigkeit, in unzähligen Bildern vom immer gleichen Narrativ: der Erkenntnis und der Erfahrung, dass Gier die Wurzel allen Übels ist. Ein »Geistesgift« wie auch Selbsttäuschung oder Verblendung, denen man nur allzu leicht unterliegt.[115] Dass Hass gegen andere oder sich selbst das Leidvolle anfacht. Und dass nichts wirklich dauerhaft ist, dass es also auch nichts festzuhalten gilt und – zumindest materiell – zu erreichen oder letztlich zu besitzen gibt: Alles zerrinnt. Akzeptanz des Wandels, Gleichmut, Gewahrsein und Mäßigung sind die buddhistischen Grundprinzipien.[116]

Formen sind letztlich nicht von Bestand, wie überhaupt alles unbeständig ist und vergänglich, alles Seiende vergeht. Wer das akzeptieren, damit seinen Frieden finden, mit diesem »Makel« leben kann, ihn möglicherweise gar nicht als Makel erlebt, der realisiert die wesentlichen Grundprinzipien des Buddhismus. Dazu gehört genauso die Erfahrung, dass es nicht einmal ein beständiges Ich oder Selbst gibt.[117] *Anatta* (Pali) bedeutet »Nicht-Selbst« und trägt als Schlüsselbegriff der buddhistischen Lehre genau dieser Erkenntnis Rechnung. Wie auch der Begriff *Anicca*, der besagt, dass alles fließt und in Bewegung ist: Erst eine Befreiung von der zugrunde liegenden Illusion einer Beständigkeit löst demnach das Leid auf und vermag, wiederum paradox, *bleibende* Glückseligkeit zu erzeugen.

Der Buddhismus steckt voller solcher Paradoxien. Mit Meditation erreiche man *nichts*, ist eine weitere. »Zen bringt nichts«, sagt dazu Meister Muho.[118] Es sei eine schlichte Verwirklichung dessen, was sowieso ist – das »So-Sein« in jedem Augenblick.»Nichts Besonderes!« Alles ist nichts, und nichts ist alles: Wer diese Weisheit erfährt, sie realisiert, wird aus Sicht des Buddhismus erlöst.[119]

Die Essenz des Buddhismus ist kein »asiatisches Privileg«.[120] Auch die aristotelische Philosophie mit der Eudaimonie als Konzept für einen beglückenden Lebenslohn nimmt den Begriff der Leere und den der Glückseligkeit vergleichbar auf.[121] Hier geht es ähnlich darum, mit dem zufrieden zu sein, was ist (was oft wenig oder eben »nichts« sein mag). Nicht immer *mehr* erreichen und haben wollen, sondern seinen Frieden schließen mit dem Hier und Jetzt und dem, was vorhanden oder geblieben ist – und *daraus* etwas machen. Erfüllung in der Leere finden, Perspektivenwechsel vollziehen: *das voll leere Glas.*

Aus der Sicht des Buddhismus besitzen wir bereits alles. Dazu heißt es im Lotus-Sutra, einem weiteren zentralen Lehrtext:

Du,

der reichste Mensch auf Erden,
mühst Dich seit anfangsloser Zeit,
und begreifst nicht,
dass Du alles, was Du suchst,
bereits besitzt.[122]

Nach Hause kommen

Wer möchte das nicht: ankommen. Irgendwann. Wo wir doch schon gehört haben, dass wir offenbar alles bereits besitzen und es für uns »da draußen« letztlich nichts mehr wirklich zu erreichen gibt. Warum dann noch in die Ferne schweifen?

Warum noch immer rastlos auf der Reise sein, ständig die gepackten Koffer unter dem Arm?

Das Heimkommen ist ein Ur-Motiv menschlichen Daseins und Strebens: zu Hause sein, eingebunden sein, einen festen und verlässlichen Ort haben. Das Verbinden mit etwas Aufnehmendem, Umsorgendem, etwas Übergeordnetem, auch »Größerem«, ist schon im Wort *Religion* (lateinisch für »Anbindung«, »Zurückführung«) enthalten. Auch im Begriff »Spiritualität« und der darin begründeten Idee vom »Beseelt-Sein« (von »einer erfüllenden Begeisterung« in wörtlicher Übersetzung) finden wir die Suche nach vermeintlich Höherem, größeren Zusammenhängen. Es geht um die Einbettung des Menschen in einen wohltuenden Raum der Herkunft oder Hinführung: Inspiration, Exspiration – Einatmung, Ausatmung. Wie oft aber gelingt es uns tatsächlich, uns verlässlich anzubinden, in großen Teilen anwesend und wirklich zu Hause zu sein? Im Wortsinn »religiös« – bei *uns* zu Hause?

Wann hatten wir zuletzt eine Verabredung mit uns selbst? Und waren wir wirklich da und haben uns auch auf uns eingelassen?

Bei manch einem Heimatbesuch klingeln wir vielleicht aus Selbstvergessenheit beim Nachbarn. Wie Mr Duffy. Es handelt sich hier um eine Figur aus den Kurzgeschichten *Dubliner* des irischen Schriftstellers James Joyce.[123] Das Charakteristische an dem Bankangestellten James Duffy ist, dass er mit einem enormen Aufwand seinen Raum, in dem er lebt, sein ganzes Dasein in Dublin organisiert und kontrolliert. Alles hat seinen Platz. Alles ist in Ordnung. Und doch ist Mr Duffy nicht frei, mehr noch, er lebt sein Leben in unmittelbarer Nachbarschaft zu sich selbst. Alles, was er tut, jeder Gegenstand, den er besitzt und der seinen festen Platz in seinem Zimmer hat, zeigt nur wieder die Sinnlosigkeit und Routine seines ganzen Lebens. Der Leser fragt sich, worauf Duffy eigentlich die ganze Zeit wartet. Letztlich ist die Kurzgeschichte »Ein betrüblicher Fall« eine Allegorie: Duffy kopiert sich und sein Leben in einer Endlosschleife – und scheint sich selbst dabei zu verlieren. Während er fraglos seinen Verstand und die Emotionen völlig beherrscht, endet er in totaler Einsamkeit, stirbt letztlich einen »Tod im Leben«.

Gibt es ein falsches Leben im richtigen? Das Lebendige sollte doch das Leben charakterisieren, so könnte man meinen, nicht ein schleichender Tod wie bei Mr Duffy. Wäre das Ziel also ein richtiges, ein lebendiges Leben? Gibt es den einen rechten Weg überhaupt – und damit eine Blaupause für ein wahres Leben (zur Not auch im falschen)? Oder sind Begriffe wie »richtig«, »falsch« oder »wahrhaft« hier die »falschen« Kategorien – weil gänzlich unpassend?

Was wäre, wenn wir statt von einem *rechten* von einem *echten Leben* sprechen würden? Und es auch so meinen würden? Einen authentischen Weg, in sich stimmig und lebendig? Wäre dabei das Ziel der Weg oder der Weg das Ziel? »Dein Ziel wird dich finden«, so sagte es einst Veronica Carstens.[124] So wird es vielleicht sein. Wenn wir bereit und anwesend sind. Wenn die Zeit gekommen ist. Und die beste *echte* Zeit ist – jetzt! Worauf gilt es noch zu warten?

Was aber passiert mit uns, wenn das Nach-Hause-Kommen, unsere gefühlte Heimat, doch nur ein unerfüllter Sehnsuchtsort bleibt? Ein Ort in der Zukunft oder in der Vergangenheit, in jedem Fall aber nicht im Hier und Jetzt? Wenn wir innen wie außen – religiös, sinnlich, persönlich, räumlich oder auch kulturell – keinen rechten Platz finden, keine Wurzeln schlagen können?

Sie erinnern sich noch an das bio-psycho-soziale Gesundheitsmodell der WHO? Gesundheit als Idealzustand? Ich füge den drei Dimensionen zuweilen noch eine vierte (beziehungsweise fünfte) hinzu – die »spirito-kulturelle« Dimension. Dabei werden von mir die spirituellen und die kulturellen Anteile entweder separat voneinander behandelt oder als »semantische Gesundheitsdimension« in einem zusammengefasst: Es handelt sich um eine *Bedeutungsdimension* (Semantik = »Bedeutung von Zeichen«). Mit einem Augenzwinkern, zugegeben.

Was meine ich damit? Um welche Bedeutungen und welche Merkmale geht es?

Hinter dem beschriebenen Vorschlag zur Erweiterung des Modells steht die Beobachtung, dass es Krankheiten gibt, die in unserer Zeit nicht mehr zu übersehen sind, weil sie geradezu pandemisch auftreten, die aber im gängigen Modell von Gesundheit und Krankheit keinen wirklichen Platz finden. Und so sucht sich der Kranke eine Ersatzdiagnose, um doch Gehör zu finden und – hoffentlich – behandelt zu werden. Die aus meiner Sicht augenscheinlichste Erkrankung dieser Art ist das Burn-out, von mir mitunter als »Sinnerkrankung« oder »chronisches Unglückssyndrom« bezeichnet. Burn-out ist sicher keine Depression. Wie auch die meisten Stresskrankheiten nicht.

Kennen Sie das? Sie befinden sich im »fremden Film« – am falschen Ort, zur falschen Zeit? Stellen Sie sich vor, das passiert Ihnen jeden Tag. Jedes Mal, wenn Sie morgens in Ihre Firma gehen, haben Sie das Gefühl, fehl am Platz zu sein, hier nicht hinzugehören. Oder Sie studieren vielleicht Ihr geliebtes Fach, warum nicht Medizin, dem Sie so lange entgegengefiebert haben, eigentlich passt alles, aber an dieser konkreten Uni oder in dieser konkreten Stadt fühlen Sie sich nicht richtig aufgehoben, nicht gesehen oder verstanden, nicht heimelig. Bis zu einem gewissen Punkt ist das normal und macht auch das »Salz in der Suppe« bei Veränderungen und Herausforderungen aus. An genau solchen Dingen wachsen und reifen wir schließlich. Sie aber stellen noch nach Jahren fest, dass bei allem, was Sie bewerkstelligt haben, was Ihnen gelungen ist, dieses Fremdheitsgefühl vom Anfang nicht wirklich gewichen ist. Es ändert sich einfach nicht – und das macht Sie krank.

Oder ist es die Straße, in der Sie wohnen, die Haus- oder Wohngemeinschaft? Die Nachbarn, die eigene Familie, der Partner oder die Partnerin? Eigentlich ist alles stimmig, von außen zumindest, aber irgendwie stimmen *Sie* nicht: Sie stimmen nicht überein! Und doch haben Sie, rein medizinisch gesehen, keine Depression. Dafür »reicht« es nicht, vielleicht, weil Ihre Ressourcen noch nicht aufgebraucht sind. Es gibt ja auch Positives in Ihrem Leben: Die Screening- und Messinstrumente für Depressionen schlagen bei Ihnen nicht an. Ihr innerliches Belohnungssystem ist prinzipiell noch intakt. Das ist ja das Problem! Sie sind nicht »stumpf«: Sie *fühlen* sich deutlich unstimmig, *empfinden* das *Nicht-Belohnende* in Ihrem Leben. Dieses jedoch nicht aufgrund einer erkrankten oder dysfunktionalen »Belohnungsmechanik« (wie bei Depressiven), sondern schlicht, weil Ihnen die Anlässe fehlen!

Das Lohnenswerte ist unterrepräsentiert. Früher nannte man so etwas chronische Unzufriedenheit. Oder eine »nervige« Krise – zum Beispiel die Midlife-Crisis. Erinnern Sie sich an die U-Kurve der Lebenszufriedenheit? Mit dem Tiefpunkt, dem »Tal der Tränen«, in der Mitte zwischen dem vierzigsten und fünfzigsten Lebensjahr? Das ist sie wieder. Und vielleicht verstehen Sie jetzt besser, warum genau in dieser Phase des Lebens, im Übergang zwischen Adoleszenz und Seneszenz, quasi als »Block« zwischen den beiden entscheidenden Altersphasen (den beiden Schenkeln des U), eine Periode des aktiven Einpassens, des Platz-Findens und der Verwurzelung oder »Erdung« geschaltet wurde, mit all den verbundenen Unruhen. Denn erst von dort, vom (r)echten Standpunkt aus, kann die zweite, die vermeintlich »bessere« Lebenshälfte gestartet werden: mit einer guten Verankerung im Leben. Dann erst kann die von Natur aus vorgesehene Zufriedenheit im höheren Alter mit größerer Wahrscheinlichkeit erlangt werden. In dieser sensiblen, aufrüttelnden, anstrengenden mittleren Periode aber, im Tränental, da fühlen wir uns oft überfordert, fehl und orientierungslos. Wir überreagieren leichter, erfinden uns neu, stellen alles infrage, ändern alles – oder gar nichts, wie Mr Duffy.

Am Ende aber ist nur bedeutsam, dass wir nicht »über die Leitplanken« unseres natürlichen Lebenswegs geraten. Unserer persönlichen U-Kurve. Wenn das doch passiert, bekommen wir einen »Nervenzusammenbruch«. Ein deutsches Wort für Burn-out.

Ein solches Gefühl des chronischen Nicht-beheimatet-Seins im Leben, das Fehlen einer Verwurzelung, das Gefühl, nicht zu wissen, wo man hingehört, permanent »fremd« zu sein – das wäre die *kulturelle* Dimension von Gesundheit und Krankheit: nicht eingebettet, letztlich heimatlos. Eine solche Entfremdung von der Welt, wie sie uns auch Mr Duffy demonstriert, der genau *neben* sich (statt *in* sich) lebt, ist fraglos anstrengend. Der stetige Aufwand im Alltag, den täglichen Aufgabenplan dennoch zu erledigen, immer funktionieren zu müssen, wo doch eine innere Stimme beständig sagt, dass man »wegmüsse«, woandershin, dass etwas grundsätzlich geändert gehört, wo aber doch die Kraft oder die Möglichkeiten genau dafür fehlen, so ein Leben ist tatsächlich nur wenig heimelig. Und das Auftreten von Gefühlen wie Entwurzelung und Überforderung, parallel zu einem hohen Aufwand und Aktivierungslevel einerseits und der chronischen Disharmonie andererseits, das kann zu Burn-out führen. Oder zu chronischem Schmerz und weiteren Leiden im Zeichen des »Neben-sich-Stehens«.

Übrigens gehört zu den wichtigsten Zeichen einer gelingenden kulturellen Einbettung auch das Lokalkolorit. Merkmale der lokalen Verwurzelung helfen mir als Bürger oder Nachbar, dass ich weniger neben mir, sondern mehr bei mir sein kann: die Farben des von mir unterstützten regionalen Fußballvereins; der bekannte Dialekt in öffentlichen Veranstaltungen und auf den Bühnen meiner Stadt; die Gerüche auf dem vertrauten Wochenmarkt. Es bleibt noch abzuwarten, inwieweit die Corona-Krise und das weitgehende Zurückfahren des öffentlichen Lebens in den Wellen der Pandemie gerade diesen Verbundenheitsaspekt – und somit einen wichtigen Puffer gegen Stress- und »Dissonanz-Erkrankungen« – maßgeblich mit geschwächt hat: Wird die Corona-Gesamtbilanz am Ende einen Anstieg von solchen Leiden aufzeigen, die man der beschriebenen kulturellen Dimension zurechnen kann?

Die andere wichtige Kategorie wäre die spirituelle Dimension der Gesundheit, die erlebte Sinnhaftigkeit des eigenen Tuns oder Seins. Als Schwester der kulturellen Dimension (beide gehen von einer subjektiven Bedeutungserteilung aus) lässt sie uns fragen, ob wir, ein jeder für sich, genau benennen können, wofür wir morgens aufstehen. Wofür es sich lohnt, die Mühen des täglichen Lebens anzunehmen: Was treibt mich an? Was inspiriert mich, bedeutet mir etwas? Was begeistert mich, füllt mich mit Sinn? Was schenkt mir ein Leuchten in den Augen, lässt mich über die Hürden und den Stress des Alltags hinwegsehen? Was gibt meiner Seele Kraft?

Wer auf diese Fragen keine Antworten findet, selbst wenn er sich prinzipiell am richtigen Ort und zur richtigen Zeit wähnt, insgesamt eingebettet und angekommen im Leben, sich auch als kulturell verwurzelt empfindet – angenommen und, sprechen wir es einmal aus, *geliebt* –, kann trotzdem krank werden: Chronisches Unglück oder chronische Unzufriedenheit, bei ansonsten intakter körperlicher, geistigseelischer oder auch sozialer Gesundheit, sind möglich. Das wäre dann im Sinne einer *erweiterten* WHO-Definition von Gesundheit dennoch »krank«. Auch wenn die Medizin das vielleicht nicht so sieht.

Ich erlebe das nahezu jeden Tag in unserer Ambulanz und auch sonst im Gesundheitswesen, genauso in anderen Zusammenhängen. Häufig sind Menschen mit Burn-out, mit einer »krankhaften« Sinnkrise oder niederschlagenden inneren Dissonanz durchaus sozial gut eingebettet, haben nicht selten in Bezug auf Bildung oder Einkommen wenig zu klagen. Und selbst eine körperliche Unversehrtheit schließt in keiner Weise das Erleben von Sinn- oder Heimatlosigkeit aus. Wenn dem so wäre, bräuchte es wohl kaum die von mir hier vorgeschlagenen neuen Dimensionen der Gesundheit. Das Gleiche gilt ebenso für psychische Beeinträchtigungen. In unseren Studien und bei Patientenbefragungen sehen wir, dass auf den gängigen Erhebungsinstrumenten für psychische Erkrankungen – Skalen für Depressionen, Suchterkrankungen, Ängste oder andere seelische Leiden – kein zwingender Zusammenhang besteht zwischen dem Erleben einer Sinnkrise einerseits und dem Vorliegen (oder Nicht-Vorliegen) einer psychischen Erkrankung andererseits: Nicht-beheimatet-Sein oder fehlende Erfüllung können mit psychischen Erkrankungen einhergehen, *müssen* es aber nicht. Und doch können diese spirituellen oder kulturellen »Leiden« eindeutig krank machen. Dafür braucht es jetzt auch fachlich – endlich – einen Platz.

Das ist der Grund, der mich zur Erweiterung des gängigen Gesundheitsmodells getrieben hat: Die Menschen präsentieren sich mit Erkrankungen wie Depressionen, Ängsten, Süchten und anderen, weil es für das eigentliche Problem, die »semantischen« Erkrankungen, bisher noch keine passende Adresse gegeben hat. Jeder Arzt oder Therapeut, der einen Menschen in einer Burn-out-Situation oder schweren Sinnkrise erlebt, wird sofort erblicken, dass dieser Mensch krank ist! Und doch sind in den internationalen Klassifizierungen für Diagnosen oder den gängigen medizinischen Einteilungen von Krankheitsindikationen derartige spirituelle oder kulturelle »Leiden« nicht vorgesehen.

So behaupten denn auch nicht wenige ärztliche Kollegen, Burn-out sei eigentlich eine Depression. Andere zweifeln an, dass Burn-out überhaupt krankhaft sei. Das Dilemma ließe sich schnell lösen. Wenn wir stärker auf die semantischen, subjektiven oder persönlichen Beweggründe hinter Gesundheit und Krankheit schauen würden. Wenn wir Burn-out & Co. als genau das betiteln könnten, was sie sind: Unglück, Entwurzelung oder eben Sinnkrisen. Liegen solche Zustände dauerhaft, chronisch vor, passiert vielleicht genau das, was wir bei Mr Duffy schon gesehen haben.

Was ich bin (oder sein möchte), was mich ausmacht, meine

Essenz, der Kern meines Selbst, möglicherweise noch im Inneren verborgen, korrespondiert nicht mit dem Außen, mit der Welt, in der ich lebe. Ich finde mich in der Außenwelt nicht wieder. Außen und Innen nehme ich als dissonant, nicht kohärent wahr. Und so kann ich mich zunehmend nicht mehr in mir beheimatet erleben, dagegen unstimmig und disharmonisch, nicht klingend, nicht in Resonanz mit der Welt oder mit mir selbst. Nicht mehr authentisch oder widerspruchsfrei: Ich habe mich selbst verloren, irgendwo auf dem Weg. Vielleicht spüre ich mich gar nicht mehr?

Ein schleichender Tod im Leben, wie bei James Duffy ...

Und selbst wenn ich das Leben als solches, die Sinnhaftigkeit des Großen und Ganzen nicht infrage stelle, so fällt mir möglicherweise keine Antwort auf die Frage ein, was denn meine eigene, ganz konkrete *Bedeutung* sei, ob mein tagtägliches Tun, an diesem Ort und zu dieser Zeit, wirklich *Sinn* ergibt.

All das kostet wahnsinnig viel Energie. Sei es, um mich immer wieder neu aufzuraffen, zusammenzureißen, um nicht allein schon an der fehlenden Kongruenz, dem Erleben einer chronischen Unstimmigkeit oder »Unpassung«, zu erkranken. Auch am ständigen Sich-etwas-Vormachen.

Und dann passiert es doch.

Genau das wäre meine Definition von Burn-out.

Heiligt der Zweck die Mittel?

Seit Längerem wissen wir aus der Forschung zu Achtsamkeit, Meditation und Spiritualität, dass diese »Glaubenspraktiken« wirksam gegen die beschriebenen Phänomene rund um Stress, Unglück und Burn-out sein können.[125] Nicht dass eine Verwurzelung oder erlebte Sinnhaftigkeit in der Meditationspraxis automatisch entstünde – was jedoch auch nicht paradigmatisch ausgeschlossen ist. Aber spirituelle Menschen beschreiben häufig ein insgesamt gesteigertes Maß an empfundener Kohärenz und Selbstreferenz. Gläubige »wohnen« mehr in sich und erkennen leichter ein Muster, einen roten Faden in ihrem Leben. Das Gehirn, sein Belohnungssystem und auch der Neurotransmitter Dopamin spielen hier eine zentrale Rolle. Das kann sehr heilsam sein. Auch diesen Zusammenhang haben wir uns ja bereits angeguckt. Rechtfertigt daher dieser Aspekt allein schon den Hype um Meditation, Achtsamkeit und weitere religiöse beziehungsweise spirituelle Techniken?

Ein anderer Aspekt ist die Gemeinschaft. Traditionell wurden religiöse Rituale und Praktiken im Kontext einer Gemeinde beziehungsweise einer Gemeinschaftlichkeit vollzogen. Nicht selten in Verbindung mit Altruismus und einer Sorge, ja *Fürsorge*, für den anderen, den vermeintlich Schwächeren, auch den Nachbarn oder Nächsten. All diese Dinge – Heimat, Kultur, Altruismus und Gemeinschaftlichkeit – schützen auch vor Stress und dessen Folgen, vor Burn-out und seinen Spielarten. Sie sind zweifelsfrei gesund.[126]

Religion und Glaube sind ebenfalls gesund. Sie stehen in direktem Zusammenhang mit Kultur, Sinn und Gemeinschaft. Häufig gehen sie mit eher gesunden Verhaltensweisen und einer positiven Lebensordnung einher, einem inneren Kompass oder dem Gefühl von »innerer Heimat«, was immer das im Einzelfall sein mag. Glaube und Religion retten und verlängern Leben.[127] Der Glaube für sich hat dazu ein direktes – enormes – Placebopotenzial, da muss er noch gar nicht als eigentliches »Medikament« oder über indirekte Vermittler wirken. Schon allein der Glaube an etwas heilt, er kann, sprichwörtlich, Berge versetzen. In diesem Sinn kann man Religion auch als eine »geniale Erfindung« der Natur deuten, zumindest als eine erstaunliche menschliche Kulturleistung.[128] Man kann wenig dagegen einwenden – und so viel Heilsames kann daraus entspringen. Wären da nicht die bereits behandelten Risiken und Nebenwirkungen ...

Selbstverständlich kann das Allheilmittel Religion zu anderen, weniger heiligen Zwecken benutzt werden. Religion ist auch eine Ware und bedient einen Markt. Sie kann kapitalistisch ausgebeutet werden, neoliberale Tendenzen verstärken oder Menschen in neue Abhängigkeiten bringen. Sie kann missbraucht werden – und selbst dem Missbrauch dienen! Eine schreckliche Entwicklung und Abart, geboren aus Gier, mangelnder Impuls- und Emotionskontrolle, aus fehlender Transparenz und Reife, im System und beim Einzelnen. Attribute wie Weisheit und Menschlichkeit kommen nicht automatisch mit dem Gebet oder der Lieferung eines Meditationskissens. Mehr noch, religiöse Praktiken können sogar als unverantwortbarer Schutzraum und feiger Rückzug aus Verantwortung und Aufklärung dienen.

Wohlsein und Gesundheit, ebenso eine gefühlte Selbstwirksamkeit im Rahmen geübter Glaubenspraxis, die ohne Zweifel vermehrt eintreten können – sie alle können einen hohen Preis haben. Wollen wir den wirklich zahlen?

Es ist ein Dilemma: Einerseits entsagen wir in Scharen unserer kulturellen Herkunft, verlassen die (religiösen) Traditionen, nur um dann andererseits an einer Entwurzelung und Heimatlosigkeit zu erkranken. Und um dann wieder, jetzt zur Linderung der neuen Leiden, in die Arme einer säkularen

Spiritualität oder »neuen« Religiosität zu laufen. Oder einer alten. Alles wieder auf Los: Ein Teufelskreis.

Als Konsequenz entfernen wir uns stärker von dem, was wir eigentlich vorhatten – was wir konkret vor Augen hatten, als wir uns einst aufmachten, uns von den Traditionen zu emanzipieren. Waren unsere Ziele nicht auch mehr Selbstbestimmung und Selbstwerdung? Für manch einen ist es erschreckend zu erleben, wie aufgeklärte und moderne Menschen verstärkt eine »retrograde« Rückbesinnung vollziehen, einen Rückbezug auf voraufklärerische Strukturen. Und so ist es gar nicht verwunderlich, dass altüberlieferte und kaum hinterfragte Rollenbeziehungen, wie die zwischen Meister und Schüler oder Mann und Frau, zum Teil wieder widerspruchslos übernommen werden. Ich erinnere an die sexuellen Übergriffe gerade in traditionellen buddhistischen Zusammenhängen. Heilig ist hier nichts.

Wie können wir diesem Dilemma entkommen? Indem wir uns noch stärker von echten, intimen menschlichen Begegnungen abgrenzen und entfernen? Indem wir uns vollends in den virtuellen und digitalen Raum zurückziehen und nur dort unsere Bedürfnisse nach Spiritualität, Sinn und Heimatlichkeit verwirklichen? Und womöglich gerade auf diese Art und Weise einem Funktionalitätsdiktat mehr denn je entsprechen – weil nunmehr auch Glaube und Spiritualität von uns möglichst »effizient« praktiziert werden? Ist die Online-Welt in diesem Zusammenhang Fluch oder Segen? Ist sie Teil des Problems oder nur ein Symptom? Ist das moderne Nomadentum, das wir alle gemeinsam praktizieren, sei es online oder in unseren Beziehungen, in den immer kürzer währenden Zyklen unserer Partnerschaften, Freundschaften, in der Familie und Nachbarschaft, am Arbeitsplatz, in unseren Projekten und Plänen, angefeuert durch eine explodierende Mobilität (zumindest vor Corona) – ist diese ständige Rastlosigkeit eine Falltür? Wohin führt diese, wie hoch ist die Fallhöhe? Ist ein steter »Zwang« zu Arbeitsfähigkeit und Gesundheit, zu Sinnhaftigkeit und Kulturbezug Teil eines größeren, »unheiligen« Spiels?

Keinesfalls möchte ich hier den Eindruck erwecken, als würde ich an eine »geheime Lenkung« glauben. Schon gar nicht von außen. Ich glaube auch nicht an einen geheimnisvollen »großen Plan«. Im Gegenteil: Wir sind da alle irgendwie hineingeraten. Weil wir stets auf den eigenen Nabel schauten, nicht über den Tellerrand hinaus, nicht zeitlich und ebenso wenig räumlich. So war es zumindest in der Vergangenheit. Aber jetzt ist es an uns aufzuwachen, an den aufgeworfenen Fragen neu anzusetzen. An den grundlegenden Strukturen und unserem eigenen Beitrag. Von der Medizin über den Glauben bis hin zu Konsum und Klima – die Menschen sind in Bewegung geraten. Und oft sind es gerade die jüngeren Generationen, die besonders aktiv und motiviert sind. Zweifellos: Es muss sich etwas ändern. Um uns selbst besser einzupassen in die Welt und auf diese Weise die Welt zu entlasten. Um wieder *nach Hause* zu kommen: Wir müssen erkennen, wer wir wirklich sind und was unser Zuhause ist. Was macht es aus? Was braucht es?

Zur besseren Einpassung und Selbstwerdung gehört ein Prozess der Selbstrealisation. »Wherever you go, there you are«, sagt dazu Jon Kabat-Zinn.[129] Oder sinngemäß: »Wo immer du bist, da bist du.« Man kann sich nicht selbst entkommen – nicht wirklich. Und sollte es auch nicht. Sonst erginge es einem wie Mr Duffy.

Um aber zu werden, was wir sind, was uns wirklich ausmacht und entspricht – wie es nicht nur in Kunst und Literatur, sondern ebenso in Neurowissenschaft und Biologie eine zentrale Forderung geworden ist, ein gemeinsames Ziel von Geisteswissenschaft und Naturwissenschaft, von Philosophen, spirituellen Führern, Psychologen und sogar Grundlagenforschern –, sollten wir all das *wegnehmen, was wir nicht sind*.[130] So einfach. Weniger statt mehr.

Und wir sollten versuchen, den Widerstand und die Dissonanz zwischen Innen und Außen aufzulösen. Stattdessen in die Resonanz gehen – mit uns und der Welt.[131]

Keine Angst

Leben, einfach so. Alles könnte so einfach sein: Minimalismus statt Maximalismus. Wir würden viel Geld und Ressourcen sparen. Unsere eigenen und die der Welt, in der wir leben. Wenn wir nur in der Lage wären, uns stärker vom Außen zu emanzipieren, vom bedingungslosen Konsum, von einer rein körperlichen Gesundheit und Unversehrtheit. Wenn wir Heilung vor allem im Innen anstreben würden.

Was hieße in diesem Kontext aber, innerlich (oder ganzheitlich) gesund zu sein? Wäre das: mehr in der eigenen Mitte ruhen? Das Innere vom »Wahnsinn« der Selbstoptimierung heilen? Wie genau würde das gehen? Alles in Maßen? Doch was wäre mein rechtes Maß? Und: Wer oder was führt uns raus aus den Engpässen einer selbstbezogenen Befindlichkeit?

Am Ende steht wohl immer eine Konfrontation mit dem, was wirklich ist: eine ungerührte Wahrnehmung der Realität. Die Praxis eines achtsamen, nicht wertenden Gewahrseins lässt uns schnell erkennen, dass ein Gesundheitswahn nicht gesunde Medizin ist. Und Selbstoptimierung nicht das Maß aller Dinge. Stattdessen: Einfach zu sein, da zu sein, gut genug zu sein, begrenzt zu sein, auch versehrt zu sein – das erscheint geboten und letztlich unvermeidlich.

Wir müssen unsere Haltung hinterfragen. Was aber hindert uns daran?

Es ist Zeit, den nackten Tatsachen ins Auge zu sehen – ein Rendezvous mit der unverstellten Realität: Sind unsere Konsumflüchte, unsere Orientierung am Außen, der Wunsch, dass ein äußerer Arzt uns wieder heil machen möge, der Ruf nach mehr Medizin, mehr Gott, mehr Wirtschaft, mehr Linderung, mehr Technik, mehr Google, mehr Ordnung, nicht allesamt Ablenkungsmanöver? Um uns das eine nicht sehen zu lassen? Um die eine große Angst nicht spüren zu müssen?

Wir beäugen den einen Abgrund in uns, für den wir so gar keine Linderung und keinen Trost empfinden können: *den Tod*.

Und so steht die Leere am Ende für die eine große Frage: Wenn wir alles wegnehmen, was wir nicht sind, was ohne uns funktioniert und was wir nicht brauchen, nicht wirklich – was bleibt dann von uns? Ist noch irgendetwas über, mit dem wir uns selbst identifizieren können? Was nach uns klingt, nach uns riecht, nach uns schmeckt?

Diese eine große Angst, die vor dem großen Nichts, einer innerlichen Leere, genauso vor einer ewigen Leere im Außen, vor fehlender Resonanz – sie macht uns Stress. Sie aktiviert unsere Alarm- und Stressmechanismen, beginnt zusehends, unsere »Pedale« anzuwerfen, unseren inneren Motor, sodass wir immer schneller »am Rad« drehen. Und gleichzeitig werden wir schwermütig – die Leere, das Nichts beziehungsweise die Angst davor lastet auf uns.[132] All dies ist nicht gut für unsere Gesundheit, und so konsumieren wir mehr Medizin, projizieren die Lösung nach außen und rufen genau dort nach Linderung: nicht innen. Woraufhin wir die Suche nach Antworten oder Sinn in uns vertagen. Oder mit gleicher Sehnsucht (Verblendung) einer vermeintlichen Inspiration und Ermutigung von außen hinterherlaufen, dabei womöglich sogar eine Spiritualität finden, die uns tatsächlich begeistert und von der wir uns endlich Ruhe und eine endgültige Lösung oder Erlösung erhoffen.

Doch kommen wir so zur Besinnung? Der letzte Sinn wird kaum im Außen zu finden sein. Zumindest wird er dort allein nicht spürbar, nicht erfahrbar sein, wenn er nicht mit einer Antwort auf die Frage nach Sinn im Inneren korrespondiert.[133] Das hat uns schon der österreichische Psychiater, Neurologe und Psychotherapeut, der »Sinn-Forscher« Viktor Emil Frankl in seinem Lebenswerk eindrücklich vermittelt: Die Emanzipation von der tiefsten Angst geht über den Sinn.[134] Dieser Sinn wohnt in uns, man kann ihn nicht erzeugen, man muss ihn in sich finden, ihn haben: »Man muss sich nicht alles von sich gefallen lassen!«[135]

Die zentrale Frage also, die wir offenbar nicht gestellt bekommen wollen – der wir scheinbar ausweichen, sie nicht hören oder sehen wollen (oder können) –, lautet: *Können wir, kann ich zufrieden sein mit dem, was ist?*

Versucht man die Frage nach der Zufriedenheit – ob sie möglich ist angesichts dessen, was ist – rein intellektuell zu beantworten, wird man scheitern. Oder man muss sie klar verneinen, denn objektiv betrachtet kann die Welt kaum so bleiben, wie sie ist. Eine Unzufriedenheit erscheint geradezu zwingend, um uns alle wachzurütteln und an den herrschenden

Zuständen etwas zu ändern. Was dringend passieren muss. Sollte das etwa mit Zufriedenheit gemeint sein? Ein Hände-in-den-Schoß-Legen? Ein kritikloses Hinnehmen – Rückzug ins rein Private, in die vermeintlich heimelige, innere Welt? Achselzuckendes Weitermachen, einfach so?

Wie kommt der Geist aus der Flasche? Oder andersherum: Wie kommt er wieder hinein? Der Geist (Sinn, Spiritus) inspiriert uns. Und er macht uns Angst. Er ist schwer zu fassen. Oder haben Sie eine klare Antwort auf die Frage nach der Sinnhaftigkeit von allem? Haben Sie für die Frage nach dem Tod und seiner letzten Bedeutung eine kluge Antwort, eine, mit der Sie gut leben können? Die Sie beruhigt und keine Angst mehr macht, nicht stresst, sondern die Sie gut leben lässt? Das ist möglich. Aber es ist Arbeit. Oder eine tiefe Gewissheit, ein innerliches Zutrauen, das für viele von uns beneidenswert, für manch einen unerreichbar erscheint. Solange uns dieses Gefühl jedoch nicht zuteilwird, werden wir weiter versuchen, der Angst und dem innerlichen Schmerz zu entkommen. Vielleicht ertränken wir die Angst mit »geistigen Getränken«, vielleicht suchen wir unser Heil in traditionellen oder säkularen Formen von Glauben und Spiritualität.

Die letzte Freiheit aber werden wir wohl erst erfahren, wenn wir keine Angst mehr vor der Leere haben. Vor dem »Letzten«. Natürlich wird der Tod weiter abschreckend bleiben – das Leben soll schließlich in der Mitte stehen, nicht sein Ende. Aber wir müssen mit ihm, dem Ende, leben, den Tod prinzipiell aushalten und akzeptieren. Ihn einplanen können. Sonst werden wir nie frei sein.

Freiheit (Lass los!)

Mit dem Tod leben. Schließlich werden wir ihn nicht aufhalten können. Den eigenen nicht und nicht den geliebter Menschen. Das ist schmerzlich. Den Tod als solchen, als Institution, werden wir ebenfalls kaum verhindern können. So einfach lässt er sich nicht abschütteln oder ausrotten. Man kann auch nicht »immun« gegen ihn werden. Oder doch?

Genauso im großen Kontext: Schauen wir auf die Menschheit als Ganzes, auf unseren Heimatplaneten oder das Sonnensystem, auf das Universum (und die weiteren 10^{500} Universen[136]), so ist nicht ausgemacht, dass sie alle ewig existieren werden. Was wäre das überhaupt – ewig?

Expandiert das gesamte Weltall ins Unendliche hinein? Oder verlangsamt sich der Prozess seiner Ausdehnung, kommt schließlich zum Halt, um dann eventuell sogar eine natürliche Gegenbewegung einzuleiten? Das sukzessive Zusammenziehen bis zum endgültigen Kollaps eines fernen Tages am »Omega-Punkt«?[137]

Derartige Endzeit-Szenarien machen Angst. Und doch sind sie real. Sie sind möglich. Wie gehen wir damit um? Können wir uns, ganz grundsätzlich, mit Vergänglichkeit, Abschied und Endgültigkeit abfinden? Angst ist hier mehr als verständlich.

Und so ziehen wir uns besorgt auf unsere eigene Scholle zurück und versuchen dort, die tiefere Bedeutung von alldem zu ergründen. Oder wir suchen die erwünschte Unsterblichkeit in uns: Wir verjüngen, verändern, verstecken und betonen; wir leben gesund und achtsam, machen uns Stress – und reduzieren ihn gleich wieder über Meditation und mentales Training; wir bemühen uns, Corona, Klima und unseren

Lebensverlauf in den Griff zu bekommen – dass alles schließlich Sinn ergeben möge!

Unser Motor, unser Antrieb ist auch unser Festhalten am Leben, unser Lebenswille. Und der Platz in der Mitte unserer Beziehungen. Die Hoffnung, dass von da aus irgendetwas über uns hinauswirken möge.

Allzu schnell geraten wir in ein alltägliches Tun, ein Hamsterrad zuweilen, verlieren uns in unseren täglichen Pflichten und To-do-Listen – den Aufgabenstellungen einer uns anheftenden »Betriebsanleitung«: Wir funktionieren und kontrollieren, überprüfen erfolgreiche Sollwert-Erreichung und ihre Einhaltung. Wir führen Checklisten, haken ab. Kontrolle ist gut. Aber sind wir am Ende überhaupt noch frei?

Vielleicht bemerken wir gar nicht, wie es langsam eng wird um uns, wie wir allmählich unfrei werden. Bis dann ein »Knall« passiert: die Scheidung, eine Krankheit, eine Kündigung, ein Verlust, ein Unfall. Wie sagte Kristina Vogel – aber erst, als sie im Rollstuhl saß: »Zum ersten Mal in meinem Leben muss ich nichts, ich kann. Diese Situation möchte ich genießen. Im Grunde genommen bin ich zum ersten Mal frei.«

Muss es so weit kommen? Die Angst sitzt uns im Nacken! Eine existenzielle Sorge vor einem Verlust von allem, was uns lieb und wert ist. Inklusive unserer selbst. Aber vielleicht ist diese Angst nur eine Chimäre, gibt sich als etwas anderes aus, zeigt sich schließlich in anderer Gestalt, als ursprünglich von uns angenommen?

Solange wir an der Vermessung, Optimierung und Ökonomisierung unserer selbst arbeiten, wir gänzlich im Außen sind, wird uns keine »Lebenskunst« gelingen, keine echte Qualität der Selbstführung, wie es die Philosophin Ariadne von Schirach bezeichnet.[138] Es gibt zweifellos gemeinsame Linien zwischen Spiritualität, Achtsamkeit, Medizin und Philosophie, und sie laufen darauf hinaus, dass es am Ende vielmehr um eine Befreiung von etwas geht, um *weniger statt mehr*, um eine positive Leere statt ständiger Reparatur und Wiederherstellung. Das Gegenteil jedoch passiert meist in unserer Realität: Übergebrauch von Medizin, Schönheits- und Jugendwahn, ständige Funktionalisierung – und die Meditation zur Stressreduktion und Leistungssteigerung mittendrin. McMindfulness als zeitgenössisches Credo, konfektioniertes Häppchen einer säkularen Religiosität oder Spiritualität? Der geistige Raum wird kaum mehr geleert, stattdessen weiter gefüllt, befüllt und ausgebeutet durch eine zunehmende Ökonomisierung: *Simplify your life?*[139] Pustekuchen!

Doch vielleicht sind wir ja viel näher dran am Kern, als wir derzeit glauben. Der Sinn allen Seins, folgt man dem Philosophen Wilhelm Schmid, ist eine Energie – sie entstammt der Fülle von Möglichkeiten, den »Seins-Möglichkeiten«, die wir alle haben.[140] Es gibt keinen weiteren Zweck für uns als den, die Möglichkeiten des Menschseins »durchzuspielen«. Das sei unser eigener Beitrag: »Ich bin eine der Möglichkeiten, die das Leben bereichern – das ist der Sinn meines Lebens!«[141] Durch unsere pure Existenz allein realisieren wir eine der unendlichen Varianten des Lebens, Mensch zu sein. Das ist alles.

Jeder, so Schmid, erkundet sein eigenes Ziel (oder mehrere), und die auf dem Weg gemachten Erfahrungen sprechen sich herum, bis schließlich alle wissen, was sich lohnt – und was nicht. Nach ihm ist mit dem Tod nur das gelebte Leben in der bekannten Gestalt zu Ende: Das Leben erholt sich jetzt im

»Seinsschlaf« für ein anderes Leben. So wie ein Schlaf heilsam sein kann, so könnte der Seinsschlaf die Verletzungen eines Lebens heilen, bevor es auf andere Weise von Neuem beginnt. In diesem Zusammenhang wäre auch das Älterwerden ein erholsamer Lernweg, ein Entlastungsprozess: *Lebenslernen!* Nicht zuletzt aufgrund der Vorstellung, dass wir eine Realisationsform von unendlich vielen sind, damit aber eine Aufgabe in Verbindung mit dem Ganzen haben, einen tieferen Sinn besitzen. Nur gemeinsam können wir lernen, unseren eigenen Lebensstress abzubauen. Auch eine bisweilen erdrückende Idee, dem einen Leben *alles* abverlangen zu müssen, wird nun relativiert: Unser Beitrag ist wichtig, aber es bleibt nur ein Beitrag unter vielen. Wir müssen nicht alles in diesen einen Lebensweg, in die eine Lebensmöglichkeit packen, die wir sind. Nicht alles muss von uns erfüllt werden! War dieses Leben in der Bilanz möglicherweise ein »schönes« Leben? Und ist es das noch? Reicht das nicht? So kann, nach Wilhelm Schmid, im Alter eine Gelassenheit heranreifen, Zufriedenheit allmählich die Bühne übernehmen: Warum soll man nicht mit »heiterer Gelassenheit« schon diesseits der Grenze ins Offene hineinleben?[142]

Warum ängstigt uns das Älterwerden? Weil der gefürchtete Tod sichtbar näher rückt? Sich in Form von Falten und körperlichen Einschränkungen, von Abschieden und Verlusten ankündigt?

Alles fließt. Veränderung und Akzeptanz sind unumgänglich, sie sind Grundprinzipien des Lebens. Wir können die Vergänglichkeit nicht »besiegen«. Der irische Schriftsteller Oscar Wilde hat in seinem Roman *Das Bildnis des Dorian Gray* bereits eine eindrückliche Schilderung diesbezüglich vorgenommen: Im Fall von Dorian Gray altert nicht er selbst, sondern sein Spiegelbild (in Form eines Gemäldes). Die Idee unvergänglicher Schönheit und Jugend lässt den lebendigen, ewig jungen Dorian verzweifeln an seinem gemalten und zusehends alternden Gegenüber. Schließlich stirbt der echte Dorian, als er das Messer in sein Porträt stößt in der Hoffnung, das Altern (oder die Angst davor) zu besiegen.[143] Diese Metapher entspricht ebenso dem Mythos von Narziss, der in Bewunderung seines Spiegelbilds verhungert oder, an anderer Stelle, ertrinkt beim Versuch, sein Abbild zu umarmen.[144] Die Unsterblichkeit, das Austricksen der Natur, gelingt selbst im Mythos nicht!

Können wir denn ernsthaft ewige Jugend erwarten? Können wir Unversehrtheit und Gesundheit festhalten? Wollen wir das überhaupt? Oder zerrinnen uns Glück, auch das Glück der Jugend und einstige Vollkommenheit, während wir unseren Lebensweg beschreiten? Und wäre das schlimm?

Markus Gabriel wendet sich in diesem Zusammenhang gegen einen vorherrschenden »Naturalismus«.[145] Diese naturwissenschaftlich-technische Weltsicht stellt den Menschen als freies, geistiges Wesen infrage, stattdessen betont sie seine Verwertbarkeit – als Wirtschaftsfaktor, als Ware, als Konsument, als Homo oeconomicus, als biologische Maschine. Das eigentliche Wesen des Menschen, so Gabriel, werde hier an den Rand gedrängt, er werde zu einem »hochgerüsteten Killer-Affen« degradiert, der aus der Evolution heraus quasi »mechanisch« entstanden sei und lediglich bestimmte Reiz-Reaktions-Mechanismen mit sich brächte. Wenn die menschliche Zivilisation aber lediglich eine Fortsetzung der Biologie sei, nur mit Mitteln von Sprache und Kultur, so Gabriel, dann würde vergessen, was uns als Menschen auszeichne – die

Fähigkeit, von unserer biologischen Natur Abstand zu nehmen: »Wir verhalten uns in Freiheit zu unserem eigenen Tiersein und müssen es deswegen interpretieren und können es in bestimmten Grenzen auch verändern.«[146] Freiheit ist eine Emanzipation von unserer Biologie. Ein freier Wille, in diesem Sinne, ist Selbstbestimmtheit innerhalb unserer Grenzen – und möglicherweise darüber hinaus.

Dabei könnte man Freiheit als etwas eher Äußerliches oder Vorherbestimmtes ansehen, *Frei-Sein* dagegen als etwas Inneres und Gestaltbares – also eine Entscheidung oder Haltung. Bei allen Unsicherheiten und Unwägbarkeiten: Das echte, wahre Leben (Geist, Seele und Körper im Hier und Jetzt), das ist uns sicher!

Können wir die Dinge vielleicht einmal wieder laufen lassen? Sie zulassen, einfach so? »Lass ab! Lass los!« Wie es einst Meister Eckhart den Menschen zurief und heute Philosophen wie von Schirach, Schmid oder Gabriel, so gibt es Ermutigung, sich vom Räderwerk zu befreien, die Lebenskunst (und nicht ihre Mechanik) in den Mittelpunkt zu stellen und auch gelassener, entspannter zu werden. Es kommt auf uns an. Und auch wieder nicht. Es hängt *nicht alles* von uns ab. Und doch leisten wir alle einen wichtigen Beitrag, allein durch unser Hier-Sein. Und diesen Beitrag sollten wir gestalten, ein jeder innerhalb seiner Möglichkeiten, für ein möglichst gelassenes Wohlergehen, ein »heiteres und gelöstes« Voranschreiten aller Menschen und Lebewesen auf ihren Wegen.

Wovor haben wir Angst? Wovor sollten wir Angst haben müssen? Fülle oder Leere? Enthemmte Entgrenzungen auf der einen oder fließende, befreite Grenzenlosigkeit auf der anderen Seite? Es geht um einen (sanften) Grenzübertritt, unseren eigenen, und die Frage, ob wir dafür gerüstet sind. Bereit für das Offene und Unbekannte? Sind wir grundsätzlich willens und in der Lage, die ewige Leere, das Nichts zu akzeptieren? Sonst nichts?

Dazu der Musiker Helge Schneider: »Manche sehnen sich nach Freiheit, aber verstehen gar nicht, was das wirklich ist. Das sehen wir doch gerade in der Corona-Krise, in der viele denken, sie müssten die Freiheit erzwingen ... Aber so geht das natürlich nicht. Die Freiheit kommt von innen, die ist man selbst – da kann man keinen anderen zur Rechenschaft ziehen.«[147]

Ohne weitere Worte.

Teil III

Mehr Wirtschaft, weniger Ökologie? Oder umgekehrt? Oder beides?

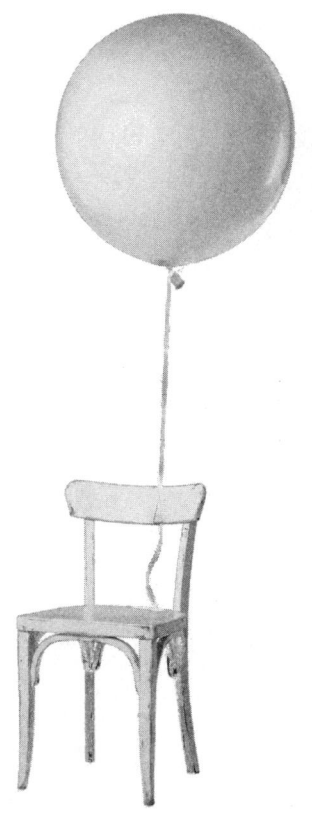

Wie im Kleinen, so im Großen

Das Problem des ungezügelten Wachstums –
Spannungsverhältnis Ökonomie und Ökologie –
Heiße Zeiten! – Planetary Health: Die Beziehung
zwischen Mensch und Natur neu denken

Verschiedene gesellschaftsrelevante Polaritäten habe ich unter
dem Aspekt von »Weniger ist mehr« untersucht und dafür
augenscheinlich widersprüchliche Entwicklungen aus unterschiedlichen Bereichen zusammengeführt. Dabei war ich
bemüht, nicht nur von einer Perspektive auf die beschriebenen Phänomene zu schauen, sondern von mehreren – um auf
diese Weise eine möglichst breite Debatte zu unterfüttern.

Einerseits konnte ich ständiges Wachstum und Expansion attestieren und so ein generelles Axiom der »Zunahme«
bestätigen, andererseits stellte ich aber fest, dass ein Teil der
Menschen häufig schon für das genaue Gegenteil des Beobachtbaren stehen.

Jenes Paradoxon habe ich zunächst am Beispiel der Medizin diskutiert, wo im ersten und zweiten Gesundheitsmarkt
enorme Zuwächse zu erheben sind, während genau dieses
Wachstum nicht zwingend zu einer besseren Gesundheit
oder Lebensqualität (Zufriedenheit) führt. Auch ziehen sich
immer mehr Menschen aktiv aus der konventionellen Medi-

zin und dem Gesundheitswesen als Mainstream-Industrie zurück. »Impfskeptiker« oder »Alternativmediziner« sind aus meiner Sicht nur als Symptome zu werten.

Ähnliches gilt für das Thema Spiritualität und Achtsamkeit, wo wir vor dem Hintergrund einer großen Welle von Kirchenaustritten zugleich eine dramatische Zunahme von spirituellen Atheisten beobachten können – Menschen auf Sinnsuche.

Genau jene nachvollziehbare Sinnsuche aber werde gegenwärtig verstärkt funktionalisiert, so ein lauter Vorwurf: Durch neoliberale Wirtschaftsordnungen führe eine zunehmende Spiritualitäts- und Achtsamkeitsindustrie vom ursprünglichen Ziel einer Selbstwerdung, inneren Reife und Transzendenz mehr weg als hin. Sinnentleerung statt Sinnfindung?

In diesem dritten Teil möchte ich die beschriebene Polarität am Beispiel von Ökonomie und Ökologie (Klima) ansprechen: mehr Wirtschaft, weniger Umwelt? Oder umgekehrt – oder beides?

Nachdem ich mich bislang stark mit den Menschen im Wandel auseinandergesetzt habe, wende ich mich nun den richtig großen Brettern zu: einer systemischen und sogar planetaren Perspektive. Da ich selbst in diesem Feld kein Experte bin und man mir fehlende Kompetenz vorhalten könnte, habe ich vier international ausgewiesene Kollegen gebeten, zur beschriebenen These – aus Sicht von Ökonomie, Ökologie, Klima und Gesundheit – Stellung zu nehmen: Was denken jene über die Idee eines universell übergreifenden Befundes von »mehr, wo doch eigentlich weniger gefragt ist«? Existiert die von mir behauptete Ökonomie-Ökologie-Polarität überhaupt?

Vom Kleinen zum Großen: Wo geht die Reise hin?

Zu Wort kommen hier, in dieser Reihenfolge:

- *Claudia Kemfert* (* 1968), Ökonomin und Publizistin; Leiterin der Abteilung Energie, Verkehr, Umwelt am Deutschen Institut für Wirtschaftsforschung (DIW Berlin), Professorin für Energieökonomie und Nachhaltigkeit, Mitglied im Sachverständigenrat der Bundesregierung für Umweltfragen (Umweltrat), Beraterin der Weltbank, der UN und der EU-Kommission, Jurorin des Deutschen Umweltpreises – eine der führenden deutschsprachigen Stimmen, wenn es um Klima, Energie und nachhaltiges Wirtschaften geht.

- *Ernst Ulrich von Weizsäcker* (* 1939), Physiker, Biologe, Umweltwissenschaftler und Politiker; Ehrenpräsident und ehemaliger internationaler Co-Präsident des Club of Rome, ehemaliger Präsident des Wuppertal Instituts für Klima, Umwelt, Energie wie auch UN-Direktor am Zentrum für Wissenschaft und Technologie (New York), Direktor des Instituts für Europäische Umweltpolitik, Dekan der Umweltwissenschaften an der Universität von Kalifornien, Universitätspräsident in Kassel und emeritierter Biologie-Professor.

- *Mojib Latif* (* 1954), Meteorologe und Klimaforscher, Professor für Meereskunde, Präsident der deutschen Sektion des Club of Rome, internationaler Experte für Ozeanografie und für das Klimaphänomen »El Niño«, Vorsitzender des Deutschen Klima-Konsortiums (DKK), Ehrenmitglied der Amerikanischen Meteorologischen Gesellschaft – und eine der prominenten Stimmen von Scientists for Future, einer Initiative von Wissenschaftlern zur Unterstützung der Schüler- und Studierendenbewegung Fridays for Future für einen umfassenden, schnellen und effektiven Klimaschutz.

- *Sabine Gabrysch* (* 1976), Ärztin, Epidemiologin; erste Lehrstuhlinhaberin für Klimawandel und Gesundheit an der Berliner Charité (zusammen mit dem Potsdam-Institut für Klimafolgenforschung), Professorin und Expertin für Planetary Health sowie Co-Leiterin der Potsdamer Forschungsabteilung Klimaresilienz, Beraterin der Bundesregierung zu Fragen der globalen Umweltveränderungen – Vertreterin einer neuen Wissenschafts- und Forschungsdisziplin, die sich aus gebotenem Anlass innerhalb kurzer Zeit deutlich Gehör verschafft hat und auch im internationalen Kontext sichtbar wahrgenommen wird.

Das Problem des ungezügelten Wachstums
von Claudia Kemfert[1]

In der Corona-Krise werden viele Dinge hinterfragt: Immer schneller, immer weiter, immer mehr, kann das gehen? Brauchen wir überhaupt Wirtschaftswachstum? Müssen wir nicht weg vom Konsumwahn? Es ist gut und richtig, dass wir im jetzigen Stadium alles hinterfragen.

Zum Wirtschaftswachstum: Wachstum ist eigentlich etwas Wunderbares – nicht nur in der Kindheit wachsen wir, sondern unser ganzes Leben lang. Menschen, Tiere und Pflanzen sind Teil eines ewigen Kreislaufs aus Werden und Vergehen. Leben ist Wachstum. Die Erde ist über Milliarden von Jahren zu dem gewachsen, was sie heute ist. Und sie dreht sich immer weiter. Wäre das Wirtschaftswachstum ähnlich organisiert, würden wir uns darüber freuen.

Problematisch ist ein ungezügeltes Wirtschaftswachstum, das den Planeten zerstört, statt ihn zu beleben. Wir müssen das Wirtschaftswachstum vom fossilen Energieverbrauch entkoppeln. Und wir müssen uns abgewöhnen, das Wirtschaftswachstum als Maßstab für Wohlstand zu definieren. Statt vor der *Tagesschau* Börsenkurse zu zeigen, sollten wir lieber die Indikatoren der Nachhaltigkeit unseres Planeten erfahren: Ressourcenverbrauch, die Sauberkeit der Luft oder den Anteil erneuerbarer Energien.

Wachsender Umweltschutz, wachsende Gesundheit, wachsender Zugang zu sauberem Trinkwasser und sauberer Energie hingegen sind wünschenswert. Der wachsende Einsatz von beispielsweise erneuerbaren Energien, klimaschonender Mobilität, steigender Gesundheitsvorsorge sowie Techniken zur Herstellung von sauberem Trinkwasser kann für wachsenden Wohlstand sorgen. Dann wäre Wirtschaftswachstum nicht die Ursache eines globalen Klimawandels, sondern dessen Lösung.

Aber sind die Klimaschutzziele und uneingeschränkter Konsum miteinander vereinbar? Sollten wir unseren jetzigen Konsum einschränken? Auch hier ist die Frage: Konsum von was? Konsum, der zu Überfischung, Vermüllung und Zerstörung der Erde führt, muss natürlich aufhören, und zwar sofort! Aber wir werden die Treibhausgase nicht allein über Verzicht um 95 Prozent reduzieren. Ein solches Ziel scheint unerreichbar fern. Wir müssen den Menschen einen machbaren Weg zeigen und dafür auch politisch die Weichen stellen. Statt Askese zu predigen und zu üben, sollten wir uns freuen: Mit Klimaschutz bleibt die Welt lebenswert. Klimaschutz macht Spaß. Und nachhaltig konsumieren ist einfach.

Es bedarf aber eines kompletten Umsteuerns in allen Bereichen: Ab sofort muss jede Investition statt in fossile in erneuerbare Energien fließen. Das Motto lautet: »Renewables first!«

Also Schluss mit Subventionen für fossile oder atomare Energien. Stattdessen müssen die Folgeschäden endlich eingepreist werden. Wenn Öl, Gas und Kohle so teuer wären, wie sie es in Wahrheit sind, werden die Leute mit großer Begeisterung auf Wind, Wasser, Sonne und Geothermie umsteigen. Wir brauchen eine Regulierung der Finanzmärkte für attraktive Investitionen in die globale Energiewende. Das ist der Anfang und mit dem entsprechenden politischen Willen leicht umzusetzen. Dann geht's weiter mit dem nächsten Schritt: Alle Produkte müssen nachhaltig und recycelbar sein. Die Mobilität sollte öko-elektrisch und klimaneutral sein. Auch das kann man durch entsprechende Rahmenbedingungen ermöglichen und einen Wettbewerb klimabewusster Ökonomie in Gang setzen.

Effizienz, Suffizienz, Konsistenz: Was denn nun? Das Problem an solchen Begriffen ist leider immer, dass man sich erst mal verständigen muss, was damit gemeint ist. Dabei ist doch klar, dass wir – nach über vierzig Jahren Diskussion über die Grenzen des Wachstums, über Umwelt- und Klimaschäden als Folge unseres Wirtschaftens – jetzt endlich handeln müssen.

Effizienz, die Vermeidung von Verschwendung, also mit möglichst wenig Ressourcenverbrauch ans Ziel zu kommen, ist dabei natürlich wichtig. Andererseits neigt der Mensch dazu, ständig mehr zu wollen. Das führt zu sogenannten Rebound-Effekten. Autos beispielsweise verbrauchen heute theoretisch weniger Sprit als früher, tatsächlich aber verbrauchen sie mehr, weil sie größer und schwerer geworden sind und mit Klimaanlage und elektronischem Service unterm Strich einen höheren Energieverbrauch haben als die Spritfresser früherer Jahrzehnte.

Suffizienz, Genügsamkeit, ist deswegen der logische nächste

Schritt. Oder anders gesagt: Verzicht scheint unverzichtbar. Wir brauchen ein Konsumbewusstsein, das den realen Bedarf hinterfragt und vor allem die jeweiligen Folgen eines bestimmten Konsumverhaltens einbezieht. Wenn wir nicht von selbst aufhören, immer mehr zu brauchen, müssen wir eine klimaverträgliche Obergrenze definieren. Eine Art CO_2-Budget ist sinnvoll: Wenn jeder Mensch nur noch 6,5 Kilogramm CO_2 pro Tag ausstoßen darf, dann wird er lernen, wie er mit weniger zurechtkommt. Jedes Land ist gefordert, dass dieses Klima-Budget nicht überschritten wird, und muss dies mit entsprechenden Maßnahmen umsetzen.

Konsistenz, Kreislaufwirtschaft, also eine Welt ohne Abfälle, in der alles wiederverwertet wird, ist ein verlockender Gedanke. Die Natur macht es uns in wunderbarer Weise vor. Bislang gelingt es uns nur, die Lebensdauer von Rohstoffen im Verwertungsprozess zu verlängern, von echten Kreisläufen kann kaum die Rede sein. Es wird zwar viel von »Re-Cycling« gesprochen, aber vollkommene Kreisläufe sind noch Utopie.

Deswegen ist die Strategie-Diskussion nicht hilfreich, erst recht nicht die Frage, welche der Strategien die beste ist. Derzeit sollten wir alle drei Wege beschreiten, gleichzeitig nebeneinander oder am besten miteinander verzahnt. Hauptsache, wir kommen endlich mit großen Schritten weiter!

Die Verantwortlichen in der Politik sind genauso gefragt wie jeder einzelne Mensch. Es geht vor allem darum, jegliches Wirtschaften komplett auf Nachhaltigkeit und Klimaschutz auszurichten. Dies braucht einen bunten Strauß an Instrumenten aus Ordnungsrecht und ökonomischen Rahmenbedingungen. Die Politik muss die Instrumente bauen und zur Verfügung stellen; die Menschen müssen dann verantwortungsbewusst, kreativ und harmonisch auf ihnen spielen.

Spannungsverhältnis Ökonomie und Ökologie

von Ernst Ulrich von Weizsäcker

Wenn in der Ökonomie die Kapitalrendite superwichtig ist, wird jeder Umweltschützer nervös. Einen Wald zu besitzen und einen maximalen Vierteljahresabschluss zu erzielen kann leicht dazu führen, dass man schon im ersten Vierteljahr einen Teil des Waldes rodet und das Holz verkauft. Im nächsten Vierteljahr noch mal; und in wenigen Jahren ist der Wald vollständig gerodet. Und dann muss man wieder dreißig oder hundert Jahre warten, bis man erneut ans Bäumefällen denken kann. Ganz offensichtlich idiotisch.

Jeder vernünftig denkende Waldbesitzer wird diesen Unsinn unterlassen. Aber in der Konkurrenz der Firmen untereinander und in der Bewertung durch die Analysten spielen die Vierteljahresabschlüsse eine überragende Rolle. Es gibt also ein scharfes Spannungsverhältnis zwischen Ökonomie und Ökologie. Die typische Ökonomie hat einen kurz- bis mittelfristigen Zeithorizont, die Ökologie einen langfristigen.

Positive und negative Rückkopplung

Es gibt noch einen anderen großen Unterschied zwischen Ökonomie und Ökologie, einen systemtheoretischen. In lebendigen Systemen gibt es jede Menge Rückkopplungen. Ein Ereignis, ein Zustand, löst Entwicklungen aus. Etwa bei der Bakterienvermehrung. Bakterien teilen sich, und die beiden Teile wachsen wieder zu vollen, reifen Bakterien auf, die sich erneut teilen können. Das ist eine »positive Rückkopplung«.

Es gibt aber auch »negative Rückkopplungen«, die folgende Abbildung zeigt ein einfaches Beispiel:

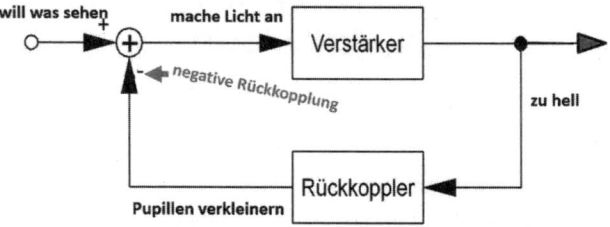

Einfachbeispiel für negative Rückkopplung: der Pupillenreflex bei zu hohem Lichteinfall

Zur Abwehr von Überblendung haben wir den Pupillenreflex.

Bei einem unnötig hohen Blutdruck sorgt der Parasympathikus-Nerv für dessen Senkung. Bei auftretenden Gefahren führt dagegen der Sympathikus-Nerv zu einer Steigerung des Blutdrucks. Parallel dazu gibt es auch eine biochemische Regulierung des Blutdrucks: Adrenalin steigert ihn, Angiotensin senkt ihn. Die jeweiligen »Gegenspieler« sorgen *gemeinsam* für eine Stabilisierung des Blutdrucks auf einer jeweils situationsgemäßen Höhe.

Positive Rückkopplungen wie bei der Bakterienvermehrung sind die Wachstumstreiber. Auch Verliebtheit, Futtersuche, Neugier, Flucht vor Verfolgern können positive Rückkopplungen sein. Da treffen sich die Ökonomie und die Biologie.

Jedoch sind in der Biologie und Ökologie die mit großem Abstand häufigeren Situationen diejenigen, bei denen es auf *Stabilisierung* ankommt. Sie entstehen besonders beim Suchverhalten, dem Ausprobieren neuer Fähigkeiten, aber auch der Bevölkerungszunahme – und bei Bakterien. Jetzt braucht man die negative Rückkopplung.

Das Ausprobieren eigener Fähigkeiten ist der Regelfall in der Jugendphase von Tieren und Menschen. Da kann häufig etwas schiefgehen. Zum Überleben ist es herausragend wichtig, dass man drohende Gefahren rasch erkennt, dass man automatisch (also nicht erst nach prüfendem Nachdenken) zurückschreckt. Da hilft die negative Rückkopplung. Sie ist der große Segen für die Stabilität, ja für das Überleben von Einzelorganismen und ganzen Gemeinschaften:

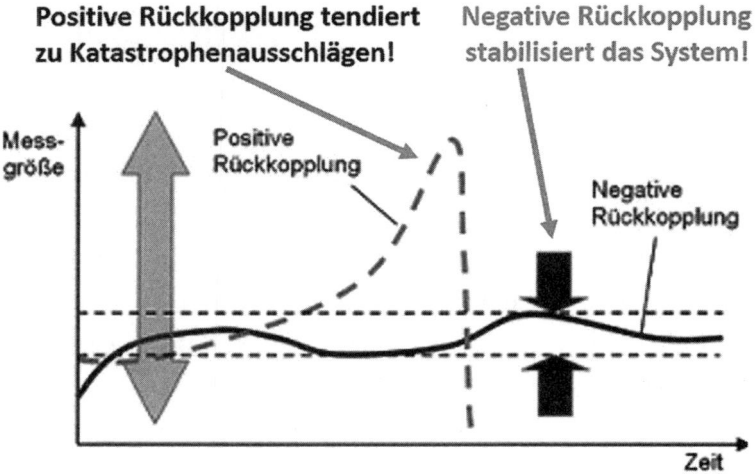

Vereinfachender Vergleich von positiver und negativer Rückkopplung. Man nehme eine Messgröße wie die Magenfüllung oder die Populationsgröße: Die positive Rückkopplung tendiert zu Exponentialkurven, die katastrophal werden können; die negative Rückkopplung hingegen stabilisiert das System.

Vergleichen wir diesen Befund mit der Sachlage in der üblichen Ökonomie. Hier kann Stabilisierung beinahe als Schimpfwort eingesetzt werden. Amerikaner (und amerikanisierte Deutsche) haben die Tendenz, die Europäer als »risk averse« zu verachten. Soll heißen: Die Europäer bleiben immer zurück, während die mutigen Amerikaner das Risiko lieben. Lieblingsbeispiel sind die »Unicorns«, das sind Startups, die nach kurzer Zeit schon einen Wert von über einer Milliarde US-Dollar haben. Im Jahr 2020 ist der Gesamtwert der US-amerikanischen Unicorns sechsmal höher als der der

Europäer – die USA sind dabei Weltmeister. Dort existieren 228 solche Unternehmen im Gesamtwert von 673 Milliarden US-Dollar, Europa zeigt sich erschreckend schwach (58/114), China ist den Amerikanern auf den Fersen (122/441).[2] In der Ökologie gibt es nichts Vergleichbares. Gewiss kommen auch hier rasant erfolgreiche Neulinge vor, wie etwa das Coronavirus. Kein Zufall aber, dass genau solche seltenen Erfolgsneulinge für den Rest der Welt fürchterliche Bedrohungen sein können, die ganze Systeme zum Einsturz bringen können.

Ich komme zu dem Befund, dass Ökonomie und Ökologie gegeneinander in einem systemtheoretischen, kybernetischen Dauerstreit liegen.

»Aber Umweltschutz braucht doch Wohlstand!«

Der Streit zwischen Ökonomie und Ökologie wird seitens der Ökonomie gerne beschönigt mit der Aussage, dass man sich die hohen Ausgaben für Luftreinhaltung, Abwasserreinigung und Müllentsorgung überhaupt nicht leisten könne, wenn die Wirtschaft nicht tüchtige Gewinne einfährt. Das ist ja auch nicht falsch.

Die heute reichen Länder haben in den letzten fünfzig Jahren hier eine sehr erfreuliche Kurve zustande gebracht, die man auch als Kuznets-Kurve[3] bezeichnet (siehe nächste Abbildung). In Deutschland und fast allen alten Industrieländern war die lokale Luft- und Wasserqualität vor 200 Jahren noch recht manierlich, aber das Volk war arm. Es folgte die Industrialisierung, und die gleichen Länder wurden mehr und mehr »reich und schmutzig«. Dann erst wurde der lokale Umweltschutz zur politischen Priorität, und mit recht drakonischen Umweltgesetzen wurden Industrie, Stadtverwaltungen und

Verkehr gezwungen, Luft und Wasser zu reinigen und den Müll anständig zu entsorgen. Am Ende waren wir »reich und sauber«.

Die Kuznets-Kurve der lokalen Verschmutzung
(idealisierte Darstellung)

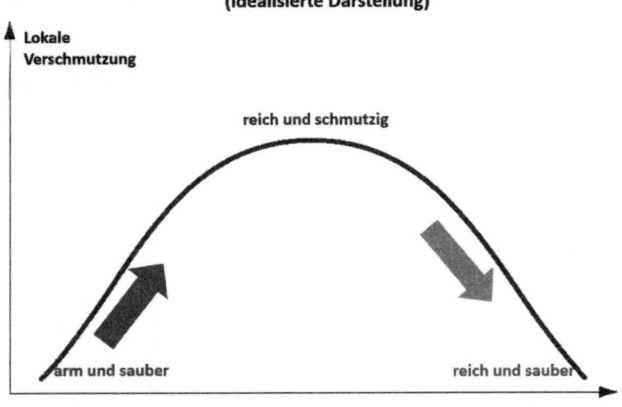

Die Kuznets-Kurve der lokalen Verschmutzung und der anschließenden Reinigung. Hier gab es eine Synergie zwischen prosperierender Industrie und dem Bedürfnis nach gesunder Luft und sauberem Wasser.

Diese sich anbahnende Erfolgsgeschichte hat 1972 bei der ersten UNO-Umweltkonferenz in Stockholm die damalige indische Ministerpräsidentin Indira Gandhi zu dem berühmten Ausspruch gebracht: »Poverty is the biggest polluter« (Armut ist der größte Umweltverschmutzer). Das war für die Entwicklungsländer, aber auch für die gewerbliche Wirtschaft ein wunderbarer Ausspruch. Hieß er doch: Wenn ihr Sauberkeit wollt, müsst ihr erst mal reich werden.

Beim Klima ist leider keine Kuznets-Kurve in Sicht
Leider ist die Kuznets-Kurve für manche anderen ökologischen Probleme in keiner Weise erreicht worden. Insbesondere bei den drei ökologischen Entwicklungszielen der Nachhaltigkeits-Agenda 2030 der Vereinten Nationen[4] muss man heute sagen: Je höher der Wohlstand der Weltbevölkerung und je größer die Weltbevölkerung, desto hoffnungsloser ist die Lage für Klima, Meere und Artenvielfalt. Das sind die Ziele 13 (Klimaschutz), 14 (Ozeane) und 15 (biologische Vielfalt auf dem Land).

Ein leicht quantifizierbarer Messwert ist die atmosphärische CO_2-Konzentration auf der Erde. Die bekannte Keeling-Kurve zeigt, dass die CO_2-Werte immer weiter nach oben gehen und damit immer bedrohlichere Perspektiven für das Klima anzeigen:

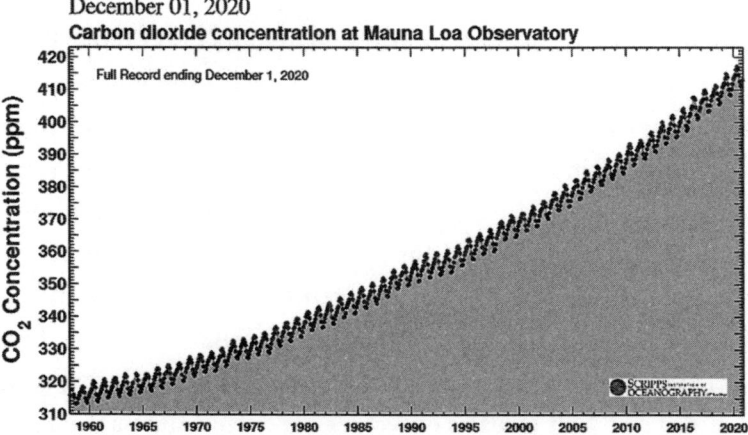

Die nach Charles David Keeling vom Scripps Institute for Oceanography benannte Keeling-Kurve zeigt den Anstieg der monatlichen CO_2-Konzentrationen, gemessen vom Berg Mauna Loa im Pazifik, über tausend Kilometer von den typischen Industrie- und Verkehrsabgasen entfernt.[5]

Beim Klima, bei der Überfischung und Verschmutzung der Meere und der dramatisch beschleunigten Ausrottung von Tausenden, ja vielleicht Millionen von Tier- und Pflanzenarten ist die in der heutigen Wirtschaft inhärente positive Rückkopplung die eigentliche Katastrophe. Die bei der lokalen Verschmutzung noch zutreffende Parole »Erst mal reich werden« ist für die heutigen Probleme ökologisch völlig unverantwortlich. Allerdings ist »arm werden« auch kein brauchbares Rezept.

Stattdessen muss die Menschheit lernen, negative Rückkopplungen in den drei wohl wichtigsten ökologischen Problembereichen einzuführen, also eine Stabilisierungsstrategie. Und direkt danach muss dann, wie in der Kuznets-Kurve dargestellt, eine massive Abnahme der Schäden eingefordert und durchgesetzt werden.

Das Pariser Klimaabkommen

Beim Klima ist die Stabilisierung inzwischen schon der Kern der öffentlichen Diskussion. Das Pariser Klimaabkommen von 2015 will die Temperatur bei maximal zwei Grad oberhalb der vorindustriellen Zeit stabilisieren. Ernsthafte Kritiker sagen, die bisher ergriffenen und geplanten Maßnahmen sind viel zu zaghaft; und für eine Stabilisierung unter akzeptablen Bedingungen sei es zwingend nötig, die Erwärmung nicht über 1,5 Grad über der vorindustriellen Zeit zum Halten zu bringen. Ferner ist zu beklagen, dass die allermeisten Länder der Welt in Paris entweder gar nichts zugesagt haben oder viel zu wenig. Nur die europäischen Länder scheinen das Thema Klima halbwegs ernst zu nehmen, aber auch hier hapert es noch an der Durchsetzung.

Die Rhetorik der Delegierten der Entwicklungsländer lehnt sich bei den globalen Klimaverhandlungen an Indira Gandhis

Klagespruch von 1972 an. Sie müssten erst mal in einen Wohlstand kommen, der ihnen Klimaschutz ökonomisch ermöglicht, und »der Norden« sollte jetzt erst mal den von ihm über 150 Jahre angerichteten Schaden ausbessern und dem Süden die Anpassung an die Schäden mitfinanzieren. Das Pariser Klimaabkommen kann also nur als erster Einstieg in die ernsthafte Klimastabilisierung gewertet werden.

Preissignale als negative Rückkopplung

Was können wir tun? Ein Stellungskrieg Europas gegen Entwicklungsländer und die unwilligen Großverschmutzer USA, China und Russland bringt nichts. Wir müssen eine Strategie entwickeln, die Wohlstand und Umweltschutz gleichsinnig laufen lässt.

Ohne ein klares Preissignal ist das nicht zu schaffen. Landwirtschaft, Energieerzeugung, Industrie, Verkehr und Wohnraum müssten desto profitabler werden, je geringer die Klimabelastung ausfällt. Und Heilungsmaßnahmen (zum Beispiel die Bindung von CO_2 in gesunden Böden sowie Neuvernässung von Mooren) müssen ausdrücklich finanziell belohnt werden. Der heute schon im Prinzip akzeptierte Weg ist die CO_2-Steuer oder ein wirkungsäquivalenter Handel mit Treibhausgasemissionsrechten.

International sollte man auf den Budgetansatz des Wissenschaftlichen Beirats der Bundesregierung Globale Umweltveränderungen (WBGU) von 2009 zurückkommen: Alle Länder der Welt bekommen ein pro Kopf gleich großes Anrecht auf Emissionen zugeteilt.[6] Aber die alten Industrieländer haben diesen schon weitgehend verfrühstückt und müssten jetzt in die Entwicklungsländer »shoppen« gehen, um neue Lizenzen zu kaufen. Dann würde es für Entwicklungsländer sofort profitabel, den Übergang zu erneuerbaren Energien und Energie-effizienz kräftig zu beschleunigen und die dadurch frei wer-denden Lizenzen an den Norden zu verkaufen:

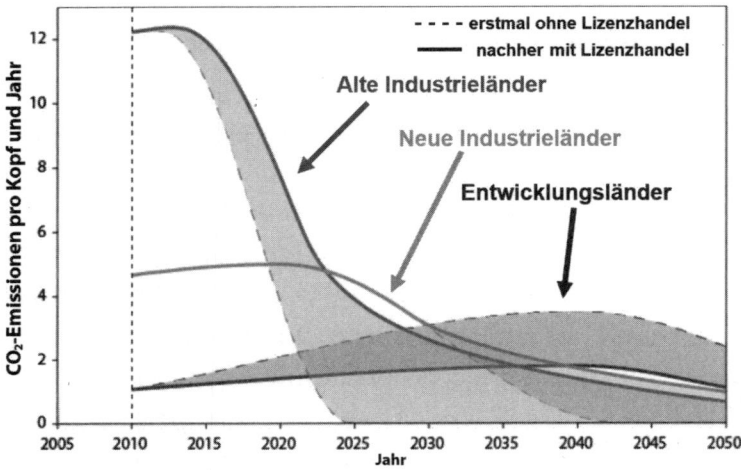

Der Budgetansatz des WBGU. Gestrichelt: Ohne Lizenzhandel – und die Industrieländer hätten sehr bald keine Lizenzen mehr. Durchgezo-gene Linien: Der Lizenzhandel schenkt uns ein – kräftig vermindertes – neues Budget und schafft einen starken Anreiz für Entwicklungsländer, ihrerseits Klimaschutz zu betreiben.

Damit die finanziellen Auswirkungen dieses effektiven Kli-maschutzes aber nicht sozial schwächere Schichten weiter ins Elend treiben, muss es einen Sozialtarif geben oder (noch bes-ser) eine monatliche Pro-Kopf-Zuwendung im ungefähren Volumen der bisherigen Ausgaben für Energie. Und damit es keine nennenswerte Industrie-Auswanderung gibt, sollte ein Grenzausgleich erreicht werden, der den Ländern mit billige-ren fossilen Brennstoffen keinen Vorteil lässt; das muss wohl mit einer Korrektur der Regeln der Welthandelsorganisation (WTO) einhergehen.

Die Höhe der CO_2-Steuer bleibt immer ein Streitpunkt. Ich vertrete die Meinung, dass man von einer eher bescheidenen Höhe aus eine auf möglichst viele Jahrzehnte festgelegte jährliche prozentuale Verteuerung vereinbaren sollte, und die Steigerungsrate sollte ungefähr dem Fortschrittstempo der Emissionsminderung entsprechen. Die Investoren, die ja die technologische Richtungsänderung weitgehend bestimmen, könnten sich auf Jahrzehnte hinaus darauf verlassen, dass klimaschützende Technologien von Jahr zu Jahr immer rentabler würden.

Das Preissignal hat übrigens noch einen wünschenswerten Nebeneffekt: Die von vielen Menschen mit Recht verlangte Änderung in unserem Alltagsverhalten würde unter dem Preisdruck fast von selber in die richtige Richtung gedrückt.

Es braucht nicht ausdrücklich erwähnt zu werden, dass das Preissignal so formuliert wurde, dass es der stabilisierenden Wirkungsweise der negativen Rückkopplung im System entspricht. Die zu hohen Treibhausgasemissionen entsprechen dem zu hohen Blutdruck und die CO_2-Steuer dem Aktivieren des Parasympathikus-Nervs.

Bei der Heilung der Meere und (viel schwieriger) der Artenvielfalt muss man auch bezüglich der erwünschten negativen Rückkopplungen ganz anders als mit einer primitiven CO_2-Steuer vorgehen. Das aber überschreitet den Ehrgeiz dieses Beitrags.

Heiße Zeiten!
von Mojib Latif

Der vor nunmehr fast einem halben Jahrhundert (1972) erschienene Bericht *Die Grenzen des Wachstums* des Club of Rome[7] schlug ein wie eine Bombe. Er stellte die bis dahin geltende Wachstumsdoktrin infrage und entwarf ein düsteres Szenario, falls die Menschheit nicht den Weg in eine nachhaltige Entwicklung einschlagen würde: »Wenn die gegenwärtige Zunahme der Weltbevölkerung, der Industrialisierung, der Umweltverschmutzung, der Nahrungsmittelproduktion und der Ausbeutung von natürlichen Rohstoffen unverändert anhält, werden die absoluten Wachstumsgrenzen auf der Erde im Laufe der nächsten hundert Jahre erreicht.«

Der Bericht ist aktueller denn je, wie die gewaltigen Herausforderungen zeigen, denen sich die Menschheit gegenübersieht – von denen der Klimawandel eine der größten ist. Mich berührt das Thema sehr.[8] Eine Sache beschäftigt mich dabei besonders: Die Welt ändert sich gerade in einer unglaublich schnellen Art und Weise. Dies hat meiner Meinung nach mit dem weltweiten Wirtschaftssystem zu tun, das nur als Turbokapitalismus bezeichnet werden kann, wie mit der um sich greifenden Korruption. Immer mehr Menschen zählen zu den Verlierern dieser Entwicklung – und die Umwelt sowieso. Auch das Aufkommen von Populisten ist nur ein weiteres Symptom. Es zeigt uns, wie verzweifelt die Menschen sind. Deswegen suchen sie ihr Heil bei Politikern wie dem amerikanischen Ex-Präsidenten Donald Trump oder dem noch amtierenden brasilianischen Amtskollegen Jair Bolsonaro.

Wir müssen die Welt wieder in Ordnung bringen, wir dürfen sie nicht an die Rücksichtslosen herschenken. Globale Krisen kann man nur gemeinsam lösen. Das gilt ganz besonders für die Klimakrise. Corona hat uns gezeigt, was alles gerade auf der Welt schiefläuft. Aus der Pandemie sollten wir die richtigen Schlüsse ziehen, zum Beispiel, was und wer wirklich systemrelevant ist – und dass nur ein handlungsfähiger und entschlossener Staat die großen Probleme zu lösen vermag.

Der Markt, so wie er heute funktioniert, tut es nicht! Papst Franziskus schreibt in seiner Umweltenzyklika »Laudato si'«: »Die Politik darf sich nicht der Wirtschaft unterwerfen, und diese darf sich nicht dem Diktat und dem effizienzorientierten Paradigma der Technokratie unterwerfen.«[9] Genau das fordere auch ich ein.

Planetary Health: Die Beziehung zwischen Mensch und Natur neu denken
von Sabine Gabrysch[10]

Das umfassende Konzept der planetaren Gesundheit (Planetary Health) weist auf drei zentrale Herausforderungen hin – sie betreffen unsere Vorstellungskraft, unser Wissen und die praktische Umsetzung.[11] Wir brauchen Forschung, um unser Wissen darüber zu erweitern, wie menschengemachte Umweltveränderungen die Gesundheit beeinflussen: kurzfristig (zum Beispiel Luftverschmutzung) und langfristig (Klimawandel), auf direktem Weg (Hitzeeffekte) und auf komplexe Weise (Epidemien). Wir müssen auch besser verstehen, wie wir nachhaltige Lösungen praktisch umsetzen können, um innerhalb der planetaren Grenzen zu bleiben. Dies trägt dazu bei, katastrophale langfristige Folgen für die menschliche Gesundheit und unser Überleben abzuwenden, gleichzeitig nützt es oft unmittelbar der menschlichen Gesundheit (etwa weniger Herz-Kreislauf-Erkrankungen durch mehr Bewegung im Alltag). Zudem müssen wir unsere Beziehung zum Planeten grundlegend überdenken. Indem wir philosophische, ethische, literarische, medizinische und weitere Perspektiven verknüpfen, können wir im Idealfall eine positive Vision schaffen, um die so dringend benötigte Große Transformation menschlicher Gesellschaften weltweit in Schwung zu bringen. Dieser Kommentar soll die Debatte über ein solches Umdenken anregen.

Je mehr die Menschen die Natur »gezähmt« und kontrolliert haben, desto mehr haben sie begonnen, sich als von der Natur getrennt zu sehen, diese als eine außerhalb ihrer selbst befindliche »Umwelt« zu betrachten. In Wirklichkeit durchdringt uns diese »Um«welt: Wir atmen Luft, trinken Wasser, essen andere Lebewesen, leben mit Millionen von Mikroorganismen auf unseren äußeren und inneren Oberflächen – all dies ist für unsere Gesundheit und unser Überleben unerlässlich. Darüber hinaus gibt es jetzt, da wir ins Erdzeitalter des Anthropozäns eingetreten sind, der Mensch also zur dominantesten Gestaltungskraft des Planeten geworden ist, keine »reine Natur« oder »unberührte Umwelt« mehr. Alles auf diesem Planeten wird von menschlichen Aktivitäten beeinflusst. Somit ist einerseits die Natur ein Teil von uns, und wir sind andererseits ein Teil der Natur.

Zwei Wissenschaftler, der Brite James Lovelock und die US-Amerikanerin Lynn Margulis, wiesen in den Siebzigerjahren darauf hin, dass die Erde als Superorganismus aufgefasst werden kann, mit selbstregulierenden Rückkopplungsschleifen und neu entstehenden sogenannten emergenten Eigenschaften, das heißt, das Ganze ist mehr als die Summe seiner Teile – vergleichbar mit einem Bienenstock, der seine Temperatur innerhalb einer gewissen Bandbreite stabil halten kann, auch wenn die einzelnen Insekten dies nicht können –, ohne dabei einen beabsichtigten Zweck oder ein Bewusstsein vorauszusetzen.[12] Die Idee von Lovelock und Margulis wurde »Gaia-Theorie« genannt, in Anspielung auf die griechische Erdgöttin, nach einem Vorschlag des Schriftstellers William Golding, damals Lovelocks Nachbar. Das bedeutet, dass wir Teil einer größeren Einheit sind, Teil von Gaia oder, weniger poetisch, des Erdsystems; dass wir Bestandteil eines lebenden Planeten sind, verbunden mit all seinen anderen Bestandteilen, und für unser Überleben völlig von ihm abhängig. Ein starkes Bild.

Welche Rolle spielen die Menschen heute als Teil des Superorganismus Erde? Unsere Rolle wurde mit der einer Krebsgeschwulst verglichen oder der eines Parasiten, der die Erde befallen hat.[13] Das bestimmende Merkmal von Krebszellen ist, dass ihr Wachstum keiner Steuerung mehr unterliegt – sie reagieren nicht auf Rückkopplungsmechanismen. Sie verbrauchen folglich unverhältnismäßig viel Energie und dringen in andere Gewebe ein, was schließlich zu einer Schädigung lebenswichtiger Organe und zum Tod führt. Der Mensch ist aus der Erde hervorgegangen und hat durch den Einsatz von Technik eine gewisse Unabhängigkeit von der Natur erlangt. Wir haben uns durch den Einsatz fossiler Brennstoffe von Einschränkungen bei der Nahrungs- und Energieversorgung befreit und unsere Bevölkerungszahl und unseren Konsum exponentiell gesteigert. Wir verbrauchen enorme Mengen natürlicher Ressourcen und entsorgen giftige Abfallprodukte in Luft, Wasser und Böden. Nachdem wir durch die Technik eine scheinbare Unabhängigkeit von der Natur erlangt hatten, begannen wir auch unsere emotionale und moralische Verbindung zu lösen und sagten uns allmählich von der Natur los. Als selbst ernannte Krone der Schöpfung nahmen wir uns das Recht, alle anderen Arten nach Belieben zu nutzen und auszubeuten, denn wir betrachten sie als einen Haufen Ressourcen, die nur für uns bestimmt sind. Allmählich wird uns jedoch klar, dass unser Erfolg zu unserem ärgsten Gegner geworden ist. Wir können die Natur nicht besiegen, da wir ein Teil davon sind. So wie eine Krebsgeschwulst den Körper nicht besiegen kann. Der Moment seines größten Erfolgs, der Höhepunkt seines Wachstums, liegt unmittelbar vor dem Zusammenbruch des größeren Systems. Albert Einstein hat bekanntlich darauf hingewiesen, dass wir Probleme nicht mit derselben Denkweise lösen können, durch die sie entstanden sind, und dass wir eine neue Denkweise brauchen, wenn die Menschheit überleben will. Der erste Schritt zur Lösung unserer globalen Umweltprobleme könnte darin bestehen, die Beziehung zwischen Mensch und Natur zu überdenken und zu erkennen, dass wir Teil eines lebenden Planeten sind, uns aber wie eine Krebsgeschwulst verhalten und uns wieder sinnvoll in die planetaren Rückkopplungsschleifen einfügen müssen. Eine solche Wiedereingliederung bedeutet keine Rückkehr zu (grausamen) natürlichen Regulationsmechanismen wie Hunger und Krankheit, wie sie in der Steinzeit existierten, sondern könnte durch Selbstregulierung unter Verwendung sozialer und politischer Mechanismen wie Verhütungsmittel und CO_2-Abgaben erreicht werden. Wie Heinrich von Kleist in seinem Aufsatz »Über das Marionettentheater« schrieb, gibt es keinen direkten Weg zurück, wenn die Menschen einmal vom Baum der Erkenntnis gegessen haben und aus dem Paradies vertrieben wurden.[14] Es bleibt uns nichts anderes übrig, als die Reise um die Welt anzutreten und zu sehen, ob wir vom anderen Ende einen Zugang zum Paradies finden können. Kleist beschreibt das Beispiel eines professionellen Tänzers, der sich bemüht, die Anmut der Puppe wiederzuerlangen. Auf ähnliche Weise muss die Menschheit nun versuchen, auf bewusster Ebene Wege zu finden, sich wieder mit der Natur zu verbinden.

Da der Mensch jetzt in fast alle Systeme der Erde störend eingreift, steuert er mit weitaus weniger stabilen und weniger gastfreundlichen Bedingungen (für menschliche Gesellschaften) ins Anthropozän, als sie während des letzten Erdzeitalters, des Holozäns, vorherrschten. Um innerhalb eines sicheren »Betriebsbereichs« zu bleiben, wie er durch den Ansatz der planetaren Grenzen definiert wird, und um die Systeme unseres Planeten nicht über kritische Kipppunkte hinaus zu destabilisieren, müssen wir lernen, uns anders zu organisieren.[15] Ähnlich wie beim Bienenstock muss die Menschheit *als Ganzes* intelligent handeln, als globale Gemeinschaft. Können unsere sozialen und politischen Systeme und Institutionen dieser Herausforderung rechtzeitig begegnen? Warum haben wir bisher so qualvoll langsam reagiert? Warum begreifen wir das Ausmaß und die Dringlichkeit des Problems nicht?

Ein tieferes Verständnis unserer selbst und eine Transformation unseres Wertesystems sind erforderlich, um unser Handeln zu ändern – wie einige geistliche Oberhäupter hervorgehoben haben.[16] Neben verbesserten rechtlichen Rahmenbedingungen auf gesellschaftlicher und politischer Ebene benötigen wir vermutlich ethische Grundsätze, um unser Verhalten zu lenken und uns selbst zu regulieren. Wie der brasilianische Umweltaktivist José Lutzenberger betonte, ist die Umweltkrise nicht in erster Linie eine technische Herausforderung, sondern eine ethische, da unsere derzeit vorherrschende Moral allein auf den Menschen ausgerichtet ist, andere Lebewesen ausschließt und die Natur entwertet.[17] Albert Schweitzers Konzept der Ehrfurcht vor dem Leben und viele indigene Wertesysteme erkennen den Eigenwert der Natur an und fördern ein Verständnis davon, dass wir zusammen mit so vielen anderen Wesen Teil einer lebendigen Erde sind – und nicht die einzige Art auf dem Planeten, die von Bedeutung ist.[18]

Wir müssen gesellschaftliche Strukturen und unser individuelles Denken grundlegend ändern, von einem Fokus auf das Haben zu einem Fokus auf das Sein, wie es bereits in den Siebzigerjahren der Psychoanalytiker Erich Fromm hervorgehoben hat.[19] Menschen können gierig und egoistisch sein und andere und die Natur ausbeuten, wie der Homo oeconomicus in den Modellen der Ökonomen, aber wir können uns auch dafür entscheiden, uns anders zu verhalten und uns in Großzügigkeit und Mitgefühl zu üben, wenn wir unsere gegenseitige Verbundenheit erkennen. In einer Welt, in der die Spiritualität weitgehend verloren gegangen ist und in der unbegrenztes Wachstum den Status einer Religion erlangt hat, könnte diese Verbundenheit mit anderen Menschen und anderen Lebewesen, dieses Gefühl, in ein größeres Ganzes eingebettet zu sein und einen Sinn zu haben, sowie die aktive Arbeit für das Wohlbefinden anderer und des Planeten eine wahre und dauerhafte Quelle des Glücks sein.

Viele Denker, Aktivisten, Gemeinschaften und soziale Bewegungen arbeiten auf eine solche tief greifende Veränderung unseres Weltbildes und unseres Handelns hin, wie sie auch im *Lancet*-Manifest für planetare Gesundheit gefordert wird.[20] Hier reihen sich ebenso Angehörige der Gesundheitsberufe ein, die sich des bevorstehenden Zusammenbruchs unserer Zivilisation bewusst sind (wenn wir so weitermachen wie bisher). Es existieren gewaltige Herausforderungen, aber auch enorme Chancen – wir sollten diese Entwicklungen unterstützen und vorantreiben.

Weniger ist das neue Mehr

Wachstum und Entschleunigung: Wie geht das zusammen? – Weniger in der Politik – Joy of Missing Out – Ein neues Paradigma – Der leere Spiegel

Das ZDF meldete im Oktober 2020 in seinen Hauptnachrichten, dass mit der Corona-Krise der CO_2-Ausstoß weltweit erstmals wieder gesunken sei.[21] Mittlerweile wissen wir leider von anderer Stelle (wie der Weltorganisation für Meteorologie in Genf[22]), dass es sich hier nur um eine »winzige Delle« gehandelt hat und wir schon für das Jahr 2021 mit einem neuen Höchststand rechnen. Die Rallye geht ungebremst weiter.

Und doch ist die ZDF-Nachricht aus anderen Gründen bemerkenswert: Denn der maßgebliche Treiber für den kurzfristigen Rückgang der Emissionen war ein Einbruch von 40 Prozent beim individuellen Straßenverkehr. Nehmen wir die deutlich eingeschränkte Nutzung der Deutschen Bahn noch hinzu, so können wir eine stark eingeschränkte Mobilität der deutschen Bevölkerung annehmen – über Monate. Andere Messungen, wie solche, die auf Nutzungsdaten der Mobilfunkbetreiber basieren oder auf anderem Wege vernetzte Bewegungsprofile der Menschen erstellen, bestätigen das: Gerade die erste Jahreshälfte 2020 war eine Zeit der deutlich eingeschränkten Mobilität, des räumlichen Innehaltens.[23] Aber hat uns etwas gefehlt? Ernsthaft? Genau in dem Maße, in dem wir uns mit unseren Aktivitäten mehr auf die unmittelbare Umgebung und das lokale Umfeld beschränkt haben? Nicht wirklich? Geht doch!

Wachstum und Entschleunigung:
Wie geht das zusammen?

Mit dem Wachstum kann es so nicht mehr weitergehen. Es geht schlicht nicht auf. Insbesondere ein exponentielles Wachstum – auf so vielen Ebenen – wird der Mensch, die Erde insgesamt, nicht mehr lange verkraften. Um dem entgegenzuwirken, müssen Rückkopplungsmechanismen, Wachstumsbremsen und andere Instrumente zum Einsatz kommen. Damit man aus dem Bereich eines ungezügelten in ein kontrolliertes Wachstum übergeht. Einige Experten und Wissenschaftler plädieren für harte Maßnahmen. Für einen starken Staat. Andere hoffen auf die Eigenverantwortung und den mündigen, selbstbewussten Bürger.

»Wachstum im Außen führt nicht zu Glück«, sagt der buddhistische Mönch Bhante Nyanabodhi.[24] Ein einfaches und natürliches Leben dagegen – achtsam, auf einem inneren Weg – ließe uns finden, was wir in der Außenwelt suchten. In diesem Sinne, so Nyanabodhi, sei schon der Buddha zu Lebzeiten ein progressiver »Wachstumsvernichter« gewesen.

Schon längst formiert sich »da draußen« eine Bewegung, die aktiv, konkret und sehr eigenverantwortlich das Zepter in die Hand nimmt. Statt Fast Food soll es Slow Food sein, statt Verschwendung von Ressourcen ihre Schonung und der Erhalt. Aber seien wir ehrlich: Am Ende wird es auf *weniger*

Wachstum hinauslaufen, so oder so. Weil es sein muss. Können wir das aushalten? Letztlich steht weniger Wachstum auch für weniger Konsum. Oder, positiv formuliert: Wir strecken unseren Konsum über eine längere Zeit, haben länger etwas davon. *Quick Wins,* die kurzfristigen Erfolge, das kennen und können wir Menschen. Beherrschen wir ebenfalls die Langstrecke? Wir würden entschleunigen, langsamer wachsen – anstelle von gar nicht (eines Tages).

Das große SLOW wird heute im Munde geführt. Und so kann, auf längere Sicht, Wachstum durchaus weiter möglich sein, mehr davon sogar, aber dieses muss im Einklang und im Rhythmus mit den Individuen, den biologischen Zyklen und innerhalb natürlicher und beherrschbarer Grenzen passieren – im Kleinen wie im Großen. Und vor allem: Das Wachstum darf nicht exponentiell verlaufen. Heißt für jeden Einzelnen: kein Davonlaufen mehr, kein Hinterherhetzen, sondern hübsch eingestimmt, im Hier und Jetzt, anwesend sein. Einfach dort, wo man ohnehin ist, mit dem natürlichen Beat im Einklang und im Lauf der *eigenen* Zeit. Kairos lässt grüßen.

Nicht mehr verbrauchen, als uns guttut. Für solche Verhaltensänderungen, auf die es letztlich hinausläuft, müssen wir motiviert werden. Es müssen Anreize geschaffen werden, Feedback-Mechanismen installiert und Rückkopplungen – positive, aber auch negative – zugelassen und aktiv, das heißt strategisch, erzwungen werden. Und all diese Veränderungen müssen Freude machen, denn der Dreh- und Angelpunkt für unser Verhalten (und seine Beeinflussung) ist nun einmal unser hirneigenes Belohnungssystem. Dieses belohnt, was wir wollen. Und wir wollen, was sich lohnt. Dabei kann sich manch ein kurzfristiger »Lohn« im späteren Verlauf als Irrtum entpuppen, manch einer davon mit verhängnisvollen oder gar fatalen Folgen. Um das (rechtzeitig!) zu erkennen, braucht es einen gesunden Menschenverstand, Weisheit und Klugheit – oder auch Fakten, Wissenschaft und Evidenz.

So wie wir derzeit als Menschheit die Erde »freudvoll« gegen die Wand fahren, so muss auch ihre Rettung am Ende Freude bereiten. Das mag nicht jedem gefallen, aber es ist die blanke Realität. Ob wir solche Anreize (den Spaß dabei) nun über das moderne »Schubsen« (Nudging) oder über andere ausgeklügelte Mechanismen erzeugen, sei am Ende weniger bedeutsam – dahinter verbergen sich oft nur Worthülsen oder unterschiedliche Strategien für das gleiche Ziel: Nachhaltigkeit bedeutet, dass wir nicht mehr länger an dem Ast sägen dürfen, auf dem wir sitzen. Wir müssen aufwachen: Entweder wir merken es selbst, jetzt – oder man lässt es uns spüren. Ziemlich deutlich, ziemlich bald.

Nichts anderes sagt uns auch die Fridays-for-Future-Bewegung – die aufgerüttelte, den anderen einen Spiegel vorhaltende Jugend, die so gar nicht revolutionär oder rebellisch daherkommt, sondern, wenn überhaupt, pragmatisch, realistisch und nüchtern agiert. Die Fakten sprechen schließlich für sich, da braucht es wenig Eskalation. Das alles hat wenig von Altachtundsechzig: Wir hören keine Maximalforderungen (Begrenzung der Erderwärmung auf 1,5 Grad Celsius? Oder vielleicht doch nur zwei Grad?), das Konfrontationspotenzial ist nicht hoch (von den Extinction Rebellions einmal abgesehen – man kann sie verstehen!). Es wird höchste Zeit. Wird es am Ende reichen? Geht es ohne Revolution? Corona hat uns gezeigt, was möglich ist, wenn wirklich viel auf dem Spiel steht. Schließlich die ganze Erde – sie ist schwer krank, *am Menschen* erkrankt. Wo ist die wachrüttelnde Pandemie? Der Impfstoff? Muss erst der Mensch wieder verschwinden, wie ein typisches Virus? Oder muss und kann man sich gegenseitig arrangieren, miteinander leben?

Weniger Konsumismus, weniger (oder keine!) Verpackung, weniger Müll und Plastik, weniger Bereicherung, weniger Ausbeutung – mehr Verteilungsgerechtigkeit, mehr Friede, mehr Freude, mehr Authentizität und Echtheit, mehr Nachhaltigkeit. *Mehr Zeit?* Wenn es so einfach wäre ...

Aber was wären die Alternativen? Schon lange sehen wir, dass das Wachstum der Weltbevölkerung, gleichwohl man uns wiederholt etwas anderes erzählt, *nicht* daher rührt, dass sich Menschen »wie Kaninchen« vermehrten.[25] Im Gegenteil. Die Zahl der Geburten pro Frau nimmt weltweit kontinuierlich ab, jedoch: Die Menschen werden insgesamt stetig älter, was ihre Gesamtzahl ansteigen lässt. Und was dabei scheinbar ungebremst aus dem Ruder läuft, ist der mit einer wachsenden Bevölkerung anschwellende Konsum. Die Analogie zu einem Krebsgeschwür wurde ja schon gezogen. Nicht ohne Grund spricht die Medizin bei Krebserkrankungen von »konsumierenden Erkrankungen«: Diese zerstören (»konsumieren«) den Wirt, weil sie mehr verbrauchen, als jener vorhalten oder nachliefern kann. Das ist eine Art Kannibalismus am eigenen Leibe.

Den Zusammenhang zwischen Konsum und Krebs kennen wir genauso aus anderen Kontexten. Rauchen, Fehlernährung, Übergewicht oder Bewegungsmangel – sie alle bedingen eine Zunahme von bösartigen Erkrankungen. Diese gehen regelmäßig auf einen Überkonsum zurück – auf zu viel von dem, was uns nicht guttut. Auf ein *Fehlverhalten*. Der Tod sitzt immer mit am Tisch.

»Big Food« – industriell erzeugte und prozessierte Massenware – tötet, auf lange Strecke.[26] Kurzfristig fordert sie »Big Pharma« als Antidot, etwa zur Senkung von Blutfett- und

Blutzuckerwerten. Da treffen sich zwei! Ähnliches gilt für Stress und die stressassoziierten sowie die lebensstilassoziierten Erkrankungen: Könnten wir unmittelbar *spüren*, wie sehr wir uns durch unser Verhalten jeweils schädigen, so würden wir es bestimmt viel häufiger ändern. Und auch schneller, wir *wissen* es ja längst! Aber ein vermeintlich kurzfristiger Nutzen, ein kurzes Wohlgefühl, eine momentane Entlastung, ein schneller Kick und die Annahme dabei, dass es uns schon nicht treffen möge, lassen uns immer wieder in die bekannten Gewohnheiten zurückfallen. Verhaltensänderungen sind anstrengend, sie sind Arbeit, kosten eine Initialenergie – was wir engstirnig zu vermeiden suchen, weil wir doch »gelernt« haben, dass Energie die teuerste biologische Währung ist.

So dürfen sich die Zivilisationskrankheiten durch eine Überdosis an Konsum weiter vermehren. Wie bei einer Krebserkrankung zerstören sie die eigenen Grundlagen. Das betrifft uns alle und alles – auf der Ebene des Einzelnen und auf der ganzen Erde. Dabei wäre *so viel* geholfen, wenn wir das Prinzip des Gleichgewichts wieder mehr berücksichtigen könnten. In der Medizin, auch bezüglich unseres Glaubens, in der Wirtschaft, in der Umwelt, genauso hinsichtlich der planetaren Gesundheit: Es sollte nur so viel hineingegeben werden, wie entnommen wird. Oder: Wir sollten nur so viel verbrauchen, wie wir nachhaltig produzieren können. Nicht von den letzten Vorräten sollten wir leben, sondern von dem, was nachwächst und was *nicht* endlich ist.

Stattdessen doktern wir an Symptomen herum. Wir werden vom vermeintlichen Mainstream usurpiert, nehmen die Medizin als Pflaster für all die aufgebrochenen Leiden. Man nennt das einen Teufelskreis, in der Medizin sprechen wir von »Pathophysiologie«: Das Zuviel im Konsum führt nicht nur zu mehr Krebs, Bluthochdruck, Schlaganfällen, Herzinfarkten, mit all ihren Geschwistern (bedingt etwa durch die pathophysiologisch verengten Blutgefäße), sondern genauso zu mehr Allergien und einer generell gestörten Immunabwehr. Eine überschießende Abwehr bedingt auch mehr Entzündungen, mehr Schmerz, mehr Depressionen. Dagegen hilft wieder – die Medizin! Jeder nimmt, was er kann, jeder nimmt sich, was ihm passt. Wir eskalieren die Therapieoptionen und holen schließlich die richtig schweren Geschütze hervor.

Im ganz großen, planetaren Kontext wollen wir am Ende die Erde sogar vollends verlassen. Wir *müssen* sie zurücklassen, wie es bei den Futuristen, Utopisten oder Transhumanisten heißt, weil unser Heimatplanet schließlich unheilbar krank ist – »durch«, fertig, Ende Gelände. Die Bedingungen werden zu lebensfeindlich sein: keine Nahrungsgrundlagen, keine Luft zum Atmen, kein Sinn mehr. Und dann sollen wir auf dem Mond, Mars oder wer weiß noch wo heimisch werden (wer's glaubt!). Um den nächsten Planeten oder Himmelskörper zu konsumieren und schließlich ebenfalls »wegzuschmeißen«? Macht *das* dann Sinn? Ist das unser Bild der Welt? Ist das der Mensch, der wir sein wollen – *und könnten*?

Wir können auch anders! Es braucht intelligente Lösungen. Mehr davon. Und diese Lösungen werden irgendetwas mit »weniger« zu tun haben. Jede Wette.

Weniger in der Politik

Ist Corona heilsam? Eine provokante Frage, zugegeben. Was soll daran heilsam sein? Geradezu zynisch erscheint sie angesichts der enormen Todeszahlen weltweit.

Und doch. Das ganze 21. Jahrhundert sei eine Pandemie, meint etwa Markus Gabriel: das Ergebnis der Globalisierung.[27] Alle Menschen seien in ihr gefangen. Folgt man dem Philosophen, so ist die Klimakrise viel schlimmer als jedes Virus, denn sie kennzeichne die langsame Selbstausrottung des Menschen. Corona bremse allenfalls diese Entwicklung. Einen generellen Trend aber scheine auch das Virus kaum mehr aufzuhalten. Die Weltordnung sei schon vor Corona, so Gabriel, nicht normal, sondern letal gewesen.[28] Und er stellt Forderungen: »Warum können wir nicht Milliarden investieren, um unsere Mobilität zu verändern? Warum können wir die Digitalisierung nicht verwenden, um unsinnige Meetings, zu denen Wirtschaftsbosse mit Privatjets fliegen, online abzuhalten? Wann verstehen wir endlich, dass das sehr gefährliche Coronavirus, verglichen mit unserem Aberglauben, durch Wissenschaft und Technologie alle Probleme der Moderne lösen zu können, harmlos ist?«

Weiterhin brandmarkt Gabriel die »Infektionsketten« des globalen Kapitalismus, der die Natur zerstöre und die Bürger der Nationalstaaten verdumme, damit sie hauptberuflich zu »Touristen und Konsumenten« werden. Die Herstellung der benötigten Konsumgüter, so Gabriel, töte auf Dauer mehr Menschen »als alle Viren zusammengenommen«. Und er klagt weiter an: »Warum löst eine medizinische, virologische Erkenntnis Solidarität aus, nicht aber die philosophische Einsicht, dass der einzige Ausweg aus der suizidalen Globalisierung eine Weltordnung jenseits einer Anhäufung von gegeneinander kämpfenden Nationalstaaten ist, die von einer stupiden, quantitativen Wirtschaftslogik angetrieben werden?« Nach der virologischen Pandemie bräuchten wir nun, fordert Gabriel, eine »metaphysische Pan-Demie«, eine »Versammlung aller Völker unter dem uns alle umfassenden Dach des Himmels, dem wir niemals entrinnen werden«.[29]

Ohne Frage, Corona ist mehr als ein Akzent im gegenseitigen Miteinander. Es rüttelt uns auf. Doch in jeder Krise stecken Chancen. So spüren wir etwa eine Art »All-Verbundenheit«. War diese vorher vielleicht noch abstrakt, ist sie jetzt allenthalben zu bemerken: Das, was mein Nachbar treibt, genauso wie das, was im fernen China passiert, betrifft mich selbst, früher oder später, ganz unmittelbar. Es ist nicht der fremde »Sack Reis«, der irgendwo auf der Welt umfällt und dessen Bedeutung für mein Leben sich nie recht erschlossen hat. Sondern die Konsequenzen der globalen Zusammenhänge dringen direkt in meinen intimen Lebensbereich ein, in den persönlichen und unmittelbaren Alltag. Wir müssen uns stärker besinnen, mehr miteinander reden, auch miteinander streiten, ja, aber am Ende einen Konsens finden, der uns erlaubt, gemeinsam und effektiv zu handeln. Das, wenn nichts anderes, hat uns Corona doch gelehrt! Hieraus mag sich auch eine gewisse Demut ableiten, nicht zuletzt gegenüber der Wissenschaft, wie gegenüber Unwissenheit, denn wir haben ebenfalls gelernt, dass Allwissenheit *nirgendwo* existiert. Wissenschaftler ändern ihre Meinungen, manchmal schneller, als uns lieb ist. Weder Virologen noch Ärzte sind omnipotent. Wir müssen alles Wissen zusammentragen, das schon, am Ende aber uns gemeinsam engagieren, *alle zusammen:* Solche Krisen können nur vereint bewältigt werden!

Es ist sicher kein Zufall, dass sich im Zuge der Pandemie immer mehr Menschen Gedanken zum Zustand unserer Demokratien gemacht haben. Wir sehen Bilder aus Hongkong, auch aus den USA, und wir spüren, dass es nun auf uns selbst ankommt, wir uns nicht länger wegdrücken können. Wie anachronistisch mutet da an, dass der gegenwärtige Deutsche Bundestag zahlenmäßig der größte ist, den es je in der Geschichte der Bundesrepublik gegeben hat. Ein XXL-Parlament – und die Politik selbst zeigt sich hilflos, echte Reformen der eigenen Organisation voranzubringen. Von außen betrachtet wird nur wieder deutlich, wie klein doch der Mensch ist, wenn er alleine handelt, wenn er in seinem eigenen Saft brät, wenn er geschlossene Systeme erzeugt, die sich selbst kontrollieren oder reformieren sollen; wenn es um Lobbyismus, Machterhalt und Gefälligkeiten geht. Das wird nicht funktionieren! Und so ist der Ruf nach mehr Bürgerbeteiligung, genauso wie der nach kreativen Ansätzen – wie dem von »zufälligen« Bürgerversammlungen, wo Bürger per Losentscheid zusammentreffen, um über konkrete Fragen jenseits von Kampagnen zu entscheiden –, mehr als verständlich. Und sie sind willkommen! Alle sprechen drüber, wie es scheint. Bottom-up ist schwer in Mode: lokal entscheiden, was lokal umgesetzt gehört, kommunale und Bürgerräte einsetzen – die Manege scheint frei für das gemeine Volk und seine Ideen. Hier geht die Jugend wieder voran: Eine »Weisheit der vielen« ist gefragt, keine »Schwarmdummheit«.[30] Ob es gelingt?

Grundsätzlich gilt, dass wir wieder mehr Zutrauen in unsere eigenen Selbstheilungskräfte gewinnen müssen.[31] Genauso in unsere Fähigkeit zur Selbstverwaltung. Hier bleibt zu hoffen, dass der Erosion der demokratischen Strukturen zukünftig stärker mit Fakten (als mit Fake) begegnet wird. Sind wir auf einem guten Weg? Vielleicht. Das berühmte YouTube-Video des Influencers Rezo, wie auch populäre Wissenschafts- und Fakten-Podcasts, die enorm an Bedeutung gewonnen haben, sprechen eine deutliche Sprache. Aber der Ton wird rauer.

Gut recherchierte und seriöse Nachrichten, die auf Tatsachen basieren, sind ein Gegenmittel gegen grassierende Übel – wie etwa einer ansteckenden Unwissenheit oder »pandemischen Verwirrung«. Die gegenwärtige Krise des politischen Establishments zeigt uns nur die große Lücke, die zwischen Politik und Gesellschaft entstanden ist. Die gute Nachricht ist, dass in diese Lücke nicht nur Querdenker und Verschwörungstheoretiker einwandern, sondern eine immer größere Zahl von Menschen, die nicht nur um ihr persönliches Wohl besorgt sind, nicht nur laut protestieren oder schlicht »dagegen« sind, sondern das Große und Ganze konstruktiv im Blick haben: den eigenen Nachbarn genauso wie ferne Teile dieser Welt. Eines scheint sie alle zu einen: Die Erkenntnis, dass auch Politik von Menschen gemacht wird. Dass es gelingen kann, etwas zu verändern, wenn man nicht aus der diffusen Angst heraus agiert, sondern »menschlich«, mit einer positiven Neugier und einem unbedingten Gestaltungswillen – *Mut zur Veränderung*. Wobei der konkrete Weg unbequem sein wird, machen wir uns nichts vor. Wir müssen von lieb gewonnenen Dingen Abschied nehmen, von alten Gewohnheiten, von manch einem »Zuviel«, genauso von einer Ungelenkheit im bisherigen politischen System, im gesellschaftlichen Miteinander. Das Erdenvolk, das sind wir alle.

Joy of Missing Out

Anders als im Deutschen Bundestag hat man im österreichischen Bundesparlament die Zeichen der Zeit erkannt. Unter dem Motto »Global denken, lokal handeln« stellte man das Thema Globalisierung und den Beitrag des Einzelnen als Kontrapunkt ins Zentrum einer parlamentarischen »Demokratie*web*statt«.[32] Zwar gehört es sich auch in Österreich, auf das weltweite Wohl zu achten, aber der konkrete Wirkungskreis der Bürger sollte vor allem das eigene Umfeld sein, so die offizielle Haltung. Jede lokale Entscheidung hat demnach einen Einfluss auf die Welt – Globalisierung und Konsum lassen sich in erster Linie von zu Hause aus gestalten. Hier geht es keineswegs um einen Rückzug ins Private, sondern um eine generelle Beschränkung – auf das Wesentliche und Örtliche.

Dieser Ansatz trifft sich mit dem Bedürfnis einer wachsenden Schar von Menschen in vielen Ländern dieser Welt. Sie fliehen aus der Stadt, um auf dem Land in Tiny Houses das einfache Leben zu probieren. Dabei sind die winzigen Häuser, um die es geht, manchmal nicht größer als ein einziges Zimmer, das gerade Platz bietet für ein Bett, einen kleinen Tisch und einen Stuhl. Schon Henry David Thoreau beschrieb dies in seinem Aussteiger-Klassiker *Walden* (»Leben in den Wäldern«), einem der bekanntesten Werke der US-amerikanischen Literatur. Thoreau hatte im 19. Jahrhundert für einige Jahre an einem malerischen See in Massachusetts gelebt, in einem solchen Tiny House (das seinerzeit noch »Hütte« hieß), und damit die heutige Bewegung bereits angedacht. Jene Bewegung, mitunter *Small House Movement* genannt, sorgt nicht nur dafür, dass sich die Menschen wieder der Natur annähern – ähnlich wie der Wald derzeit verstärkt zum »Waldbaden« genutzt wird –, sondern dass »da draußen« und »Grünraum« als Oasen der Selbsterkenntnis und des Sich-Einfindens Konjunktur haben.

Schließlich führt ein prinzipielles Überdenken von Wohnraum und Fläche auch dazu, dass die bisherige Entwicklung hin zu mehr Flächenversiegelung und mehr »Betongold« eine neue Perspektive bekommt. Hier gilt immer öfter: *Weniger ist das neue Mehr.* Allerdings müssen Winzig-Häuser keinesfalls nur auf dem Land aufgestellt werden, sie können genauso im städtischen Vorgarten stehen, mitten in der Stadt, und dort den ohnehin schon verdichteten Wohnraum weiter zusammenpressen. Oder ihn entlasten. Es ist alles eine Frage des »Wie« und der möglichen Alternativen. In der Stadt mag all das ein wenig an Schrebergartenhäuser oder Parzellensiedlungen erinnern, die jetzt an jedem erdenklichen Ort und auf jeder ungenutzten Fläche entstehen. Laube ist wieder »hip«. Dem Einzelnen jedoch geht es meist um *viel* weniger als mehr. Einfachheit als Lebensprinzip.

Auch wenn solche Tiny Houses zuweilen einen fahrbaren Untersatz haben, sodass man, gleich einem Vagabunden, nicht einmal mehr einen festen Platz für sich und sein Wohnen beansprucht (ein Traum!?), so stehen sie dennoch im Zeichen einer Besinnung auf den lokalen Raum, auf eine Abnahme von Mobilität und vor allem auf *act local:* weniger Fernreisen, weniger Flugverkehr, weniger Energieverbrauch – ein insgesamt deutlich kleinerer ökologischer Fußabdruck. Der Schwestertrend zum Hausboot bringt es auf den Punkt: pure Freiheit, wenig Spuren, enger Raum, kein Grundbesitz. Diese Bewegungen haben all das schon vorweggenommen, was dem Rest von uns ebenfalls dünkt: kleinerer Radius, weniger PS, weniger Lärm, weniger CO_2, weniger Feinstaub, weniger »Waste« (Verschwendung) – stattdessen echte Begegnung, analog und unmittelbar. Ohne doppelten Boden. Und ohne eine künstliche Abgrenzung.

Haben wir für solche echten Begegnungen heute überhaupt noch Zeit? Sicher nicht, wenn wir unsere Kalender angucken, die wir meist maximal vollpacken, schon auf lange Sicht und immer begleitet von der Angst, etwas Wichtiges, etwas *noch Wichtigeres* verpassen zu können. Die FOMO – *Fear of Missing Out* (die Angst, etwas zu verpassen) – treibt heute viele Menschen um. Sie treibt sie (und ihr Umfeld) mitunter in den Wahnsinn: Eine ständige Entwertung des eben Erlebten, des gerade Verabredeten tritt ein, weil schon die nächste »Sau durchs Dorf« getrieben wird, das nächste Event kommt, der nächste – vermeintlich noch bessere – Thrill blüht. Nie ist man wirklich da. Ich vergleiche dieses Verhalten gerne mit der Figur des Mister Pief bei Wilhelm Busch, der die Welt nur durch sein Fernrohr betrachtet, was er mit den Worten kommentiert: »Schön ist es auch anderswo, / Und hier bin ich sowieso.«[33]

Doch gibt es heute einen wachsenden Gegentrend: JOMO – *Joy of Missing Out* (die Freude des Verpassens).[34] Es handelt sich hier um eine Form der Freude durch das Kappen von Verbindungen zu digitalen Technologien und sozialen Medien. Eine virtuelle Entsagung, ein digitales und soziales Fasten, wobei es weniger darum geht, überhaupt keine Kontakte mehr zu haben, als vielmehr darum, jene auf das Wesentliche zu begrenzen und stille Freude darin zu empfinden, all die anderen Dinge gehen lassen zu können: das Vorbeiziehen-Lassen (Nicht-Tun!) als Lustgewinn. JOMOs emanzipieren sich von der FOMO, so könnte man sagen. Es geht wieder um das *Weniger*, von dem ich beharrlich spreche: lieber fünf echte Freunde als 500 digitale!

Schließlich erleichtert JOMO genauso den Entzug von sozialer Kontrolle und Überwachung. Davon war schon die Rede: die Krux, dass wir uns zusammen mit den unendlich erscheinenden digitalen Möglichkeiten sowie den sozialen, kulturellen und ökonomischen Optionen Transparenz »eingefangen« haben. Wir sind als Bürger und Konsumenten gläsern geworden und können nur allzu leicht überwacht werden. Nicht nur die Marktführer aus dem Silicon Valley wissen, wie das geht. Ganze Staaten nutzen inzwischen diese Option und kontrollieren das Verhalten ihrer Bürger. Sie vergeben – oder entziehen – darauf eine »soziale Kreditwürdigkeit«. Wer das nicht will, muss wohl oder übel Verzicht üben. Aber wäre das wirklich ein Verzicht?

Solange wir uns weithin sichtbar und nahezu vollständig transparent im digitalen Raum bewegen, werden wir auch immer lesbar und vorhersagbar sein. Yuval Noah Harari geht sogar so weit, den Menschen als einen Algorithmus zu bezeichnen, der, wie jeder andere digitale Prozess, prinzipiell auch »hackbar« sei.[35] Gemeint ist, dass der Mensch als »Prozess« auf virtuellen Autobahnen wandelt, wo, aus der Adlerperspektive betrachtet, Start und Ziel (sowie die Abzweigungen auf dem Weg) jederzeit mitgelesen und im Zweifelsfall auch gelenkt werden können. Ist ein solcher Mensch noch souverän? Wäre ein solchermaßen überwachtes Volk politisch ein *Souverän*?

Die Beziehungen zwischen den Menschen spiegeln letztlich nur das Verhältnis zwischen den Menschen und der Welt wider, die »Weltbeziehung«, wie es Hartmut Rosa bezeichnet.[36] Diese Beziehung ist zunächst gekennzeichnet von einem großen »Mehr«: Der Mensch strebt nach Expansion, Autonomie und Emanzipation – nach weitgehender Unabhängigkeit, auch gegenüber seiner Umwelt. Diese Haltung zwingt ihn, wie Rosa erklärt, in ein Aggressionsverhältnis zur Welt, schließlich zu sich selbst. Das konfrontative Verhältnis zeigt sich auch in der rücksichtslosen Nutzung der Naturressourcen, einschließlich der psychischen und mentalen Ressourcen der Menschen. Genauso in einem rauer werdenden Ton im öffentlichen Diskurs, einem aggressiveren Politikverhältnis. Das »Wutbürgertum« sei, so der Soziologe, lediglich Symptom eines Befundes, den er als »rasenden Stillstand« bezeichnet – letztlich Ausdruck einer allgemeinen Ohnmacht.

Und er schlussfolgert: Der Wunsch des Menschen nach Unabhängigkeit verleiht den Subjekten einerseits Selbstwirksamkeit und Handlungsmacht und lässt sie andererseits einander mit Gleichgültigkeit oder Aversion begegnen.[37] Das ist fraglos ein Dilemma, vielleicht sogar ein weiteres Paradoxon, wie der beschriebene Umgang mit der Natur. Die Natur erscheint hier als das Bedrohte und dadurch Bedrohliche zugleich. Und so stecken wir in einer Situation, in der die Steigerungsleistungen, das ständige Wachstum und ein »Mehr«, nicht mehr als Teil der Fortschrittsgeschichte – hin zu einer gestaltbaren, besseren Zukunft – verstanden werden, sondern, so Rosa, »als Kampf gegen das Abrutschen in den Abgrund des Zusammenbruchs«.[38]

Wir sind also ständig in der Defensive. Ein fundamentaler Zweifel an der Gestaltbarkeit der Zukunft ist ein ebensolcher an der Gestaltbarkeit der Welt an sich. Darin der Zweifel an der politischen Souveränität: Die Menschen erfahren sich nicht mehr als souverän Handelnde, sondern als »ohnmächtig Erleidende«.[39] Politisch souverän zu handeln hieße dagegen, seine Interessen zu formulieren, für sie zu kämpfen und sie gegenüber dem politischen Gegner durchzusetzen. Das Politische in diesem Sinne führt zwingend zu einer Polarisierung, einer dichotomen Aufteilung der Welt in »rechts« und »links«, Freund und Feind – man ist entweder Täter oder Opfer, wahlweise beides, je nachdem, wer gerade das

Wort führt. Ausweg aus dieser zuweilen vertrackten Situation, wenn die Positionen oder Kontrahenten sich ineinander bis zur Bewegungslosigkeit verhaken, ist der Kompromiss, vermittelt über Diplomatie und politisches Geschick. Doch setzen beide die beständige Bereitschaft voraus, miteinander zu reden und letztlich um einen Ausgleich bemüht zu sein. Hier konnte man in der Menschheitsgeschichte, wie auch in der aktuellen Lage, immer wieder Zweifel bekommen – es handelt sich um ein Paradoxon.

Dieser Sackgasse hält Hartmut Rosa sein Konzept der Resonanz entgegen: Der andere ist nicht Feind, die Welt nicht bipolar (oder linear), aufgeteilt in Gut und Böse, die Mitmenschen sind keine anonyme Masse – Publikum der eigenen Performance –, sondern sie befinden sich gemeinsam auf der Weltbühne, im schwingenden Klangkörper, im Beziehungsraum. Es geht hier um echte, authentische Beziehungen, um ein »Berührtwerden durch ein anderes«, ohne dabei fremdbestimmt zu werden. Im Mittelpunkt steht die Fähigkeit und Erfahrung, »dieses andere selbst zu berühren oder zu erreichen, ohne über es zu verfügen«. Eine resonante Beziehungsform schließt also den Aspekt der Fürsorge mit ein. Doch die Ressourcen und die Erreichbarkeit des Einzelnen für diese Art der analogen Beziehungsgestaltung sind endlich. Man muss wählerisch sein: JOMO lässt grüßen.

In Beziehung zur Natur führt das Resonanzkonzept nach Rosa zu einem »mediopassiven Verhältnis«.[40] Menschliche Akteure sind darin mit dem, was sie als Natur erfahren, in einem anhaltenden und dynamischen Antwortverhältnis verbunden: Sie formen es, und sie werden geformt. An die Stelle einer Haltung des Beherrschens und Ausnutzens tritt eine des Zuhörens und des Antwortens. Gleiches gilt für die Politik:

Ein mediopassives Verhältnis zwischen den Bürgern im politischen Raum bedingt, dass man sich hier als Wesen begegnet, die einander etwas zu sagen haben, die sich vom anderen auch erreichen lassen und selbstwirksam zu antworten vermögen. Ein darauf bauendes politisches Gemeinwesen setzt auf ein »Zusammen-Handeln«, das Entwickeln von gemeinsamen, nicht primär als Kompromiss angelegten, sondern auf etwas Eigenständiges und Neues abzielenden Lösungen. Hierfür braucht es die Bereitschaft, sich verwandeln zu lassen. Ein derart aufgestelltes Gemeinwesen aktiviert die Protagonisten, es beteiligt die Bürger freudvoll und selbstwirksam, ohne den Grad der Beteiligung am Grad der Durchsetzung der jeweiligen Interessen messen zu müssen. Rosa schließt daraus: »Wenn Herrschaft heißt, seinen Willen gegen die Interessen anderer durchzusetzen, dann ist sie per se das Gegenteil einer Resonanzbeziehung, denn die Stimmen der Beherrschten kommen nicht zur Entfaltung. In einem Gemeinwesen aber, das sich ereignet, wird solche Herrschaft verschwinden.«[41]

Ein neues Paradigma

Was für ein Ziel verfolgen wir, wenn wir in Resonanz gehen? Mit welchem Naturverständnis, welchem Bild eines Gemeinwesens, welcher Auffassung von Politik, Ökonomie und Ökologie verbinden wir unser Tun? Welches Gesundheitswesen unterstützt uns dabei, und welche Ausrichtung soll die Medizin darin haben? Und wenn wir »gläubig« sind, wenn wir uns mit Spiritualität und Transzendenz beschäftigen, welchem Zweck dient das?

Gibt es ein Gemeinsames hinter all diesen Fragen?

Ich meine, ja. Das zugrunde liegende universelle Prinzip ist das Downsizing, das Gesundschrumpfen. Das ist nicht grundsätzlich neu. Wie könnte es auch, wenn es sich doch um ein allgemein menschliches Prinzip handelt. Schon Aristoteles ging in seiner Abhandlung zur *Politik* der Frage nach dem Sinn und Zweck des Wirtschaftens nach.[42] Aus Sicht eines neoliberalen Wirtschaftsparadigmas von heute mag dies seltsam erscheinen. Hiernach kann ja das Ziel des Wirtschaftens nur sein, Wachstum, Profit und Rendite zu vermehren. Hintergrund und »Begründung« dieser liberalistischen Sichtweise ist, dass es für den Menschen als bedürftiges Wesen stets darum gehen muss, für sich das Optimale herauszuholen.[43] Weil nur über diesen Weg sichergestellt werden kann, dass die notwendigen Produkte und Innovationen getätigt werden, um seinen Fortbestand, den Fortschritt generell und weiteres Wachstum zu generieren. Ohne Wachstum aber ist nicht nur der einzelne Mensch, sondern die Menschheit insgesamt, so sagt man uns, zu Stillstand und Degeneration gezwungen – mithin *keine Alternative.*[44]

Aristoteles sah das anders. Er besaß ein klares Bewusstsein dafür, dass das Leben systemisch organisiert ist. Der Mensch als lebendiges Wesen ist auf eine gute Anbindung an die umfassenden Systeme der Natur und des Gemeinwesens angewiesen. Er ist Teil eines Ganzen, nicht sein Gebieter, und steht keinesfalls außerhalb. Er ist nicht unabhängig. Aus Sicht des griechischen Philosophen hat die Wirtschaft diesem Prinzip (dem Lebendigen) zu dienen. Nicht das Einfahren grenzenloser Gewinne, sondern die Wahrung des eigenen Bestandes ist zu verfolgen, mit der Nachhaltigkeit als oberstem Gebot. Schließlich geht es um die Sicherung von Ressourcen und um persönliche Autarkie. Hierbei steht die Wirtschaft im

Dienste des Menschen und hat den Auftrag, ihn mit allem zu versorgen, was er für sein Dasein benötigt.

Manch ein zeitgenössischer Ökonom wird dem sicher zustimmen, zumindest in Worten. So wird ja immer wieder behauptet, das Ziel der Ökonomie sei, das Gemeinwohl zu sichern. Demnach kann es dem Menschen erst dann gut gehen, wenn es der Wirtschaft gut geht. Die Wirtschaft steht folglich an erster Stelle. Jene Maxime – ihre tendenziell wirtschaftsliberale Auslegung – zieht sich gegenwärtig durch die Ökonomie weltweit. Sichtbarer Ausdruck hierfür ist regelmäßig die Vergabe der jährlichen Wirtschaftsnobelpreise. Ganz anders jedoch klingt das Prinzip einer Gemeinwohlökonomie oder einer sinnstiftenden Wirtschaftslenkung bei ganzheitlich und systemisch denkenden Ökonomen wie Christian Felber, Otto Scharmer oder Frederic Laloux. Hier wird das liberalistische Paradigma, insbesondere jenes der angloamerikanischen Wirtschaftselite, auf den Kopf gestellt: Nicht die Wirtschaft muss jetzt primär gestützt und unterhalten werden, damit ihre Gewinne den Menschen nähren können, sondern die Menschen bilden selbst die Wirtschaft, sie gestalten sie tagtäglich, sie sind es, die dem System Sinn und ein menschliches Antlitz verleihen. Dieses ist aber nicht nur *nice to have*, sondern eine Grundvoraussetzung für Nachhaltigkeit, Angemessenheit und Langfristigkeit. Aristoteles hätte seine Freude gehabt![45]

Alles hat mindestens zwei Seiten. Denken wir an Corona oder die anderen Herausforderungen, die der moderne Mensch auf seinem bisherigen Entwicklungspfad zu bewältigen hatte. Zwei Schritte vor, einer zurück (oder umgekehrt). Denken wir ebenso an die enormen Probleme, die der Menschheit noch bevorstehen: Kaum wird ein einziger Weg die Lösung bringen, kaum wird es gelingen, eine nachhaltige und womöglich bessere Zukunft zu erzeugen, wenn wir nicht gemeinsam agieren, im Konzert miteinander, die verschiedenen Perspektiven abwägend, Pro und Kontra, bereit zu Kompromissen. Diese dürfen allerdings nicht an falscher Stelle gemacht werden. Denn eines muss klar sein: Wenn wir nicht oder zu verzagt handeln, werden einige unserer bisherigen Lebensgrundlagen und Gewissheiten für immer verschwinden. Ein unentschlossenes, nicht beherztes Tun wird bald nicht mehr reichen und – auf mittlere Sicht – ein viel härteres und wenig erfreuliches Vorgehen erforderlich machen. Hierauf hat uns Corona ebenfalls bereits einen Vorgeschmack gegeben.

Die Wissenschaften bilden keine Ausnahme. Keine sollte von sich behaupten, dass sie als einzige die Wahrheit für sich beanspruchen könne. Immer deutlicher wird, dass wir mehr Brückendisziplinen benötigen. Gemeint sind solche, die zwischen geisteswissenschaftlicher und naturwissenschaftlicher Sichtweise vermitteln können. Hier gilt abermals, dass die Pandemie als Vorbote dessen angesehen werden kann, was in Zukunft verstärkt auf uns zukommen wird. Als Blaupause zeigt sie uns, was es braucht: eine nüchterne naturwissenschaftliche Analyse, gepaart mit geisteswissenschaftlicher, philosophischer, soziologischer, ethischer sowie weiteren relevanten Betrachtungsweisen. Wir müssen multiperspektivisch, pluralistisch und interdisziplinär aufgestellt sein!

Ebenso zeigt sich, dass wir stärker echte Nächstenliebe praktizieren müssen, unabhängig davon, ob wir gläubig sind oder nicht. Dieser Nächste, das ist der unmittelbare Nachbar, die eigene Familie, das sind auch wir selbst. Wie viele Menschen leben nur in der Nachbarschaft zu sich, nicht wirklich eingestimmt und in sich selbst zu Hause? Hier wäre der *nächste* Nächste, um den es sich zu kümmern gilt, die eigene Person! Damit ist kein selbstbezogener Egoismus oder ein egozentrisches Weltbild gemeint. Ganz und gar nicht. Vielmehr ginge es darum, ein Gefühl der Zugewandtheit und Verbundenheit zunächst einmal für sich selbst zu entwickeln. Für ein globales Zugehörigkeits- und Zuständigkeitsgefühl ist es unabdingbar, diese grundlegende und für eine gesunde Reifung notwendige Erfahrung zuvorderst in sich selbst zu beheimaten. Nur aus jener Eingestimmtheit heraus kann eine ehrliche und authentische Liebe für den Nächsten und die Welt entstehen – sonst wäre diese selbstverleugnend und nicht echt. Sind wir nicht alle miteinander verbunden, Geschöpfe unter der gleichen Sonne?

Ein weiterer, bei der Nächstenliebe keinesfalls zu vergessender Nächster ist der uns *nachfolgende:* die nächste (und übernächste) Generation. Diese sollte uns genauso am Herzen liegen – als wenn wir es selbst wären. Wer sonst soll für sie Partei ergreifen? Wer soll für sie »in die Bütt« steigen, Lobbyismus betreiben? Das können doch nur wir sein. Generativität heißt auch, füreinander da zu sein, generationenübergreifend. Das zentrale Motiv dabei – ich hoffe, dass ich das hier verdeutlichen konnte – ist eine intelligente, kreative, letztlich auf *weniger* hinauslaufende Politik, eine Haltung des verantwortungsvollen Konsums und nachhaltigen Umgangs mit den natürlichen Ressourcen. Darin ebenso der nachhaltige Umgang miteinander: achtsam und empathisch, auf die Möglichkeiten und Ressourcen des Gegenübers schauend, verbunden im Ziel, nicht nur den eigenen Gewinn, die eigenen Optionen zu mehren, sondern im Wissen handelnd, dass nur bei einer vernünftigen Verteilung der Mittel und Chancen (das heißt mit einer höheren Verteilungsgerechtigkeit) die Zukunft für uns alle langfristig zu sichern ist.

Wir werden in Zukunft stärker mit Widersprüchen leben müssen. Das ist auch das Wesen der Wissenschaft – sie ändert sich ständig. Wandel ist ihr grundsätzliches Prinzip, ein Axiom des Lebendigen. Wir sollten keine Angst vor dem Wandel haben. Wir sollten uns daran erfreuen! Solange Dinge in Bewegung sind, kann man sie gestalten. Reifung ist möglich, Entwicklung ist möglich, Zukunft ist eine Chance (und eine Herausforderung). Wir sollten nicht abwarten, den Kopf in den Sand stecken, sondern Lust auf Zukunft haben!

Das Widersprüchliche sollten wir ansprechen, sichtbar machen, nicht mehr unter den Teppich kehren. Das zeigt uns erneut die junge Generation – wo zugleich der Bürgersinn wächst: sei es durch Ziele, die sich stärker am Gemeinwohl orientieren, oder über die Forderung einer gerechteren Verteilung von Einkommen und Besitz. Fundamentale Fragen werden geäußert: Warum gibt es kein bedingungsloses Grundeinkommen für alle? Warum soll der Mensch, wie auch Kommunen mittlerweile fragen, ein Stück der Erde *besitzen* können? Würde es nicht reichen, zwar Wohnraum besitzen zu können, nicht aber den Grund, auf dem er steht? Ist die Erde nicht für alle da? Wie kann einem Einzelnen die Erde gehören (und sei es nur ein Stück davon)? Rein rechnerisch, wenn jeder Mensch für sich beanspruchen würde, ein Stück erschlossene und bewohnbare Erde zu besitzen, wie viel Platz bliebe dann noch für den Einzelnen? Ich habe das nicht nachgerechnet, es ist ein Gedankenspiel. Der Punkt hier ist: Wir müssen uns *einander* beteiligen und die Dinge, die wir selbst regeln können, tatsächlich selbst in die Hand nehmen.

Dafür müssen zusätzlich die Organe und Kompetenzen der Selbstverwaltung sowie kommunale Beteiligungs- und Selbsthilfestrukturen gestärkt werden. Aber wer soll das tun? Worauf warten wir noch? Wird jemand kommen und das für uns regeln, sodass wir dann, ganz bequem, irgendwann nur noch »dazustoßen« müssen?

Selbsthilfe hat auch etwas mit Pragmatismus zu tun. Die Sachen anpacken: Lieber erst einmal anfangen, als gar nichts machen. Ich werde nie vergessen, wie ich seinerzeit während meiner Tätigkeit an der Harvard Medical School die Einladung bekam, in einem Kamingespräch über die Zukunft des Medizinstudiums mit nachzusinnen. Ganz konkret ging es darum, eine vollständige Überarbeitung des Ausbildungsplans für die Medizinstudierenden auf den Weg zu bringen. In seinen einleitenden Worten bekräftigte der Dekan, dass die medizinische Fakultät in Harvard seit »Beginn der Zeitrechnung« einen Spitzenplatz in gängigen Hochschulrankings einnehme und man von daher davon ausgehen könne, bis dato alles richtig gemacht zu haben. Mit dieser Argumentation könne man auch jegliche Notwendigkeit verneinen, irgendetwas am Bisherigen ändern zu müssen. Und genau darin, so der Dekan, liege die größte Gefahr: Gerade weil man sich als Primus inter Pares wähnte, als Speerspitze und Elite, müsse man der Erste sein, der die Zukunft zu sich einlade. Mit anderen Worten: Aus dem Spitzenplatz erwachse nicht nur eine Verantwortung für das Ganze, sondern dieser sei nur zu verteidigen, wenn man stets einen Schritt weiter, schneller und schon mehr in der Zukunft sei als alle anderen. Das Wagnis also, die Zukunft zu antizipieren und bereits im Hier und Jetzt zu beginnen, würde gerade und in besonderer Weise auf den Schultern einer solch herausragenden Institution wie der Harvard Medical School liegen. Das könne auch schiefgehen – es sei keineswegs gesagt, dass jeder Schritt, der aus dieser Haltung heraus begonnen werde, in die vermeintlich richtige Richtung führe. Aber, so der Dekan abschließend, viel schlimmer, als einen Fehler zu machen, sei, sich auszuruhen und gar nichts zu unternehmen. Damit hätte man schon von vornherein verloren: »Natürlich ist es nicht das Ziel, Fehler zu machen. Wir wollen sie vermeiden. Aber wir können und müssen sie uns leisten. *Wer, wenn nicht wir?*«

Diese Argumentation, so überzeugend sie klingen mag, ist alles andere als bescheiden. Darin liegt ein weiteres Paradoxon begründet: Denn ohne eine Begrenzung, eine gewisse Bescheidenheit, auch eine Demut, werden wir kaum die großen Herausforderungen der Zukunft bewältigen können. Nicht ein einzelner Mensch, keine noch so elitäre oder herausragende Institution würde je alleine in der Lage sein, die Welt zu retten. Und auch die sublime Überhöhung, eine Tendenz zur Selbstüberschätzung, ist eine Geißel der Menschheit (und der Erde, die an ihr leidet). Die Vorstellung vom »Mehr«, von einer Fülle, aus der heraus man leicht der Idee verfallen kann, durch genügend Vorsorge, durch Anhäufung von Vorräten und Ressourcen sicher für die Zukunft gewappnet zu sein, ist prinzipiell widerlegt. Eine Illusion: Niemand kann sich sicher sein! Selbst die reichsten und am besten vorsorgenden Institutionen und Länder werden irgendwann mit leeren Händen dastehen. Es sei denn, sie handeln konzertiert, nachhaltig und in Abstimmung mit den anderen. Die eigene Freiheit darf dabei nicht die Grenzen und Freiheit der anderen übertreten, sonst wird es auf lange Sicht insgesamt mehr Verlierer geben, ein kurzfristiger Gewinn an Zeit oder Macht nur eine Episode bleiben.

Freiheit muss stärker als Prinzip im Inneren erkannt und gelebt werden. Darin auch das Prinzip eines »Weniger«: Diese Form der Freiheit ist letztlich unverkäuflich – oder kostenlos. Hier geht es darum, sich von der Fülle, vom Konsum und vom Außen zu lösen, sich stärker davon zu emanzipieren, zumindest aber das Innen und Außen in ein vernünftiges Gleichgewicht zu bringen. Genauso die Zustände von Fülle und Leere. Dabei ist von besonderer Bedeutung, für sich selbst zu wissen, was wirklich wichtig ist. Was ist die Essenz? Die Essenz des Lebens an sich, die Essenz *meines* Lebens?

Auf längere Strecke wird zugleich das Prinzip der Reifung, eines inneren Wachstums, bedeutsamer werden. Hört man auf Menschen, die schon maßgeblich Lebenszeit hinter sich gebracht haben, die uns lebensklug Ratschläge und Erfahrung vermitteln, wird deutlich, dass das zentrale Momentum innerhalb eines persönlichen Reifungsprozesses und Lebensweges jenes der Verbundenheit ist. Darin auch die generationenüberbrückende Verbundenheit oder, nennen wir sie erneut beim Namen, die *Liebe*.

Letztlich geht es im Leben genauso darum, das Loslassen als Prinzip zu lernen – im Sinne einer »erlernten« Transzendenz, eines lebendig erfahrenen Übergangs vom Ich zum Wir, und schließlich zum unpersönlichen »großen Ganzen«. Denn das ist wohl das große Ziel von allem. Das *eine* ist uns sicher: Irgendwann werden wir alle gehen müssen. Es scheint daher geboten, dieses Prinzip frühzeitig zu erkennen und allmählich zu internalisieren. Schritt für Schritt, nicht überfordernd, nicht angstvoll, sondern mit einem ausgewogenen Maß an Inspiration und Freude, zumindest jedoch mit Akzeptanz.

Sind wir dabei mit uns im Reinen? Können wir ankommen bei uns selbst, in uns selbst zu Hause sein? Können wir unseren Konsum auf das begrenzen, was wirklich notwendig ist? Wenn wir das tun, zugleich gesundheitsförderlich leben, weniger abhängig sind vom äußeren Arzt, uns dagegen regelmäßig bewegen, gesund ernähren, Zeiten der Entspannung und inneren Einkehr einplanen, uns nachhaltig, ausgewogen und gesund ernähren, selbstfürsorglich handeln und unsere Selbsthilfekompetenz stärken, dann wird es auch eher für alle reichen: *mehr durch weniger.* Und das Schöne daran: Wir werden zufriedener sein!

Wenn wir aus einer Verbundenheit handeln, mit dem uns möglichen Maß an innerer Weisheit, aus einem wahren und authentischen *Selbst*-Bewusstsein heraus, scheint vieles möglich. Das »Mehr« hat sich in der Vergangenheit zunehmend als dysfunktional erwiesen, es ist praktisch unwirksam geworden. Unsere bisherigen Therapien gegen diese Dysfunktionalität haben das Problem nur verschlimmert. Wir brauchen dringend andere, neue Gegenmittel: Wir brauchen einen anderen Lebensstil, ein anderes Zusammenleben, mehr Beteiligung und Partizipation, mehr Verantwortung für den Einzelnen, genauso vom Einzelnen für das Ganze. Wir müssen die Macht der Wenigen begrenzen, darin auch die der weltumspannenden Konzerne, der simplifizierenden Weltanschauungen und überkommenen Traditionen. Wir müssen uns auf das Wesentliche besinnen, auf das, was an uns und in unseren Kulturen »heilig« ist. Was wirklich Sinn macht. Wir brauchen mehr Zutrauen in unsere eigenen Fähigkeiten, darin jene, gemeinsam zu handeln und miteinander zu kooperieren: nicht ständig im gegenseitigen Wettbewerb agieren, sondern füreinander da sein, Hand in Hand arbeiten und leben. Mehr Natur, mehr Wertschätzung, mehr Achtsamkeit, mehr Gemeinsinn. Mehr Zukunft.

Der leere Spiegel

Sind wir gerade dabei zu ersticken – nicht an Corona und seinen Folgen, sondern am Überfluss? Oder können wir uns am Ende wieder besinnen, auch auf uns selbst?

Können wir hier wirklich ankommen und heimisch werden? Können wir mit dem, was ist, zufrieden sein?

Wenn dem so ist, werden wir weniger von außen benötigen. Wir werden weniger konsumieren.

Wenn dem so ist, werden wir frei sein. Wir müssen uns kein Bild mehr machen. Was für ein Fest!

Mehr Nichts

Nur dies.

Sonst nichts.

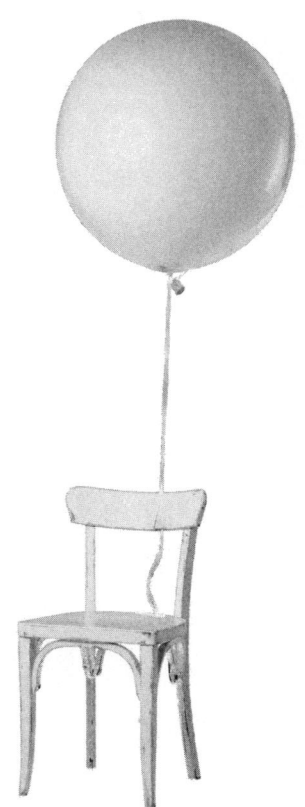

Danksagung

Am Ende bleibt »nur noch« das Danksagen. Als ich mit dem Schreiben begann, machte Corona seine ersten Gehversuche in der Welt. Und jetzt ist es schon mehr als groß – und bereits wieder im Abschied begriffen. Hoffen wir!

So wellenförmig die Pandemie, so unvorhersagbar auch der Schreibprozess. Es war ein Kraftakt, aber einer, an dem ich wieder einmal wachsen durfte. Wie schön!

Dafür danke ich, von Herzen: zunächst meiner Familie. Sie hat abermals Verständnis aufgebracht, so meine ich, um mich neben der Berufstätigkeit und den vielen anderen Verpflichtungen nun auch am Wochenende (und an vielen Abenden und Nächten, genauso im Urlaub) zu entbehren, mir »freizugeben«, damit dieses vielschichtige Buch entstehen konnte. Die gemeinsame Debatte auch im häuslichen Umfeld hat die Argumentation zweifellos geschärft, der familiäre Abendbrottisch wurde zur Werkstatt. Ihr seid mir Heimat: Ich liebe euch!

Danke an meinen *best buddy* Eckart von Hirschhausen, der mich nicht nur begleitet hat, sondern geholfen hat, das Buch zu dem zu machen, was es nun ist. Es ist zugleich eine Art Fortsetzung unseres gemeinsamen Werks *Die bessere Hälfte* geworden, und auch du, lieber Eckart, hast jetzt dein Folgewerk auf den Weg gebracht. Ich wünsche dir von Herzen Glück. Darf ich ein Geheimnis verraten? Der Buchtitel war dein Vorschlag. Genial!

Einen besonders großen Dank auch an die Wissenschaftler*innen, Kolleg*innen, die mir für den »Klima-Teil« ihre Expertise geliehen haben: Prof. Dr. Claudia Kemfert, Prof. Dr. Ernst Ulrich von Weizsäcker, Prof. Dr. Mojib Latif und Prof. Dr. Dr. Sabine Gabrysch. Meine Anfrage war eine Zumutung, ich weiß. In diesen Zeiten! Und doch haben Sie mir Ihre Zeit und Gedanken zur Verfügung gestellt. Ich weiß das sehr zu schätzen, kenne ich doch aus eigener Erfahrung die Schwierigkeiten, die es bereitet, wenn derartige Anfragen auf einen mehr als prall gefüllten Terminkalender treffen. Ohne Ihre substanziellen Gedanken aber würde diesem Buch etwas Wesentliches fehlen! Ich stehe in Ihrer Schuld. Dafür ein demütiges Dankeschön! Danke auch an den Carl-Auer Verlag für das unkomplizierte Zurverfügungstellen des Beitrags von Kollegin Kemfert.

Last but not least geht mein herzlicher Dank an den Goldmann Verlag. Vom ersten Kontakt über die zahlreichen Gespräche und persönlichen Treffen, über Ihre administrative, redaktionelle und in allem professionelle Begleitung: Sie haben sich auf mich und meine Vorstellungen eingelassen und durch Ihr engagiertes Tun und Eingreifen aus den Ideen ein Manuskript werden lassen, schließlich ein Buch geformt – und dieses zum Leben erweckt. Liebe Stephanie Taverna, liebe Doreen Fröhlich, liebe Regina Carstensen, liebe Caroline Colsman und die Kolleg*innen: DANKE!

Personenregister

SACHREGISTER

Anmerkungen

Teil I
Mehr oder weniger Medizin

1 Bundesgesundheitsministerium: Gesundheitswirtschaft im Überblick; https:// www.bundesgesundheitsministerium.de/themen/gesundheitswesen/ gesundheitswirtschaft/gesundheitswirtschaft-im-ueberblick.html
2 OECD. Health at a Glance 2017. OECD Indicators; Daten der OECD von 2016, veröffentlicht 2017
3 GBD 2017 Mortality Collaborators. Global, regional, and national age-sex-specific mortality and life expectancy, 1950–2017: A systematic analysis for the Global Burden of Disease Study 2017. In: The Lancet 2018; 392, S.1684–1735
4 Arztreport 2008 der BARMER (veröffentlicht 2009)
5 OECD-Jahresberichte Health at a Glance (2018 und 2019)
6 Greg Irving, Ana Luisa Neves, Hajira Dambha-Miller u.a.: International variations in primary care physician consultation time: A systematic review of 67 countries. In: BMJ Open 2017; 7: e017902
7 Arztreport 2015 der BARMER (veröffentlicht 2016)
8 2019 Commonwealth Fund International Health Policy Survey of Primary Care Physicians; https://www.healthaffairs.org/do/10.1377/he20191121.781 622/full
9 Vgl. das Projekt »OpenNotes« der Harvard Medical School: www.opennotes. org
10 Tobias Esch, Roanne Mejilla, Melissa Anselmo, Beatrice Podtschaske, Tom Delbanco und Jan Walker: Engaging patients through OpenNotes: An evaluation using mixed methods. In: BMJ Open 2016
11 Vgl. Bundesarztregister 2020; www.kbv.de/media/sp/2019_12_31_BAR_Statistik. pdf
12 Securvita (Hrsg.): Medizinische Versorgung. Mehr Ärzte. In: Securvital 2020; 7–9, S.24
13 Securvita (Hrsg.): Infos für Versicherte. In: Securvital 2020; 7–9, S.25
14 Vgl. Martin Möckel, Julia Searle und Elke Jeschke: Indikation, Prognose und regionale Unterschiede der Herzkatheterversorgung in Deutschland. In: Jürgen Klauber, Christian Günster, Bettina Gerste, Bernt-Peter Robra und Norbert Schmacke (Hrsg.): Versorgungs-Report. Stuttgart 2014, S.231–254
15 Silke Piedmont, Enno Swart, Rosie Kenmogne, Rüdiger C.Braun-Dullaeus und Bernt-Peter Robra: Linksherzkatheteruntersuchungen und ihre invasive Konsequenz – Regionalvergleiche ermitteln auffällige Unterschiede. In: Zeitschrift für Evidenz, Fortbildung und Qualität im Gesundheitswesen 2017; 127–128, S.62–71

16 Stéphane Cook, Alexander Walker, Olivier Hügli, Mario Togni u. a.: Percutaneous coronary interventions in Europe: Prevalence, numerical estimates, and projections based on data up to 2004. In: Clinical Research in Cardiology 2007; 96, S. 375–382

17 Immer mehr Knie- und Hüft-OPs. Patienten werden immer jünger – Zweitmeinung bewahrt vor unnötigem Eingriff; https://www.kkh.de/presse/pressemeldungen/immer-mehr-knie-und-hueft-ops

18 Torsten Schäfer, Ron Pritzkuleit, Csilla Jeszenszky, Jürgen Malzahn, Werner Maier, Klaus Peter Günther und Fritz Uwe Niethard: Trends and geographical variation of primary hip and knee joint replacement in Germany. In: Osteoarthritis and Cartilage 2013; 21, S. 279–288

19 Ebenda

20 Christian Lüring, Fritz Uwe Niethard u. a.: Regionale Unterschiede und deren Einflussfaktoren – Schwerpunkt Knieendoprothetik. Report der Deutschen Gesellschaft für Orthopädie und Orthopädische Chirurgie. Bertelsmann Stiftung, Gütersloh 2013

21 OECD. Health at a Glance: Europe 2014. OECD Publishing, Dezember 2014

22 Vgl. das Projekt »Die Morbiditätskompression und ihre Alternativen«, Medizinische Hochschule Hannover; https://www.mhh.de/morbikompression-beschreibung

23 Die häufigsten Krankheiten in deutschen Arztpraxen 2015; https://www.kbv.de/media/sp/Infografik_KBV_Krankheiten.pdf

24 Euro-Informationen/Krankenkassen.de. Zahl der Arztbesuche und häufigste Krankheiten in Deutschland; https://www.krankenkassen.de/gesundheit/gesundheit-aktuell/arztbesuche-krankheiten

25 Gunter Laux, Thomas Kühlein, Andreas Gutscher und Joachim Szecsenyi (Hrsg.): Versorgungsforschung in der Hausarztpraxis. Ergebnisse aus dem CONTENT-Projekt 2006–2009. München 2010

26 WHO-Regionalbüro für Europa; http://www.euro.who.int/de/health-topics/noncommunicable-diseases/ncd-background-information/what-are-noncommunicable-diseases

27 Statistisches Bundesamt 2017; www.destatis.de/DE/Themen/Gesellschaft-Umwelt/Gesundheit/Todesursachen/_inhalt.html

28 Deutsches Ärzteblatt 2017; https://www.aerzteblatt.de/nachrichten/83377/Mehr-Todesfaelle-durch-Diabetes-in-Deutschland-als-erwartet

29 Robert Koch-Institut 2019; www.rki.de/SharedDocs/FAQ/Influenza/FAQ_Liste.html

30 Siehe: https://www.rki.de/DE/Content/Service/Presse/Pressemitteilungen/2019/10_2019.html

31 World Health Organization. Noncommunicable diseases. Fact Sheets 2018

32 Walter C. Willett: Balancing life-style and genomics research for disease prevention. In: Science 2002; 296, S. 695–698

33 Karl-Heinz Hillmann: Wörterbuch der Soziologie. Stuttgart 1994, 4. überarb. und ergänzte Aufl.

34 Tobias Esch: Die Neurobiologie des Glücks. Wie die Positive Psychologie die Medizin verändert. Stuttgart 2017, 3. Aufl.

35 Ebenda

36 Wolfgang Schlicht und Daniela Kahlert: Lebensstil. In: Markus Antonius Wirtz (Hrsg.): Dorsch. Lexikon der Psychologie. Göttingen 2020, 19. überarb. Aufl.

37 Björn Brembs und Wolfgang Plendl: Double dissociation of PKC and AC manipulations on operant and classical learning in Drosophila. In: Current Biology 2008; 18, S. 1168–1171

38 Solomon E. Asch: Effects of Group Pressure Upon the Modification and Distor-

tion of Judgment. In: Harold Guetzkow (Hrsg.): Groups, Leadership and Men. Pittsburgh 1951

39 Tobias Esch: Selbstregulation: Selbstheilung als Teil der Medizin. In: Deutsches Ärzteblatt 50/2014; III, A 2214–2220

40 US Department of Health and Human Services. Health. United States 2018; https://www.cdc.gov/nchs/data/hus/hus18.pdf

41 Tobias Esch: Der Selbstheilungscode. München 2018

42 Vgl. Theophrast Paracelsus: Werke. Bd. 2. Darmstadt 1965, S. 508–513

43 Lawrence I. Conrad: The Western Medical Tradition: 800 BC to AD 1800. New York 1995

44 Tobias Esch: Stress, Anpassung und Selbstorganisation: Gleichgewichtsprozesse sichern Gesundheit und Überleben. In: Forschende Komplementärmedizin und Klassische Naturheilkunde 2003; 10, S. 330–341

45 L. J. Rather: The six things non-natural: A note on the origins and fate of a doctrine and phrase. In: Clio Medica 1968; 3, S. 337–347

46 Ariel Bar-Sela, Hebbel E. Hoff und Elias Faris: Moses Maimonides' two treatises on the regimen of health. In: Transactions of the American Philosophical Society 1964; 54, S. 25 (übers. vom Autor)

47 Tim Newton, Jocelyn Handy und Stephen Fineman: »Managing« Stress: Emotion and Power at Work. London 1995

48 Harold G. Wolff: Stress and Disease. Springfield 1953

49 Hans Selye: The Physiology and Pathology of Exposure to Stress. Montreal 1950

50 Tobias Esch: Gesund im Stress: Der Wandel des Stresskonzeptes und seine Bedeutung für Prävention, Gesundheit und Lebensstil. In: Gesundheitswesen 2002; 64, S. 73–81

51 Judith G. Rabkin und Elmer L. Struening: Life events, stress, and illness. In: Science 1976; 194, S. 1013–1020

52 Tobias Esch: Gesund im Stress, a. a. O.

53 Herbert Benson: The Relaxation Response. New York 1975

54 Robert Ader, Nicolas Cohen und David L. Felten: Brain, behavior, and immunity. In: Brain, Behaviour, and Immunity 1987; 1, S. 1–6

55 Istvan Berczi und Judith Szélenyi (Hrsg.): Hans Selye Symposia on Neuroendocrinology and Stress. New York 1994

56 Robert M. Yerkes und John D. Dodson: The relation of strength of stimulus to rapidity of habit-formation. In: Journal of Comparative Neurology and Psychology 1908; 18, S. 459–482

57 Vgl. Tobias Esch: Die Neurobiologie des Glücks, a. a. O., S. 147–160

58 Bruce S. McEwen: Stress, adaptation, and disease. Allostasis and allostatic load. In: Annals of the New York Academy of Sciences 1998; 840, S. 33–44

59 George B. Stefano, Herbert Benson, Gregory L. Fricchione und Tobias Esch (Hrsg.): The Stress Response: Always Good and When It Is Bad. New York 2005

60 Richard S. Lazarus und Susan Folkman: Stress, Appraisal, and Coping. New York 1984

61 George B. Stefano, Herbert Benson, Gregory L. Fricchione und Tobias Esch (Hrsg.): The Stress Response, a. a. O.

62 Ute Wilbert-Lampen u. a.: Cardiovascular events during World Cup Soccer. In: New England Journal of Medicine 2008; 358, S. 475–483

63 Wolfgang Thefeld: Verbreitung der Herz-Kreislauf-Risikofaktoren, Hypercholesterinämie, Übergewicht, Hypertonie und Rauchen in der Bevölkerung. In: Bundesgesundheitsblatt 2000; 43, S. 415–442

64 Tobias Esch: Der Selbstheilungscode, a. a. O.

65 Tobias Esch: Der Nutzen von Selbstheilungspotenzialen in der professionellen

Gesundheitsfürsorge am Beispiel der Mind-Body-Medizin. In: Bundesgesundheitsblatt 2020; 63 (5), S. 577–585

66 Tobias Esch: Die Neurobiologie des Glücks, a.a.O.

67 Ebenda

68 Eckart von Hirschhausen und Tobias Esch: Die bessere Hälfte. Hamburg 2020

69 George B. Stefano, Herbert Benson, Gregory L. Fricchione und Tobias Esch (Hrsg.): The Stress Response, a.a.O.

70 Stress in Deutschland. Statista. Dossier. Hamburg 2018

71 Vgl. Tobias Esch, George B. Stefano, Gregory L. Fricchione und Herbert Benson: An overview of stress and its impact in immunological diseases. In: Modern Aspects of Immunobiology 2002; 2, S. 187–192; Tobias Esch, George B. Stefano, Gregory L. Fricchione und Herbert Benson: Stress in cardiovascular diseases. In: Medical Science Monitor 2002; 8: RA 93–RA 101; George B. Stefano, Gregory L. Fricchione, Herbert Benson und Tobias Esch: The role of stress in neurodegenerative diseases and mental disorders. In: Neuroendocrinology Letters 2002; 23, S. 199–208

72 Hanna Janetzke und Michael Ertel: Gefährdungsbeurteilung psychosozialer Belastungen im europäischen Vergleich. In: Hans-Böckler-Stiftung (Hrsg.): Forschungsförderung Working Paper Nr. 16. Düsseldorf 2016

73 Matthias Horx: Future Love. Die Zukunft von Liebe, Sex und Familie. München 2017

74 Alyson Gausby: Attention Spans. Microsoft Consumer Insights Lead. Canada 2015; http://dl.motamem.org/microsoft-attention-spans-research-report.pdf

75 Bundesanstalt für Arbeitsschutz und Arbeitsmedizin: Stressreport Deutschland 2012

76 Anja Baethge und Thomas Rigotti (Hrsg.): Arbeitsunterbrechungen und Multitasking. Bundesanstalt für Arbeitsschutz und Arbeitsmedizin. Dortmund/Berlin/Dresden 2010

77 Annika Rosengren u.a.: Association of psychosocial risk factors with risk of acute myocardial infarction in 11119 cases and 13648 controls from 52 countries (the INTERHEART study): Case-control study. In: The Lancet 2004; 364, S. 953–962; Salim Yusuf u.a.: Effect of potentially modifiable risk factors associated with myocardial infarction in 52 countries (the INTERHEART study): Case-control study. In: Lancet 2004; 364, S. 937–952

78 Siehe Meditations-App zur Stressreduktion: 7Mind; www.7mind.de

79 The World Medical Association: WMA leader warns of global physician burnout. WMA General Assembly. Reykjavik 2018

80 Lena Werdecker und Tobias Esch: Glück in der Hausarztpraxis – Erste Ergebnisse der Online-Befragung. Präsentation. 17. Kongress des Deutschen Netzwerks Versorgungsforschung in Berlin, 10. Oktober 2018

81 Katja Geuenich: Berufliche Überbelastung: Sind gestresste Ärzte die depressiven Patienten von morgen? In: Deutsches Ärzteblatt 2010; 9, S. 411

82 Tobias Esch: Warum Drogen auch Therapeuten nicht glücklich machen. In: Ders.: Die Neurobiologie des Glücks, a.a.O., S. 114–129

83 Ebenda

84 Aufschrei junger Ärzte: Zu hohe Belastung in Kliniken. Bayerischer Rundfunk. Nachrichten vom 21. Januar 2020

85 Europäische Agentur für Sicherheit und Gesundheitsschutz am Arbeitsplatz (EU-OSHA). European Survey of Enterprises on New and Emerging Risks (ESENER) 2009–20

86 Kyong Hye Park u.a.: The relationships between empathy, stress, and social support among medical students. In: International Journal of Medical Education 2015; 6, S. 103–108

419

87 Jean E. Wallace, Jane B. Lemaire und William A. Ghali: Physician wellness: A missing quality indicator. In: The Lancet 2009; 374, S. 1714–1721
88 Ebenda
89 Sylvie Vincent-Höper, Maie Stein u.a.: Arbeitsbelastung im Krankenhaus: Gemeinsam gegen die Ökonomie. In: Deutsches Ärzteblatt 2020; 117, A 1043–1047
90 Tobias Esch: Selbstregulation, a.a.O.
91 Tobias Esch: Der Nutzen von Selbstheilungspotenzialen in der professionellen Gesundheitsfürsorge am Beispiel der Mind-Body-Medizin, a.a.O.
92 Bundesärztekammer: Weltärztebund verabschiedet neues ärztliches Gelöbnis. 2017; www.bundesaerztekammer.de/presse/pressemitteilungen/news-detail/weltaerztebund-verabschiedet-neues-aerztliches-geloebnis/
93 Holger Gothe, Ann-Dorothee Köster u.a.: Arbeits- und Berufszufriedenheit von Ärzten. In: Deutsches Ärzteblatt 2007; 104, A 1394
94 Lena Werdecker und Tobias Esch: State of the Art: Glück und Lebenszufriedenheit in der ärztlichen Praxis. In: NeuroTransmitter 2020; 31 (1-2), S. 14–19
95 Ebenda
96 Norbert K. Semmer, Franziska Tschan u.a.: Illegitimate tasks and counterproductive work behavior. In: Applied Psychology 2010; 59, S. 70–96
97 Alicja Domagała u.a.: Factors associated with satisfaction of hospital physicians: A systematic review on European Data. In: International Journal of Environmental Research and Public Health 2018; 15 (11): pii: E 2546
98 Hartmannbund: Die große HB-Assistenzarztumfrage 2018/2019; www.hartmannbund.de/fileadmin/user_upload/Downloads/Umfragen/HB-Assistenzarztumfrage-2018-2019.pdf
99 Sylvie Vincent-Höper, Maie Stein u.a.: Arbeitsbelastung im Krankenhaus, a.a.O.
100 Robert A. Karasek: Job demands, job decision latitude, and mental strain: Implications for job redesign. In: Administrative Science Quarterly 1979; 24, S. 285–308; Johannes Siegrist u.a.: Work stress of primary care physicians in the US, UK and German health care systems. In: Social Science and Medicine 2010; 71, S. 298–304; Johannes Siegrist u.a.: The measurement of effort-reward imbalance at work: European comparisons. In: Social Science and Medicine 2004; 58, S. 1483–1499
101 Ebenda
102 Sylvie Vincent-Höper, Maie Stein u.a.: Arbeitsbelastung im Krankenhaus, a.a.O.
103 Lena Werdecker und Tobias Esch: State of the Art, a.a.O.
104 Tobias Esch: »Burn-out ist zuvorderst eine Sinnkrise«. Interview mit Prof. Dr. Tobias Esch. In: Nico Rose: Arbeit besser machen. Positive Psychologie für Personalarbeit und Führung. Freiburg 2019, S. 61–66
105 Jodie Eckleberry-Hunt, Heather Kirkpatrick u.a.: Relation between physicians' work lives and happiness. In: Southern Medical Journal 2016; 109, S. 207–212
106 Institut für angewandte Sozialwissenschaft (infas). Ärztemonitor. Ergebnisse zur vierten Befragung im Frühjahr 2018; www.kbv.de/html/aerztemonitor.php
107 Colin Patrick West, Liselotte N. Dyrbye u.a.: Physician burnout: Contributors, consequences and solutions. In: Journal of Internal Medicine 2018; 283, S. 516–529
108 Robert A. Karasek: Job demands, job decision latitude, and mental strain, a.a.O.; Johannes Siegrist u.a.: The measurement of effort-reward imbalance at work: European comparisons, a.a.O.
109 Lisa S. Rotenstein u.a.: Prevalence of burnout among physicians: A systematic review. In: Journal of the American Medical Association 2018; 320, S. 1131–1150
110 Institut für angewandte Sozialwissenschaft (infas). Ärztemonitor. Ergebnisse zur vierten Befragung im Frühjahr 2018, a.a.O.
111 Walter Wurm u.a.: Depression-burnout overlap in physicians. In: PLOS ONE

2016; 11, e0149913; Douglas A. Mata u. a.: Prevalence of depression and depressive symptoms among resident physicians: A systematic review and meta-analysis. In: Journal of the American Medical Association 2015; 314, S. 2373–2383

112 Lena Werdecker und Tobias Esch: State of the Art, a.a.O.

113 Eva S. Schernhammer und Graham A. Colditz: Suicide rates among physicians: A quantitative and gender assessment (meta-analysis). In: American Journal of Psychiatry 2004; 161, S. 2295–2302

114 Harald B. Jurkat: Lebensqualität von berufstätigen Medizinern – Arbeitsbelastungen und psychische Gefährdung. In: Friedrich Wilhelm Schwartz und Peter Angerer (Hrsg.): Arbeitsbedingungen und Befinden von Ärztinnen und Ärzten. Köln 2010, S. 185–198

115 A. J. Montgomery u. a.: A review of self-medication in physicians and medical students. In: Occupational Medicine 2011; 61, S. 490–497

116 Sylvie Vincent-Höper, Maie Stein u. a.: Arbeitsbelastung im Krankenhaus, a.a.O.

117 Christian Reimer und Harald B. Jurkat: Zur Problematik der Lebensqualität und Suchtgefährdung von Ärztinnen und Ärzten. In: Friedhelm Stetter (Hrsg.): Suchttherapie an der Schwelle der Jahrtausendwende. Geesthacht 2000, S. 11–23

118 Carolyn S. Dewa, Desmond Loong u. a.: How does burnout affect physician productivity? A systematic literature review. In: BMC Health Services Research 2014; 14, S. 325

119 Birte Pantenburg, Melanie Luppa, Hans-Helmut König und Steffi G. Riedel-Heller: Burnout among young physicians and its association with physicians' wishes to leave: Results of a survey in Saxony, Germany. In: Journal of Occupational Medicine and Toxicology 2016; 11, S. 2

120 Lena Werdecker und Tobias Esch: State of the Art, a.a.O.

121 Ebenda

122 Holger Buxel: Was Pflegekräfte unzufrieden macht. In: Deutsches Ärzteblatt 2011; 108 (17), A 94–948

123 Ebenda

124 Siehe Statista: Prognostizierter Bedarf an stationären und ambulanten Pflegekräften in Deutschland bis zum Jahr 2035

125 Holger Buxel: Was Pflegekräfte unzufrieden macht, a.a.O.

126 Ebenda

127 Ebenda

128 Vgl. Patricia Vu-Eickmann und Adrian Loerbroks: Psychosoziale Arbeitsbedingungen und Versorgungsqualität: Ergebnisse einer qualitativen Studie unter Medizinischen Fachangestellten (MFAs). In: Gesundheitswesen 2018; 80, S. 1084–1087; Katja Goetz u. a.: Job satisfaction of practice assistants in general practice in Germany: An observational study. In: BMC Fam Practice 2013; 30, S. 411–417; Amina Gavartina u. a.: Practice assistants in primary care in Germany – Associations with organizational attributes on job satisfaction. In: MC Fam Practice 2013; 14, S. 110

129 Ebenda (sowie eigene, noch nicht publizierte Daten)

130 Arbeitslosigkeit und Kurzarbeit: Gesundheitsbereich wegen Coronakrise unter Druck. In: Deutsches Ärzteblatt Online, 10. Juli 2020

131 Susanne Kutter: »Die 1-Million-Euro-Spritze«. In: WirtschaftsWoche Online, 4. April 2015

132 Nadine Eckert: Spinale Muskelatrophie: Zolgensma ab 1. Juli auf dem deutschen Markt. In: Deutsches Ärzteblatt 2020; 117 (26), B 1105

133 Arvid Kaiser: »Das hat Mario Draghi in acht Jahren erreicht«. In: manager magazin online, 13. September 2019

134 »If we always do what we've always done, we will always get what we've always got« – vgl. Tobias Esch: Die Neurobiologie des Glücks, a.a.O., S. 123

135 Francisco J. Varela und Jonathan Shear: First-person methodologies: What, why, how? In: Journal of Consciousness Studies 1999; 6 (2–3), S.1–14

136 Willmar Schwabe (Hrsg.): Leipziger Populäre Zeitschrift für Homöopathie. Bd. 69 und 70. Leipzig 1938, S.188

137 Jon Kabat-Zinn: Remarks on health – as part of the Mitigation Retreat. Wisdom 2.0 Online Conference, 20. April 2020 (übers. v. Autor); https://www.youtube.com/watch?v=Q8G86ZxrUUI

138 Vgl. u. a. Eckhart von Hirschhausen und Tobias Esch: Die bessere Hälfte, a.a.O.

139 Jan Böcken: Neuordnung der Krankenhaus-Landschaft: Eine bessere Versorgung ist nur mit weniger Kliniken möglich. Studie »Spotlight Gesundheit«. Bertelsmann Stiftung. Gütersloh 2019

140 Sandeep Jauhar: »People have stopped going to the doctor. Most seem just fine.« In: *The New York Times Online*, 22. Juni 2020

141 Ebenda

142 Vgl. diverse Pressemitteilungen vom Mai 2020, u.a.: www.kreiszeitung-wochenblatt.de/seevetal/c-blaulicht/corona-und-haeusliche-gewalt-polizei-erfasst-weniger-faelle_a170834; https://www.sueddeutsche.de/politik/coronavirus-haeusliche-gewalt-jugendaemter-1.4899381; BKA-Präsident Holger Münch auf der Pressekonferenz des Bundeskriminalamts zu kindlichen Gewaltopfern am 11. Mai 2020

143 Molly Bogan: Reduce waste and return the cost savings. Institute for Healthcare Improvement. Cambridge, USA, Blog-Eintrag vom 20. September 2019; www.ihi.org/communities/blogs/the-case-to-reduce-waste-and-return-the-cost-savings

144 Gerd Gigerenzer und J. A. Muir Gray (Hrsg.): Better Doctors, Better Patients, Better Decisions: Envisioning Health Care 2020. Cambridge 2011

145 Ebenda

146 Gerd Gigerenzer, Jutta Mata und Ronald Frank: Public knowledge of benefits of breast and prostate cancer screening in Europe. In: Journal of the National Cancer Institute 2009; 101, S.1216–1220

147 Eva Richter-Kuhlmann: Choosing wisely: Mut haben, etwas nicht zu tun. In: Deutsches Ärzteblatt 2015; 112 (44), A 1810

148 Gerd Gigerenzer: Risiko. Wie man die richtigen Entscheidungen trifft. München 2013

149 Nicola Siegmund-Schultze und Birgit Hibbeler: Initiative gegen überflüssige Operationen: Zweitgutachten per Fernberatung. In: Deutsches Ärzteblatt 2011; 108, A 1776

150 Ebenda

151 Tobias Esch: Der Selbstheilungscode, a.a.O.

152 Vanessa Vu: »Geht es Ihnen seit Corona besser?« In: *Zeit Online*, 29. April 2020

153 So der Psychiater und Angstforscher Borwin Bandelow im Interview mit Nico Schnur: »Eine düstere Stimmung zieht gerade auf«. In: *Weser-Kurier*, 25. November 2020

154 Ebenda; im Übrigen wird die Tatsache, dass Erkrankungen zuweilen erst durch das Weglassen von Medizin gemindert oder verhindert werden können, heute auch als »Quartärprävention« bezeichnet, insbesondere in der Allgemeinmedizin (vgl. u.a. https://www.online-zfa.de/archiv/ausgabe/artikel/zfa-4-2018/49407-quartaere-praevention-oder-die-verhinderung-nutzloser-medizin)

155 Das Zitat von Snowden findet sich in: Securvita (Hrsg.): Zuversicht in unsicheren Zeiten. Securvital 2020; 7–9, S.10

156 Das Zitat von Harari ist nachzulesen in: Ebenda

157 Samuel Shem: The House of God. München 1998

158 Zitate aus: Eva Gritzmann: Büchermarkt: House of God. Deutschlandfunk, 1. Januar 1980

159 Ebenda
160 Ebenda
161 Ray Moynihan, Iona Heath und David Henry: Selling sickness: The pharmaceutical industry and disease mongering. In: BMJ 2002; 324, S. 886
162 Tobias Esch, George B. Stefano, Radek Ptacek und Richard M. Kream: Emerging roles of blood-borne intact and respiring mitochondria as bidirectional mediators of pro- and anti-inflammatory processes. In: Medical Science Monitor 2020
163 Petra Bühring: Thure von Uexküll: Nestor der Psychosomatik. In: Deutsches Ärzteblatt 2004; S. 11
164 Thure von Uexküll: Naturwissenschaft als Zeichenlehre. In: Merkur 1989; 43, S. 225–234
165 Viktor von Weizsäcker: Der Gestaltkreis. Theorie der Einheit von Wahrnehmen und Bewegen. Stuttgart 1947; Ders.: Der Gestaltkreis. Theorie der Einheit von Wahrnehmen und Bewegen. In: Gesammelte Schriften 4. Frankfurt am Main 1997
166 Humberto R. Maturana: Biologie der Realität. Berlin 2000, 4. Aufl.
167 Vgl. Humberto R. Maturana und Francisco J. Varela: Autopoiesis and Cognition: The Realization of the Living. Dordrecht 1979; Humberto R. Maturana: Erkennen: Die Organisation und Verkörperung von Wirklichkeit. Wiesbaden 1982
168 Humberto R. Maturana und Francisco Varela: Der Baum der Erkenntnis. Die biologischen Wurzeln menschlichen Erkennens. München 1987
169 Tobias Esch: Bestimmung von Vorgängen zum aktiven Erhalt der zellulären Autonomie und Organisation mit Hilfe des Schwesterchromatid-Austausch-Verfahrens. Göttingen 1999 (Dissertation)
170 Vgl. u. a. Tobias Esch: Stress, Anpassung und Selbstorganisation, a. a. O.; Joachim Bauer: Das kooperative Gen. Abschied vom Darwinismus. Hamburg 2008
171 Christof Goddemeier: Aaron Antonovsky: Vater der Salutogenese. In: Deutsches Ärzteblatt 2019; PP 18, S. 366–367; Jürgen Bengel, Regine Strittmatter und Hildegard Willmann: Was erhält Menschen gesund? Antonovskys Modell der Salutogenese – Diskussionsstand und Stellenwert. Forschung und Praxis der Gesundheitsförderung. Bd. 6. Bundeszentrale für gesundheitliche Aufklärung (BZgA). Köln 2001, erw. Neuaufl.
172 Übersicht u. a. in Tobias Esch: Der Nutzen von Selbstheilungspotenzialen in der professionellen Gesundheitsfürsorge am Beispiel der Mind-Body-Medizin, a. a. O.
173 Lena Werdecker und Tobias Esch: State of the Art, a. a. O.
174 Diese Fragen gehen zurück auf den Harvard-Anthropologen Arthur Kleinman. Vgl. u. a. Arthur Michael Kleinman und Peter Benson: Anthropology in the clinic: The problem of cultural competency and how to fix it. In: PLOS Medicine 2006; 3, e294
175 Tobias Esch, Roanne Mejilla, Melissa Anselmo, Beatrice Podtschaske, Tom Delbanco und Jan Walker: Engaging patients through OpenNotes, a. a. O.
176 Weltgesundheitsorganisation (Europa). Ottawa-Charta zur Gesundheitsförderung, 1986
177 Margrit Fässler, Karin Meissner, Antonius Schneider und Klaus Linde: Frequency and circumstances of placebo use in clinical practice – a systematic review of empirical studies. In: BMC Medicine 2010; 8, S. 15; Klaus Linde, Oxana Atmann, Karin Meissner, Antonius Schneider u. a.: How often do general practitioners use placebos and non-specific interventions? Systematic review and meta-analysis of surveys. In: PLOS ONE 2018; 13 (8), e0202211
178 Ted J. Kaptchuk: Open-label placebo: Reflections on a research agenda. In: Perspectives in Biology and Medicine 2018; 61 (3), S. 311–334

179 Tobias Esch: Die Neurobiologie des Glücks, a.a.O.
180 Annelie Keil: »Die Fürsorge darf nicht in Kontrolle umschlagen«. Annelie Keil im Gespräch mit Silke Hellwig. In: Weser-Kurier, 25. April 2020
181 Eckart von Hirschhausen und Tobias Esch: Zufriedenheitsparadoxon. In: Die bessere Hälfte, a.a. O., S.271f.
182 John L.Horn und Raymond B.Cattell: Refinement and test of the theory of fluid and crystallized general intelligences. In: Journal of Educational Psychology 1966; 57, S.253–270
183 Markus Gabriel: »Wir brauchen eine metaphysische Pandemie«. In der Reihe: »Lebenszeichen – Wir bleiben im Gespräch!« Universität Bonn, 20. März 2020
184 George B.Stefano, Yu Liu und Michael S.Goligorsky: Cannabinoid receptors are coupled to nitric oxide release in invertebrate immunocytes, microglia, and human monocytes. In: Journal of Biological Chemistry 1996; 271 (32), S.19238–19242
185 George B.Stefano, Tobias Esch, Patrick Cadet, Wei Zhu, Kirk J.Mantione und Herbert Benson: Endocannabinoids as autoregulatory signaling molecules, a.a.O.
186 William A. Devane, Lumir Hanus u.a.: Isolation and structure of a brain constituent that binds to the cannabinoid receptor. In: Science 1992; 258 (5090), S.1946–1949
187 Tobias Esch: Die Neurobiologie des Glücks, a.a.O.
188 Yongey Mingyur Rinpoche: Buddha und die Wissenschaft vom Glück. München 2007
189 Eckart von Hirschhausen und Tobias Esch: Nurses Health Study. In: Die bessere Hälfte, a.a. O., S.276f.
190 Die im Folgenden geäußerten Gedanken basieren auf einer Vielzahl von Gesprächen mit unterschiedlichen buddhistischen Gelehrten, etwa dem tibetisch-buddhistischen Meister und Lehrer Yongey Mingyur Rinpoche (Tergar, Winterberg, 31. August 2019; persönliche Aufzeichnungen).
191 Tenzin Wangyal Rinpoche: Den feinstofflichen Körper aktivieren. München 2011
192 Ebenda; das Bild der »inneren Stille« ist dabei in vielen buddhistischen Schulen zentral, ebenso in ihren Anpassungen hierzulande (etwa beim jüngst verstorbenen Zen-Meister und Benediktinermönch Willigis Jäger).
193 Ebenda
194 Die Idee der »Essenz, die nicht erkranken kann« (auch als Synonym zum Begriff »Spiritualität«), geht zurück auf ein persönliches Gespräch mit dem Heidelberger Altersforscher Andreas Kruse an der Hochschule Coburg, November 2015; persönliche Aufzeichnungen.
195 Tenzin Wangyal Rinpoche: Den feinstofflichen Körper aktivieren, a.a.O.
196 Tobias Esch: Selbstregulation, a.a.O.
197 Anselm Kiefer: Friedenspreis des Deutschen Buchhandels 2008. Ansprachen aus Anlass der Verleihung. Börsenverein des Deutschen Buchhandels. Frankfurt am Main 2008
198 Jon Kabat-Zinn: Remarks on healing – as part of the Mitigation Retreat. Wisdom 2.0 Online Conference; 20. Mai 2020 (übers. vom Autor)
199 Tobias Esch, Roanne Mejilla, Melissa Anselmo, Beatrice Podtschaske, Tom Delbanco und Jan Walker: Engaging patients through OpenNotes, a.a.O.
200 Tobias Esch: OpenNotes, patient narratives, and their transformative effects on patient-centered care. In: NEJM Catalyst 2018
201 Volker Budinger: Die erste Praxis ohne Arzt. In: Deutsche Apotheker Zeitung Online, 5. November 2019
202 Tobias Esch: OpenNotes – Neue Wege der Arzt-Patienten-Kommunikation in Zeiten des digitalen Wandels. In: Jochen A.Werner, Michael Forsting, Thorsten

Kaatze und Andrea Schmidt-Rumposch (Hrsg.): Smart Hospital. Berlin 2020, S.265–272

203 Vgl. u.a. Tobias Esch, Roanne Mejilla, Melissa Anselmo, Beatrice Podtschaske, Tom Delbanco und Jan Walker: Engaging patients through OpenNotes, a.a.O.; Tobias Esch und Sabine Glöser: Frage der Woche an ... In: Deutsches Ärzteblatt 2016; 113 (24), S.4
204 Siehe: www.7mind.de
205 Hannah Moeltner, Jonas Leve und Tobias Esch: Burnout-Prävention und mobile Achtsamkeit: Evaluation eines appbasierten Gesundheitstrainings bei Berufstätigen. In: Gesundheitswesen 2018; 80 (3), S.295–300
206 Vgl. Markus Gabriel im Interview mit Susanne Beyer: »Etwas Unsichtbares hat die Schwächen unseres Systems sichtbar gemacht«. In: *Spiegel Online*, 4. August 2020
207 Siehe: www.medizinundmenschlichkeit.de
208 Siehe: www.mindful-doctor.de
209 Siehe: www.youtube.com/watch?v=_vmIbtWr5Gs
210 Benno Brinkhaus und Tobias Esch (Hrsg.): Integrative Medizin und Gesundheit. Heilkunde der Zukunft. Berlin 2021
211 Ebenda

Teil II
Mehr oder weniger Glaube (oder Achtsamkeit)

1 Nur zwei von vielen Beispielen: Tanja Köhnemann: »Achtsamkeit kann Sie zu einer besseren Führungskraft machen«. In: *WirtschaftsWoche*, 18. Februar 2018; Philip Kovce: Boom der Bewusstseinsindustrie. Mit Achtsamkeit besser funktionieren. Deutschlandfunk Kultur, 13. Juni 2019
2 Vgl. u.a. Philip Kovce: Boom der Bewusstseinsindustrie, a.a.O.
3 René Descartes: Meditationes de Prima Philosophia. Meditationen über die Grundlagen der Philosophie. Hamburg 1992
4 Alvin Powell: »When science meets mindfulness«. In: *The Harvard Gazette*, 9. April 2018; Tobias Esch: Selbstregulation, a.a.O.
5 Herbert Benson: The Relaxation Response, a.a.O.
6 Holger Cramer: Meditation in Deutschland. Eine national repräsentative Umfrage. In: Complementary Medicine Research 2019; 26, S.382–389
7 Helmuth von Glasenapp: Dahlke, Paul Wilhelm Eduard. Deutsche Biographie (NDB-Artikel, Bd.3). Berlin 1957
8 Hans Gruber: Kursbuch Vipassana. Wege und Lehrer der Einsichtsmeditation. Frankfurt am Main 2001
9 Bhikku Soma und Cassius A. Pereira: The Way of Mindfulness: The Satipatthana Sutta. Whitefish (Montana) 2004
10 Jon Kabat-Zinn: Defining Mindfulness. Mindful, 11. Januar 2017; https://www.mindful.org/jon-kabat-zinn-defining-mindfulness
11 Matthias Horx, Lena Papasabbas und Christian Schuldt (Hrsg.): Zukunftsreport 2016. Zukunftsinstitut. Wien 2015
12 Vgl. u.a. Tobias Esch: The Neurobiology of Meditation and Mindfulness. In: Stefan Schmidt und Harald Walach (Hrsg.): Meditation – Neuroscientific Approaches and Philosophical Implications. New York 2014
13 Lea K. Hildebrandt, Cade McCall und Tania Singer: Differential effects of attention-, compassion-, and socio-cognitively based mental practices on self-reports of mindfulness and compassion. In: Mindfulness 2017; 8, S.1488–1512

14 Kristin Neff: Selbstmitgefühl. Wie wir uns mit unseren Schwächen versöhnen und uns selbst der beste Freund werden. München 2012

15 Kirchenaustritte in Deutschland auf Rekordhoch. WDR Online, 26. Juni 2020

16 »Kirchenaustritte: Kirchenvertreter besorgt wegen vieler Austritte«. In: *Zeit Online*, 5. Juli 2020

17 Miguel Angel Galan Garcia und Thorsten Imkamp: Spiritueller Atheismus. Bielefeld, 2016; »Philosoph: Atheistische Spiritualität boomt«. In: katholisch.de-Internetportal, 30. Juni 2018

18 Stephen Batchelor: Jenseits des Buddhismus. Eine säkulare Vision des Dharma. Berlin 2017

19 Vgl. Jakob Epler: Rückkehr der Religionen. Zunahme esoterischer und fundamentalistischer Glaubensbewegungen. Deutschlandfunk, 11. Dezember 2014

20 Herbert Benson: Timeless Healing: The Power and Biology of Belief. New York 1996

21 Matt Rossano: Did meditating make us human? In: Cambridge Archaeological Journal 2007; 17, S. 47–58

22 Bernhard Moestl: Shaolin. Du musst nicht kämpfen, um zu siegen! Mit der Kraft des Denkens zu Ruhe, Klarheit und innerer Stärke. München 2010

23 Harald Walach, Stefan Schmidt und Tobias Esch: Meditation Intervention Reviews. In: JAMA Internal Medicine 2014; 174, S. 1193–1194

24 Uwe Henrik Peters: Wörterbuch der Psychiatrie und medizinischen Psychologie. München 1984, S. 417 und S. 424

25 Andreas Heinz: Dopaminhypothese der Schizophrenien. Neue Befunde für eine alte Theorie. In: Der Nervenarzt 2000; 71, S. 54–57

26 Vgl. u. a. Werner Vogd: Der ermächtigte Meister. Eine systemische Rekonstruktion am Beispiel des Skandals um Sogyal Rinpoche. Heidelberg 2019; Susanne Billig und Werner Vogd im Gespräch: »Liebe heißt sehen, dass auch der Meister fehlbar ist«. In: Buddhismus aktuell 2019; 3, S. 62–65

27 Ebenda

28 Joachim-Ernst Berendt: Nada Brahma. Die Welt ist Klang. Frankfurt am Main 1983

29 Siehe: religionen-entdecken.de. Sangha; https://www.religionen-entdecken.de/lexikon/s/sangha

30 Christoph Quarch und Peter Vollbrecht: Aufbrechen. Philosophische Inspirationen für Reisende. Daun 2019

31 Thomas Heidenreich und Johannes Michalak: Die »dritte Welle« der Verhaltenstherapie. Grundlagen und Praxis. Weinheim 2013

32 Vgl. Wisdom 2.0. Wisdom Conference; http://wisdom2conference.com; und The Global Mindfulness Summit; http://www.globalmindfulnesssummit.com

33 Chade-Meng Tan: Search Inside Yourself. Das etwas andere Glücks-Coaching. München 2012

34 Yuval Noah Harari: Eine kurze Geschichte der Menschheit. München 2015

35 Roy F. Baumeister, Kathleen D. Vohs u. a.: Some key differences between a happy life and a meaningful life. In: Journal of Positive Psychology 2013; 8, S. 505–516

36 Thomas Metzinger: Der Ego-Tunnel. Eine neue Philosophie des Selbst. Berlin 2009

37 Ronald Purser: McMindfulness: How Mindfulness Became the New Capitalist Spirituality. London 2019

38 Miles Neale: McMindfulness and Frozen Yoga. New York 2011; Ders.: Gradual Awakening: The Tibetan Buddhist Path of Becoming Fully Human. Louisville (CO) 2018. (Zitate von Neale übers. vom Autor)

39 Jeremy Carrette und Richard King: Selling Spirituality: The Silent Takeover of Religion. London 2004

40 Pierre Bourdieu: The essence of neoliberalism. In: *Le Monde diplomatique*, Dezember 1998

41 Vgl. Peter Doran: »Mindfulness is just Buddhism sold to you by neoliberals«. In: *The Independent*, 25. Februar 2018; Ronald Purser: The mindfulness conspiracy. In: *The Guardian*, 14. Juni 2019

42 David Forbes: How capitalism captured the mindfulness industry. In: *The Guardian*, 16. April 2019

43 Ronald Purser: The mindfulness conspiracy, a.a.O.

44 Ebenda

45 Tin Fischer: »Fake-Spiritualität. Wie digitale Wanderprediger uns veräppeln.« In: *Neue Zürcher Zeitung am Sonntag*, 23. November 2019

46 Das Wort »Glück« kommt vom Mittelhoch- beziehungsweise Niederdeutschen »gelücke« oder »(ge)lucke« und meinte ursprünglich so etwas wie den guten Ausgang eines Ereignisses oder einer Situation. Glück (genauer: »gelücke«) war primär von außen bestimmt, also nicht selbstbestimmt oder von eigenen Fähigkeiten und Kompetenzen abhängig. Glück fiel einem zu, war zufällig, weswegen man ursprünglich darauf auch kein Anrecht haben, es nicht besitzen oder sich erarbeiten konnte. Es sei denn, es kam von Gott als Lohn für ein keusches oder gottesfürchtiges Leben. Glück war demnach das schicksalhafte Ergebnis eines Zusammentreffens besonders günstiger Umstände, eine günstige Fügung. Ganz anders in den USA, wo jeder Bürger nach der Verfassung ein verbrieftes Recht auf Glück (auf das Streben danach) besaß.

47 Das Zitat von Jon Kabat-Zinn findet sich in dem Artikel von Ronald Purser: The mindfulness conspiracy, a.a.O. (übers. vom Autor)

48 Ronald Purser: McMindfulness, a.a.O.

49 Vgl. Ronald Purser: The mindfulness conspiracy, a.a.O.

50 Jennifer Wiebking: »Styling für die Seele«. In: *Frankfurter Allgemeine Zeitung*, 1. Mai 2019

51 Mark Siemons: »Gewissenlose Achtsamkeit?« In: *Frankfurter Allgemeine Sonntagszeitung*, 7. April 2019

52 Simon Schindler, Stefan Pfattheicher und Marc-André Reinhard: Potential negative consequences of mindfulness in the moral domain. In: European Journal of Social Psychology 2019; 49 (5), S.1055–1069

53 Tobias Esch: Die Neurobiologie des Glücks, a.a.O.

54 Birgit Stratmann: »Achtsamkeit löst die Probleme nicht«. Interview mit Hartmut Rosa. In: Ethik heute, 7. November 2016

55 Vgl. u.a. William James: Principles of Psychology (Vol.2). Mineola 1950; Robert Michael Buren: William James on Free Will: A Personal Response to the Dilemma of Determinism. Loyola University Chicago 1962

56 Udo Kern: Der transzendentale Aufklärer Meister Eckhart. Berlin 2018

57 Jennifer Wiebking: »Spricht uns aus der Seele«. In: *Frankfurter Allgemeine Magazin Psychologie 29–31*, 2019

58 Ebenda

59 Jennifer Wiebking: »Styling für die Seele«, a.a.O.

60 Marie Rövekamp: »Einsamkeit im Digitalen. Vernetzt – und doch allein.« In: *Der Tagesspiegel*, 24. Juni 2019

61 Background Music Records: Instant Wellness. Spa Music Paradise: Mega Relaxation and Wellness

62 Jennifer Wiebking: »Styling für die Seele«, a.a.O.

63 Jennifer Wiebking: »Spricht uns aus der Seele«, a.a.O.

64 Mark Siemons: »Gewissenlose Achtsamkeit?«, a.a.O.

65 Tobias Esch: Die Neurobiologie des Glücks, a.a.O.

66 Jennifer Wiebking: »Meditation ist nicht Nichtstun«. Interview mit Andy Puddicombe. In: *Frankfurter Allgemeine Zeitung*, 4. Mai 2019

67 John LaRosa: Press Release. U.S. Meditation Market to Grow Strongly, Following Path of Yoga Studios. Marketdata Enterprises, 26. September 2017

68 Stefan Lorenz Sorgner: Transhumanismus. »Die gefährlichste Idee der Welt«!? Freiburg im Breisgau 2016

69 Marina Lordick: Transhumanismus: Die Cyborgisierung des Menschen. Zukunftsinstitut. Frankfurt am Main, September 2016

70 Ebenda

71 Stefan Lorenz Sorgner: Transhumanismus, a.a.O.

72 Tin Fischer: »Fake-Spiritualität«, a.a.O.

73 Ebenda

74 Ebenda

75 Adam Gazzaley und Larry D. Rosen: The Distracted Mind: Ancient Brains in a High-Tech World. Cambridge 2016

76 Frank Lindner: Wie binaurale Töne die Meditation erleichtern. In: Mental Erfolg-Reich, 6. Dezember 2018; Luna Thalmann: ASMR als Meditation. Über medienvermittelte »Ohrgasmen« zur Awareness Society. In: SPIEL – Journal of Media Culture 2017; 3 (2), S. 185–206

77 Matthieu Ricard: Von der Empathie zum Mitgefühl in einem neurowissenschaftlichen Labor. Allumfassende Nächstenliebe: Altruismus – die Antwort auf die Herausforderungen unserer Zeit. Hamburg 2017

78 Oliver Jahraus: Martin Heidegger. Eine Einführung. Ditzingen 2004

79 Abt Muho: Das Meer weist keinen Fluss zurück. Ein Weg zu Liebe und Gelassenheit. München 2018

80 Ebenda, S. 235 f.

81 Mark Siemons: »Gewissenlose Achtsamkeit?«, a.a.O.

82 Michael P. Hengartner, Agnes von Wyl u.a.: Personality traits and psychopathology over the course of six months of outpatient psychotherapy: A prospective observational study. In: Frontiers in Psychology 2020; 11, 1742

83 Tobias Esch: Die neuronale Basis von Meditation und Achtsamkeit, a.a.O.

84 Joachim-Ernst Berendt: Nada Brahma, a.a.O.

85 S. Levant Oezkan: Der kosmische Klang. Berlin 2020

86 Ebenda

87 Bayerische Akademie der Wissenschaften (Hrsg.): Johannes Kepler: Weltharmonik. München 2006

88 Joachim-Ernst Berendt: Nada Brahma, a.a.O.

89 Hans Cousto: Die kosmische Oktave. Der Weg zum universellen Einklang. Essen 2004

90 S. Levant Oezkan: Der kosmische Klang, a.a.O.

91 Shunryu Suzuki Roshi: Oneness of Inside and Outside. Meditation Instruction; siehe auch das YouTube-Video: https://www.youtube.com/watch?v=U-0ahw7-iQQ

92 Christoph Wolff: Johann Sebastian Bach. Frankfurt am Main 2014

93 Eckart Altenmüller, Oliver Grewe, Frederik Nagel und Reinhard Kopiez: Der Gänsehaut-Faktor. In: Gehirn & Geist 2007; 1-2, S. 58–63

94 Eckart Altenmüller und Reinhard Kopiez: Starke Emotionen und Gänsehaut beim Musikhören: Evolutionäre und musikpsychologische Aspekte. Multidisziplinäres Kolloquium der Geers-Stiftung 2012; 19, S. 55–62

95 Eckart Altenmüller, Oliver Grewe, Frederik Nagel und Reinhard Kopiez: Der Gänsehaut-Faktor, a.a.O.

96 Eckart Altenmüller, Oliver Grewe, Frederik Nagel und Reinhard Kopiez: Der Gänsehaut-Faktor, a.a.O.

97 Tobias Esch: Musical healing in mental disorders. In: George B. Stefano, Steve Bernstein und Minsun Kim (Hrsg.): Musical Healing. New York 2003, S. 119–131

98 Johann Wolfgang Goethe: Wilhelm Meisters Lehrjahre. Husum 2008 (1. Buch, 2. Kapitel)

99 Vgl. Wilhelm Heinrich Roscher: Chronos. In: Wilhelm Heinrich Roscher (Hrsg.). Ausführliches Lexikon der griechischen und römischen Mythologie. Band I: 1. Leipzig 1886; Bruno Sauer: Kairos. In: Wilhelm Heinrich Roscher (Hrsg.), a. a. O. Band II: 1; Wilhelm Drexler: Kairos. In: Wilhelm Heinrich Roscher (Hrsg.). a. a. O. Band II: 1

100 »Bahnrad-Olympiasiegerin Kristina Vogel ist querschnittsgelähmt«. In: *Süddeutsche Zeitung Online*, 7. September 2018

101 Siehe Tobias Esch: Die Neurobiologie des Glücks, a. a. O., S. 30 f., mit freundlicher Genehmigung des Thieme Verlags

102 Veronica Carstens: Der Student und die alte Frau. In: Natur und Medizin 2008, 2, S. 2, mit freundlicher Genehmigung der Organisation Natur und Medizin

103 Vgl. u. a. Michael von Brück: Weisheit der Leere. Wichtige Sutra-Texte des Mahayana-Buddhismus. Eresing 2012; Sylvia Wetzel: Herzsutra. Vortrag. Buddhistisches Zentrum Choeling, Vietnamesische Pagode, Hannover, 21. April 2002; Endfassung 8. März 2005

104 Alpha und Omega – A und O – bezeichnen in der Bibel Anfang und Ende in einem: Gott (und mit ihm Jesus) ist Herr über alles, auch über Raum und Zeit; vgl. die Bibel: Offenbarung (Apokalypse), 1,8 (Gott) und 22,13 (Jesus)

105 Dalai Lama: The Universe in a Single Atom. New York 2005

106 Deutsche Enzyklopädie (online): Herz-Sutra; https://www.enzyklo.de/Begriff/Herz_Sutra

107 Sylvia Wetzel: Herzsutra, a. a. O.

108 Albert Einstein: Über einen die Erzeugung und Verwandlung des Lichtes betreffenden heuristischen Gesichtspunkt. In: Annalen der Physik 1905; 322 (6), S. 132–148

109 Thomas Walther und Herbert Walther: Was ist Licht? Von der klassischen Optik zur Quantenoptik. München 2004

110 Vgl. Albert Einstein: Über einen die Erzeugung und Verwandlung des Lichtes betreffenden heuristischen Gesichtspunkt, a. a. O.; Pascual Jordan: Die Lichtquantenhypothese. Ergebnisse der exakten Naturwissenschaften. Berlin 1928

111 Erwin Schrödinger: Die gegenwärtige Situation in der Quantenmechanik. In: Die Naturwissenschaften 1935; 23, S. 807–812 sowie S. 823–828

112 Christian Röther: Daoismus. Viel mehr als Yin und Yang. Deutschlandfunk, 7. Juli 2020

113 Vgl. u. a. Dalai Lama: The Universe in a Single Atom, a. a. O.; Yongey Mingyur Rinpoche: Buddha und die Wissenschaft vom Glück. München 2007; Matthieu Ricard und Trinh Xuan Thuan: Quantum und Lotus. Vom Urknall zur Erleuchtung. München 2008

114 Ebenda; Anton Zeilinger im Gespräch mit Iska Schreglmann. Bayerischer Rundfunk (Alpha), 30. Dezember 2009

115 Karl Eugen Neumann (Übers.): Die Reden des Buddha. Frankfurt am Main 2008

116 Bradley K. Hawkins: Buddhismus. Freiburg im Breisgau 2000

117 Hans Gruber: Kursbuch Vipassana, a. a. O.

118 Abt Muho: Der Mond leuchtet in jeder Pfütze. Zazen oder der Weg zum Glück. Berlin 2020

119 Hans Wolfgang Schumann: Buddhismus. München 2016

120 Dieser Aspekt wurde von Yongey Mingyur Rinpoche am Rande eines persönlichen Gesprächs in Winterberg am 31. August 2019 unterstrichen: Die kulturellen, die regionalen Wurzeln des (tibetischen) Buddhismus sind aus seiner Sicht

gerade dabei, unwiederbringlich verloren zu gehen (»They will get lost«), aber die Essenz wird nicht verschwinden, weil sie eine universelle Gültigkeit besitzt.

121 Stefanie Müller: Die Theorie des Glücks bei Aristoteles. Glückseligkeit als Leitgedanke der Nikomachischen Ethik. München 2009
122 Vgl. Margareta von Borsig: Lotos-Sutra. Das große Erleuchtungsbuch des Buddhismus. Freiburg im Breisgau 2009; Jack Kornfield: Das weise Herz. Die universellen Prinzipien buddhistischer Psychologie. München 2008
123 James Joyce: Ein betrüblicher Fall. In: Dubliner. Frankfurt am Main 1995
124 Veronica Carstens: Dein Ziel wird Dich finden. Bonn 2003
125 Arndt Büssing und Niko Kohls (Hrsg.). Spiritualität transdisziplinär, a.a.O.
126 Vgl. u.a. Tobias Esch und George B. Stefano: A bio-psycho-socio-molecular approach to pain and stress management. In: Forschende Komplementärmedizin 2007; 14, S. 224–234; Tobias Esch und George B. Stefano: The neurobiology of stress management, a.a.O.; Tobias Esch: Der Nutzen von Selbstheilungspotenzialen in der professionellen Gesundheitsfürsorge am Beispiel der Mind-Body-Medizin, a.a.O.
127 Vgl. u.a. Bette Liu, Sarah Floud u.a.: Does happiness itself directly affect mortality? The prospective UK Million Women Study. In: The Lancet 2016; 387, S. 874–881; Harold G. Koenig: Is Religion Good for Your Health? The Effects of Religion on Physical and Mental Health. New York 1997
128 Yuval Noah Harari: Eine kurze Geschichte der Menschheit, a.a.O.
129 Jon Kabat-Zinn: Wherever You Go, There You Are. New York 1995
130 Vgl. u.a. Joachim Bauer: Wie wir werden, wer wir sind. Die Entstehung des menschlichen Selbst durch Resonanz. München 2019; Gerald Hüther: Was wir sind und was wir sein könnten. Ein neurobiologischer Mutmacher. Frankfurt am Main 2017
131 Hartmut Rosa: Resonanz. Eine Soziologie der Weltbeziehung. Berlin 2019
132 Vgl. Viktor E. Frankl: Der Mensch auf der Suche nach Sinn. Stuttgart 1972
133 Ebenda
134 Alfried Längle: Viktor Frankl. Ein Porträt. München 1998
135 Vgl. Joseph Fabry und Elisabeth Lukas: Auf den Spuren des Logos. Briefwechsel mit Viktor E. Frankl. Berlin 1995
136 Stephen Hawking: Das Universum in der Nussschale. München 2004
137 Frank J. Tipler: Die Physik der Unsterblichkeit. Moderne Kosmologie, Gott und die Auferstehung der Toten. München 1995
138 Ariadne von Schirach: Du sollst nicht funktionieren. Für eine neue Lebenskunst. Stuttgart 2015
139 Werner Tiki Küstenmacher: Simplify your life. Frankfurt am Main 2004
140 Wilhelm Schmid: Gelassenheit. Was wir gewinnen, wenn wir älter werden. Berlin 2014
141 Ebenda, S. 113
142 Ebenda
143 Oscar Wilde: Das Bildnis des Dorian Gray. Köln 2012
144 Joachim Ringleben: Woran stirbt Narziß? Widerhall und Spiegelbild als tödlicher Schein. Zum Liebestod von Echo und Narziß. Göttingen 2004
145 »Der Mensch ist das Tier, das keines sein will«. Markus Gabriel im Gespräch mit Stephanie Rohde. Deutschlandfunk Kultur, September 2018
146 Ebenda
147 »Freiheit kommt von innen: Helge Schneider im Interview mit Oliver Georgi und Martin Bennighoff.« In: *Frankfurter Allgemeine Zeitung*, 29. August 2020

Teil III
Mehr Wirtschaft, weniger Ökologie? Oder umgekehrt? Oder beides?

1 Dieser Beitrag wurde zuerst veröffentlicht in: Heiko Kleve, Fritz B. Simon und Steffen Roth. Lockdown: Das Anhalten der Welt. Debatte zur Domestizierung von Wirtschaft, Politik und Gesundheit. Heidelberg 2020, S. 115–117, mit freundlicher Genehmigung des Carl Auer Verlags

2 Vgl. »Gründergeist«. In: *Der Spiegel*, Nr. 36/2020. Die Liste der Unicorns basiert auf Daten von CB Insights; https://www.cbinsights.com/research/unicorn-startup-market-map

3 Simon Kuznets: Economic growth and income inequality. In: The American Economic Review 1955; 45, S. 1–28

4 Resolution der Generalversammlung der Vereinten Nationen, verabschiedet am 25. September 2015: »Transformation unserer Welt: Die Agenda 2030 für nachhaltige Entwicklung«

5 Keeling Curve – Scripps Institution of Oceanography; https://sioweb.ucsd.edu/programs/keelingcurve/wp-content/plugins/sio-bluemoon/graphs/mlo_full_record.pdf; freier Inhalt, siehe: https://sioweb.ucsd.edu/programs/keelingcurve/permissions-and-data-sources

6 WBGU: Kassensturz für den Weltklimavertrag. Der Budgetansatz. Sondergutachten 2009

7 Dennis Meadows, Donella Meadows, Erich Zahn und Peter Milling: Die Grenzen des Wachstums. Bericht des Club of Rome zur Lage der Menschheit. München 1972

8 Mojib Latif: Heißzeit. Mit Vollgas in die Klimakatastrophe – und wie wir auf die Bremse treten. Freiburg im Breisgau 2020

9 Papst Franziskus: Laudato si? Über die Sorge für das gemeinsame Haus. Freiburg im Breisgau 2015, S. 189

10 Sinngemäße Übersetzung des englischen Originalbeitrags aus Sabine Gabrysch: Imagination challenges in planetary health: Re-conceptualising the human-environment relationship. In: The Lancet Planetary Health 2018; 2 (9), S. e372–e373; (Übersetzung durch die Autorin selbst – mit freundlicher Genehmigung)

11 Sarah Whitmee, Andy Haines, Chris Beyrer u. a.: Safeguarding human health in the Anthropocene epoch: Report of The Rockefeller Foundation-Lancet Commission on planetary health. In: The Lancet 2015; 386, S. 1973–2028

12 James Lovelock: Das Gaia-Prinzip. Die Biographie unseres Planeten. München 1991

13 A. Kent MacDougall: Humans as Cancer, 1996; http://www.brontaylor.com/courses/pdf/MacDougall-HumansCancer.pdf

14 Heinrich von Kleist: Über das Marionettentheater; http://www.kleist.org/phocadownload/ueber_das_marionettentheater.pdf

15 Will Steffe, Katherine Richardson, Johan Rockström u. a.: Planetary boundaries: Guiding human development on a changing planet. In: Science 2015; 347, 1259855

16 Dalai Lama: Ethics for the New Millennium. New York 1999; Papst Franziskus: Laudato si? Über die Sorge für das gemeinsame Haus, a. a. O.

17 José Antônio Lutzenberger: Unsere selbstmörderische Ethik. Überlegungen zum Weltethik-Kongress, Kühlungsborn 2000

18 Albert Schweitzer: Die Ehrfurcht vor dem Leben. Grundtexte aus fünf Jahrzehnten. Hrsg. von Hans Walter Bähr, München 2020

19 Erich Fromm: Haben oder Sein. Die seelischen Grundlagen einer neuen Gesellschaft. München 2005

20 Richard Horton, Robert Beaglehole, Ruth Bonita, John Raeburn, Martin McKee und Stig Wall: From public to planetary health: A manifesto. In: The Lancet 2014; 383, 847

21 ZDF, *heute journal*, Sendung vom 14. Oktober 2020

22 »Wieder Höchstwert an CO_2-Ausstoß: Corona verursacht doch nur eine ›winzige Delle‹«. In: *Der Tagesspiegel*, 23. November 2020

23 Florian Gehm: Ende der Lockdown-Demut – hier zeigt sich Deutschlands neuer Bewegungsdrang. In: *Die Welt*, 16. November 2020

24 Bhante Nyanabodhi: Fragen an einen buddhistischen Mönch. In: *Buddhismus aktuell* 2020; 3, S. 41

25 »Papst Franziskus auf Asien-Rückreise: Katholiken müssen sich nicht ›wie Kaninchen‹ vermehren«. In: *Süddeutsche Zeitung*, 19. Januar 2015

26 World Health Organization (WHO), International Agency for Research on Cancer: IARC Monographs evaluate consumption of red meat and processed meat. Press Release, 26. Oktober 2015

27 Markus Gabriel: »Wir brauchen eine metaphysische Pandemie«, a.a.O.

28 Ebenda

29 Ebenda

30 Gunter Dueck: Schwarmdumm. So blöd sind wir nur gemeinsam. Frankfurt am Main 2015

31 Tobias Esch: Der Selbstheilungscode, a.a.O.

32 Demokratie*web*statt Österreich: Think global – act local; https://www.demokratiewebstatt.at/thema/thema-globalisierung/schattenseiten/think-global-act-local

33 Wilhelm Busch: Plisch und Plum – eine Bildergeschichte. In: Rolf Hochhuth (Hrsg.): Wilhelm Busch, Sämtliche Werke und eine Auswahl der Skizzen und Gemälde in zwei Bänden. Bd. 2. Gütersloh 1959, S. 442 – 495

34 Anna Eube: »Warum es befreiend sein kann, das Internet zu verpassen«. *In: Welt Online*, 10. Dezember 2018

35 Yuval Noah Harari: Eine kurze Geschichte der Menschheit, a.a.O.

36 Hartmut Rosa: Resonanz, a.a.O.

37 Hartmut Rosa: »Ohnmacht. Was muss sich ändern?« In: *Zeit Online*, 10. Juli 2019

38 Ebenda

39 Ebenda

40 Ebenda

41 Ebenda

42 Aristoteles: Politik. Ditzingen 1998

43 Christoph Quarch: Neustart. 15 Lehren aus der Corona-Krise. Blogeintrag, 16. März 2020; https://erdfest.org/sites/erdfest.org/files/neustart_quarch.pdf

44 Yuval Noah Harari: Eine kurze Geschichte der Menschheit, a.a.O.

45 Christian Felber: Gemeinwohl-Ökonomie. Eine demokratische Alternative wächst. München 2018; C. Otto Scharmer: Essentials der Theorie U. Grundprinzipien und Anwendungen. Heidelberg 2019; Frederic Laloux und Mike Kauschke: Reinventing Organizations. Ein Leitfaden zur Gestaltung sinnstiftender Formen der Zusammenarbeit. München 2015